必ず習得しておきたい 歯科医院のための 救命救急処置

イザというとき慌てない!

横山武志 監修
怡土信一 著

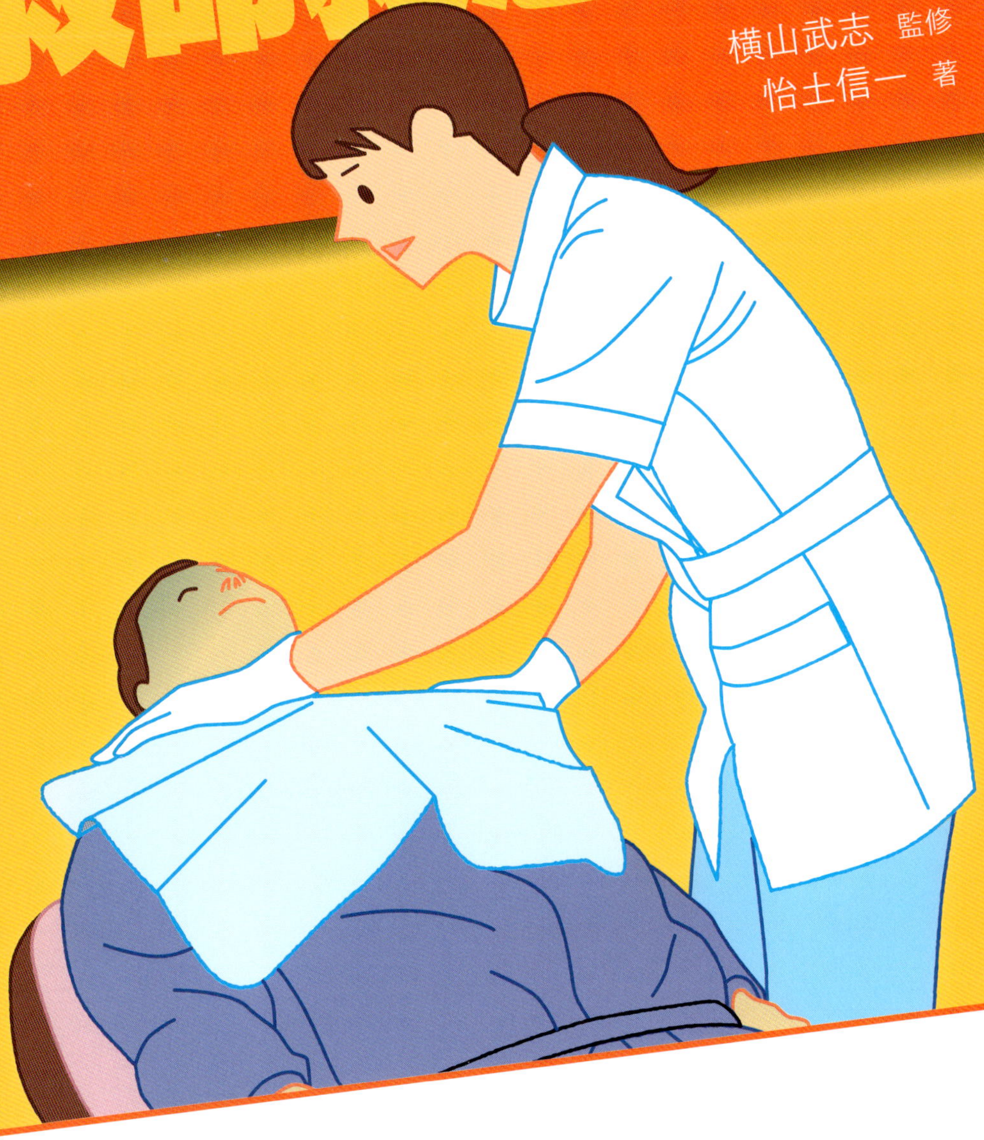

クインテッセンス出版株式会社　2013

Tokyo, Berlin, Chicago, London, Paris, Barcelona, Istanbul, Milano, São Paulo, Moscow, Prague, Warsaw, Delhi, Bucharest, and Singapore

監修者のことば

　近年，高齢者の増加やインプラントの普及などにともない，歯科医師にとっても救命処置の重要性が認識されるようになってきました．そのため救命処置の講習を受講する歯科医師も増加しています．しかし，一般市民を対象とする救命処置の講習は偶発症予防の概念がないうえに，薬剤や酸素の投与なども含まれていません．また，歯科医院という特殊な環境で速やかに施行できるものではありません．その一方で，歯科医師を対象にしていながら歯科診療中に発生した重症偶発症に対応できないような講習もあります．

　私は，高知大学医学部麻酔科で勤務していたころから，歯科医院において偶発症をいかに減少させるかということについて検討してきました．さらに，デンタルチェア上で治療を受けている患者への適切な救命処置についても，具体的な方法を報告してきました．

　怡土信一先生とは，4年前に私が九州大学に赴任して以来，一緒に仕事をしています．彼は，基礎研究だけでなく臨床では救命処置を専門にしており，歯科医師ですがAHAのインストラクター資格も取得しています．もちろん世界各国のガイドラインなどにも精通している救急救命の専門家です．歯科医院の実際に即した偶発症予防と救命処置という概念も十分に理解してくれました．本書の執筆に当たっても，歯科において救命処置のあるべき姿を，現在の救命処置のガイドラインと整合性のとれた形で取り入れ，本当にすばらしい本に仕上がっています．

　本書は歯科医師にとってもっとも重要と考えられる重症偶発症に対する救命処置から始まり，歯科医院で遭遇する可能性の高い偶発症やその予防法について解説されています．さらに，歯科医師にはちょっと抵抗があるような心電図などを含む循環や呼吸の生理についても平易に説明がされています．

　お読みいただければ，診療室で万が一の重症偶発症が発生した場合の具体的な対処方法がご理解いただけると思います．本書が，歯科医院における安心・安全な診療のために役立つことは間違いありません．

2013年10月吉日
横山武志

Contents

監修者のことば ……………………………………………… 3
プロローグ …………………………………………………… 8

Chapter 1　歯科医院で行う救命救急処置 …………… 11

■ 救命救急処置ガイドライン ……………………………… 12
世界基準の蘇生法ガイドラインはいつできたのか？／国際合意に基づく心停止アルゴリズム／世界各地域における一次救命処置(BLS)／日本版ガイドライン／歯科医院でできる救命救急処置を考える

■ 心肺蘇生法(CPR) ………………………………………… 21
心停止とは何か？／歯科医院で行うCPR

■ AEDによる除細動 ………………………………………… 30
除細動／AEDを使った除細動のやり方

■ 救急搬送─救急車を要請するポイント─ ……………… 40
救急出場の現状／歯科医院における救急搬送

Chapter 2　全身的偶発症の対処法 ……………………… 47

■ 歯科医院で起こる全身的偶発症 ………………………… 48
どのような全身的偶発症が歯科治療中に起こっているのか？／全身的偶発症はいつどこで起こっているのか？／意外に多い重症症例／マスコミ報道された死亡症例

■ 異物の誤飲・誤嚥 ………………………………………… 53
口腔内に異物を落下させると／誤飲・誤嚥とは何か？／誤飲・誤嚥の予防法／口腔内への異物落下時の対処法

■ アナフィラキシー ………………………………………… 63
アナフィラキシーとは何か？／アナフィラキシーの原因／アナフィラキシーの症状／鑑別が必要な疾患／歯科医院におけるアナフィラキシーの対処法

Contents

■ 神経(原)性ショック ―― 72
神経性ショックの症状／神経性ショックの原因／神経性ショックの対処法

■ 過換気症候群 ―― 74
過換気症候群の症状／過換気症候群の原因／過換気症候群の対処法

■ 局所麻酔薬中毒 ―― 78
中毒とは何か？／局所麻酔薬中毒の症状／局所麻酔薬中毒の原因と予防／局所麻酔薬中毒の対処法

Chapter 3　全身疾患をもつ患者の歯科治療 ―― 83

■ 循環器疾患 ―― 84
循環器疾患の種類／高血圧症／虚血性心疾患／抗血栓療法が必要な循環器疾患／心臓弁膜症／その他の循環器疾患／局所麻酔薬中の血管収縮薬の希釈／感染性心内膜炎の予防

■ 呼吸器疾患 ―― 97
歯科治療で気をつける呼吸器疾患／喘息／慢性閉塞性肺疾患

■ 内分泌代謝疾患 ―― 103
歯科治療で気をつける内分泌代謝疾患／糖尿病／脂質異常症／甲状腺機能亢進症・低下症

Chapter 4　安全な歯科治療のために必要な準備 ―― 111

■ 歯科治療前の全身状態の評価：適切な問診と問診票 ―― 112
全身状態を評価するための問診票／問診票にもとづいた問診

■ 歯科治療前にするべき検査のポイント ―― 118
バイタルサインの確認／他医療機関へのコンサルテーション

■ 歯科医院に必要なモニターの使い方 ―― 126
血圧計／パルスオキシメータ

Contents

■ 酸素の投与方法 ———————————————————— 135
いつ酸素投与が必要なのか／鼻カニューレの付け方／酸素マスクの付け方／酸素流量の調節／バッグバルブマスクの使用／酸素ボンベで酸素が投与できる時間

■ 薬剤の投与方法 ———————————————————— 142
薬剤の投与が必要なとき／近年の注射用薬剤／筋肉注射法

Chapter 5　知っておきたい基礎知識 ———————————— 147

■ ショックという病態 ———————————————————— 149
ショックの定義／ショックの原因と分類／ショックの症状

■ ショックを理解するために必要な生理学 ————————————— 151
循環器の生理とショック／呼吸器の生理とショック

■ 歯科医師のための心電図入門 ————————————————— 159
心電図を理解しよう！／心電図波形が表しているもの／不整脈の成り立ち

エピローグ ———————————————————————— 181
索引 —————————————————————————— 182

プロローグ

　歯科治療には，侵襲の程度の大小を問わず，偶発症が起こる危険性がつねに付きまとっている．とくに，全身的偶発症が発生した場合には，重症化することもあり，ときには死に至ることもある．国民に対して歯科医療を提供する立場の者として，そのような悲惨な事態に陥ることは，極力避けなければならない．

　全身的偶発症を起こさないためには，「高齢者や全身疾患をもっている患者に気をつけておけば大丈夫だろう」と考えがちである．しかし，実際には，幼児から高齢者まですべての年齢層にわたって全身的偶発症は発生している．意外なことに，20歳代から40歳代にもっとも多く起こっている．さらに，その過半数は，何も全身疾患の既往がない健常者に発症している．つまり歯科医師は，「全身的偶発症はどんな患者にも起こりうる」ということをつねに念頭に置く必要がある．ただし，実際に歯科治療を受けている患者の年齢や，基礎疾患の有無を考慮に入れると，全身的偶発症が高齢者や全身疾患のある患者において発症する割合は，若年者や健常者におけるそれよりも高いことも考えられる．いずれにしても，現代のような超高齢社会において，インプラントなどの侵襲的治療が日常的に行われている現状を考えれば，全身的偶発症が発生するリスクは，今後ますます高くなっていくであろう．

　歯科医療従事者は，どうすれば安全な歯科医療を提供することができ，患者に安心して歯科治療を受けてもらえるのか？　発生しうる偶発症について詳細に分析したり，患者の情報を収集したりするだけでは十分ではない．歯科医院における治療環境をしっかり理解し，歯科医師も含めたスタッフは何ができて，何ができないのかを把握しなければならない．たとえば，患者はデンタルチェアの上で治療を受ける．そのような状況で，われわれができる適切な対処法を知る必要がある．さらに，偶発症を防ぐために不足しているものを補っていく努力も必要になる（図A）．

　本書では，最初にもっとも緊急を要する心肺停止に対する適切な処置について述べる．そして，歯科医院で起こりうる全身的偶発症の対処法と，重篤な全身的偶発症を未然に防ぐための「基本的知識」と「実践すべきこと」について解説する．

　本書が，読者の方々にとって，安全・安心な歯科医療を提供するための手助けとなることを期待している．

プロローグ

図A 安全・安心な歯科医療を提供するためには……？

安全・安心な歯科医療を提供するために歯科医療従事者がなすべきことは何か？

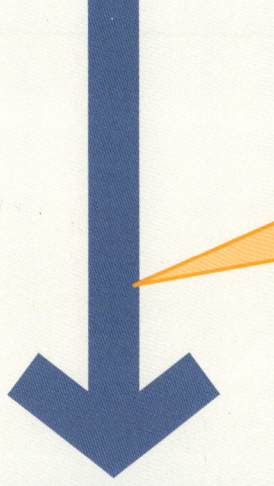

検証すべき事柄

歯科医院の診療環境
- ☑歯科医師にできること／できないこと
- ☑歯科衛生士にできること／できないこと
- ☑患者から得られる情報
- ☑歯科治療を行うデンタルチェアの特性
- ☑歯科医院で使えるモニター・器具・薬剤

歯科医院における緊急事態の特徴
- ☑発生しうる全身的偶発症の種類・頻度
- ☑発生状況（場所・時間・原因など）

- ■歯科治療中に重篤な全身的偶発症を起こさないための予防とは？
- ■歯科医院における緊急事態では、歯科医師はどのように対応すべきか？
- ■歯科医療従事者に適した一次救命処置(BLS)アルゴリズムとは？
- ■歯科医院で質の高い心肺蘇生法(CPR)を実施するための工夫とは？

Chapter 1

歯科医院で行う救命救急処置

はじめに

　歯科治療中に患者が心肺停止に陥った場合，速やかに適切な処置を行わなければ，患者の尊い命が失われることになる．緊急時の処置は，世界的な基準に基づいたガイドラインに則って行われなければならない．本章では，まず，患者の命にかかわるような事態に際しての基本的知識として，世界基準の対応法と日本におけるガイドラインを紹介する．そして，蘇生のためのポイントとなる質の高い心肺蘇生法と迅速かつ安全な除細動について，歯科医院特有の環境も交えて解説する．また，救急車の出場要請が必要なケースを改めて確認し，救急搬送時の要点について検討する．

救命救急処置ガイドライン

世界基準の蘇生法ガイドラインはいつできたのか？

　心肺停止のような緊急事態では，そこに居合わせた歯科医療従事者が，直ちに救命救急処置を行わなければならない．近年，歯科医療従事者の間でも，蘇生法ガイドラインの存在が当たり前のように認識されている．しかし，世界規模の蘇生法ガイドラインの歴史は，あまり古いものではない．
　1992年，世界各地域の蘇生協議会の活動を統合するために，国際蘇生連絡協議会(International Liaison Committee on Resuscitation：ILCOR)が設立された．それまで，アメリカ心臓協会(American Heart Association：AHA)が膨大なデータに基づく蘇生法の基準を発信してはいたが，世界共通のガイドラインは存在していなかった．ILCORの設立から8年経った2000年に，ようやくAHAとの共同作業によって世界基準のガイドライン2000が発表された．

国際合意に基づく心停止アルゴリズム

　2000年以降も，蘇生に関するエビデンス評価はつねに続けられており，改訂された国際コンセンサスが5年毎にILCORから発表されている．2010年10月18日に発表された「心肺蘇生と救急心血管治療における科学と治療勧告についての国際コンセンサス(Consensus on Science and Treatment Recommendations：CoSTR)2010」は，何万もの査読論文を解釈してまとめられたものである．CoSTR 2010に基づく心停止アルゴリズムを図1に示す[1,2]．

Chapter 1 歯科医院で行う救命救急処置

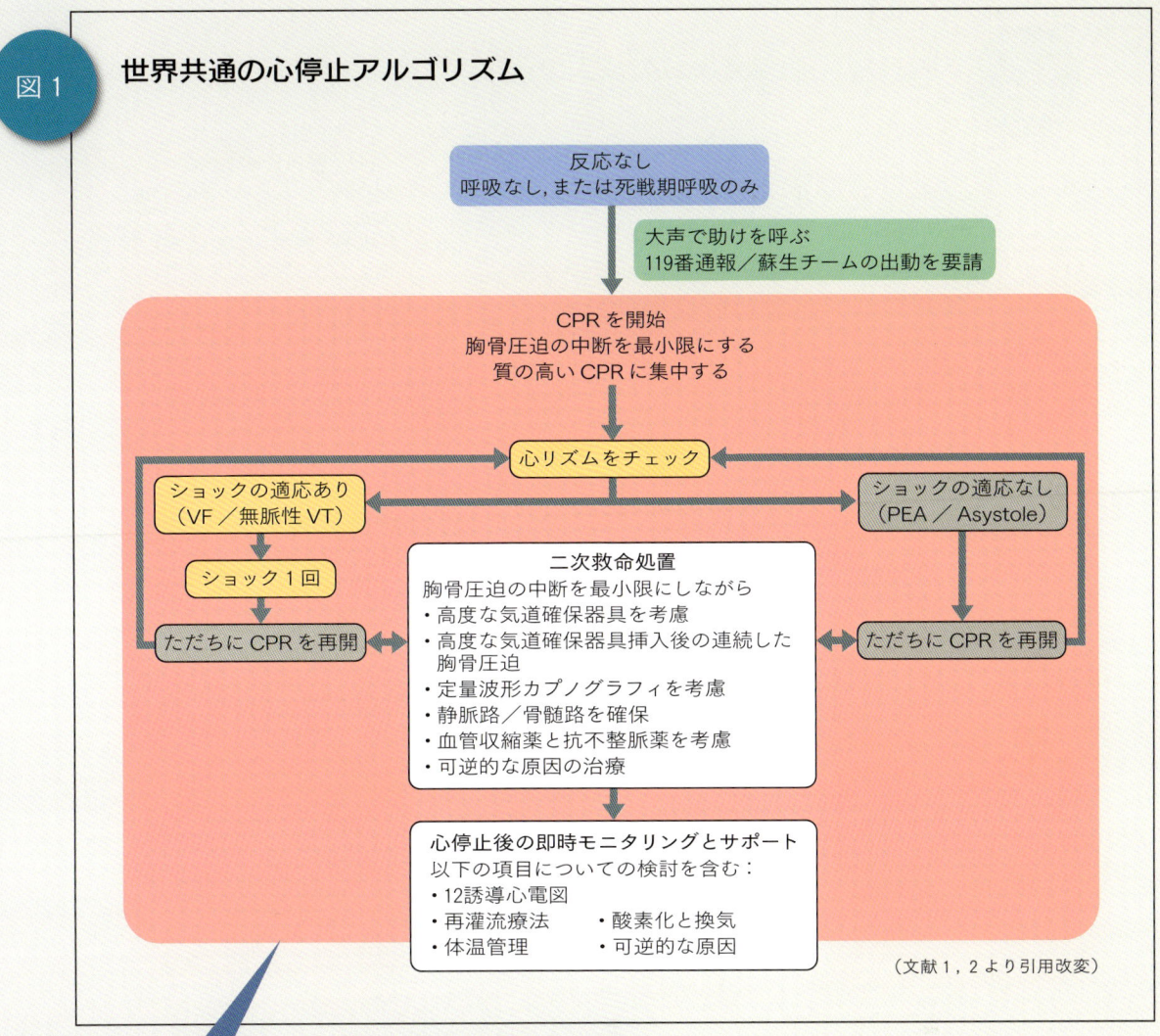

図1 世界共通の心停止アルゴリズム

国際蘇生連絡協議会(ILCOR)から発表された「心肺蘇生(CPR)と救急心血管治療(ECC)における科学と治療勧告についての国際コンセンサス(CoSTR)2010」に基づく心停止アルゴリズム.

(文献1, 2より引用改変)

世界各地域における一次救命処置(BLS)

　ILCORは，世界各地域の蘇生協議会が，その地域の医療・経済・文化などのレベルに応じて，独自の蘇生法ガイドラインを作成することを援助している．同時に，ILCORの基本原則から逸脱しないように求めている．つまり，CoSTR 2010に基づいて，世界各国・地域における蘇生法ガイドラインが作成されている．図2〜4は，それぞれアメリカ，ヨーロッパ，日本における成人の一次救命処置(Basic Life Support：BLS)ガイドラインである[3〜5]．傷病者を評価し通報する手順に若干の違いがあるが，胸骨圧迫から心肺蘇生法(Cardiopulmonary Resuscitation：CPR)が開始された後は，

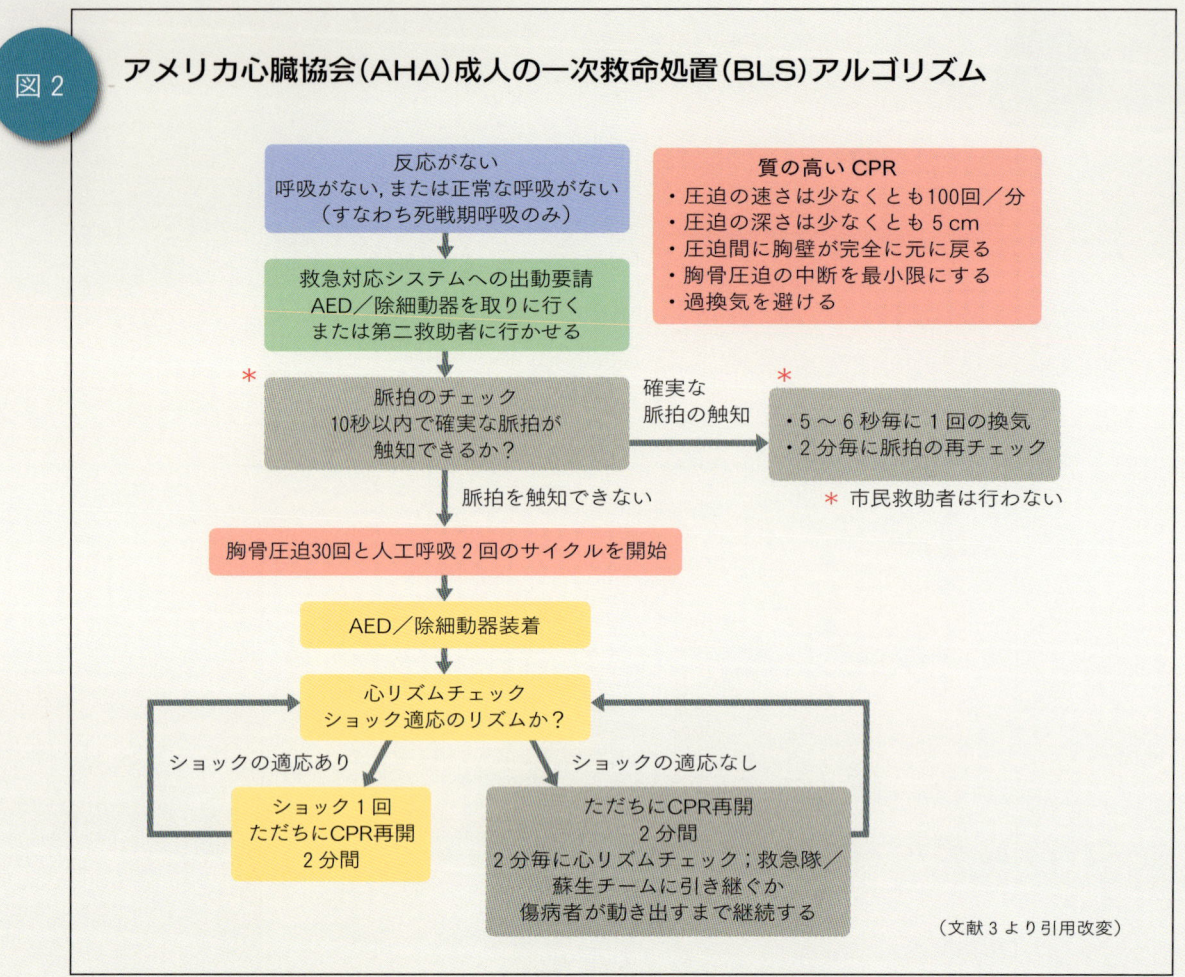

図2 アメリカ心臓協会（AHA）成人の一次救命処置（BLS）アルゴリズム

（文献3より引用改変）

すべて統一された内容となっている（図5）．世界中で共通している部分というのは，すなわちBLSでもっとも重要なポイントなので，図6にその解説を加えた．

日本版ガイドライン

日本版ガイドラインは，日本蘇生協議会（Japan Resuscitation Council：JRC）および日本救急医療財団から発信されている[5]．CPRの手順における日本版ガイドラインの特徴は，呼吸の確認を緊急通報の後に行うという点である．国際コンセンサスでは，反応と正常な呼吸がなければ緊急通報をすることになっている（図4）．その他にも，世界各地のガイドラインとの細かい相違点はあるが，CPRを実施するうえでの重要なポイントは，日本のガイドラインも含めて世界共通である．

なお，日本版ガイドラインについては，両団体のホームページ上で確認できるので，参照していただきたい．

Chapter 1
歯科医院で行う救命救急処置

図3 ヨーロッパ蘇生協議会（ERC）成人のBLSアルゴリズムおよびAEDアルゴリズム

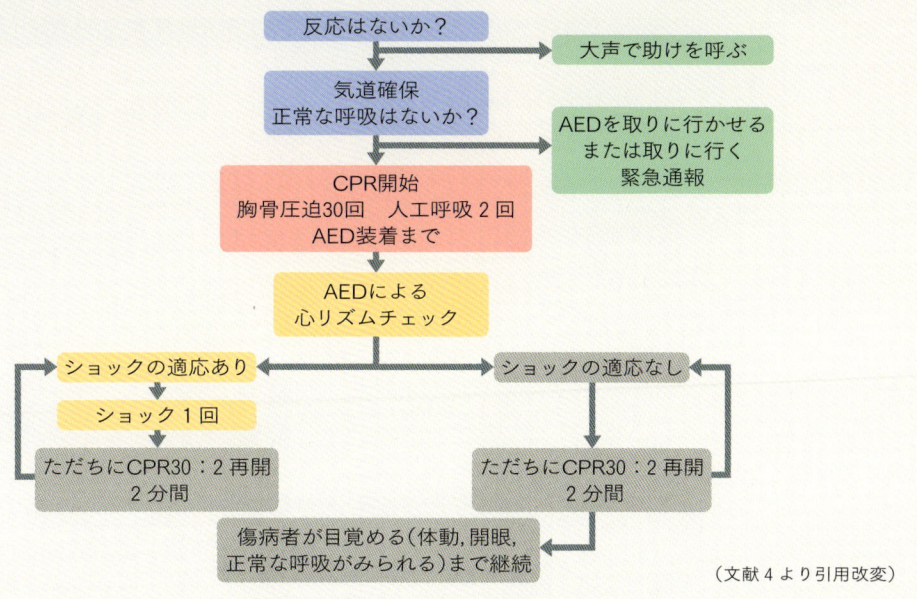

（文献4より引用改変）

図4 日本蘇生協議会（JRC）成人のBLSアルゴリズム

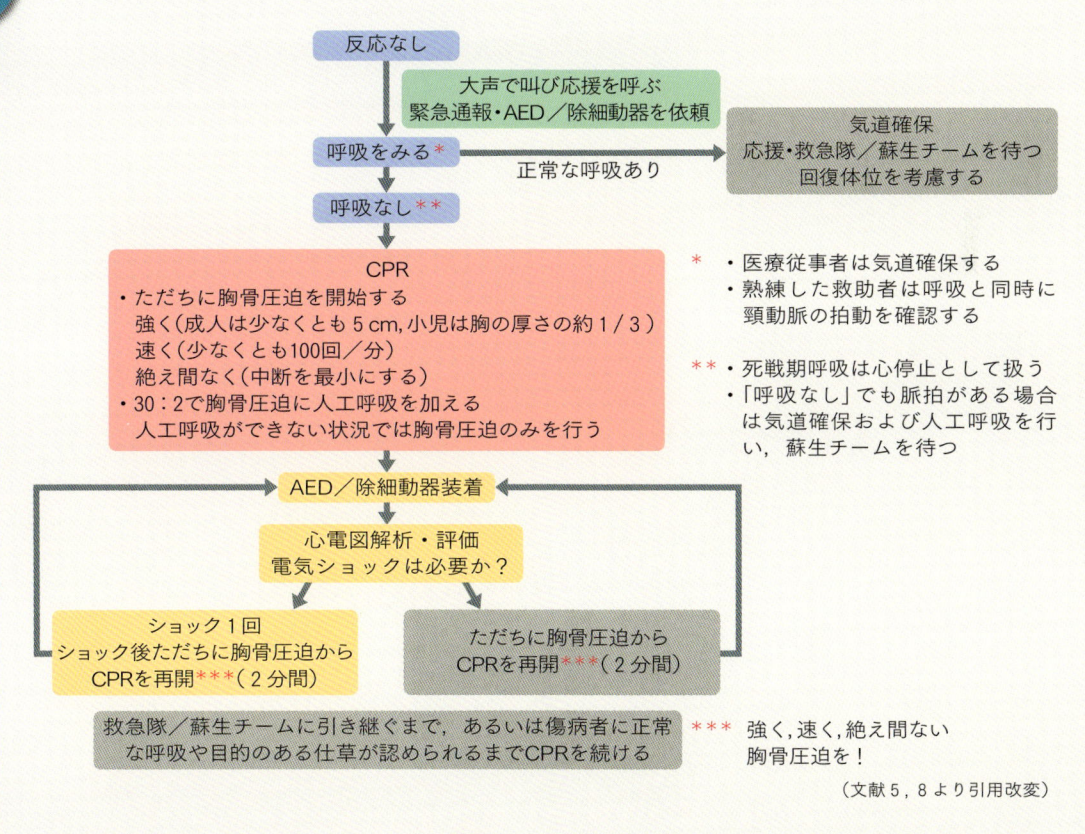

（文献5, 8より引用改変）

図5　各地域におけるBLSガイドラインの共通点と相違点

各ガイドラインの共通点

- ①胸骨圧迫からCPRを開始する．
- ②質の高いCPRを継続する．
- ③迅速な除細動．
- ④死戦期呼吸が認められる場合は心停止と判断する．
- ⑤一般の医療従事者および市民救助者は脈拍の確認に重点を置かない．

→ 世界共通の内容＝最重要ポイント

各ガイドラインの相違点

- ①反応の確認と呼吸の確認は同時に行う／別々に行う．
- ②呼吸の確認では気道確保する／気道確保しない．
- ③緊急通報とAED入手は反応の確認後／呼吸の確認後．

→ 各国・地域の事情に応じた内容＝最重要というわけではない

図6　BLSにおける重要なポイント

ポイント1
➡ 胸骨圧迫からCPRを開始する

［CPR手順の変更（A-B-CからC-A-Bへ）］
C（Compression　：胸骨圧迫）
A（Airway　　　　：気道確保）
B（Breathing　　　：人工呼吸）

　従来のやり方では，CPRは，A（気道確保）-B（人工呼吸）-C（胸骨圧迫）の順に行うとされてきた．しかし，この順番では，蘇生が成功するためのもっとも重要な手技である胸骨圧迫の開始が遅れてしまう．ガイドライン2010では，胸骨圧迫をできるだけ速やかに開始するため，C-A-Bの順番でCPRを開始するように変更された．

[手順変更の理由]
BLS 初期の重要要素である胸骨圧迫をより早く開始し，人工呼吸の遅れを最小限にするため
- 胸骨圧迫は，ほぼすぐに開始できる手技である．
- 気道を確保し，人工呼吸のための感染防護具を入手して組み立てる間に，胸骨圧迫の開始が遅れることが多い．
- 胸骨圧迫30回の後に人工呼吸を行っても，人工呼吸の遅れは約18秒である．
- 複数の救助者がいる場合は，1人目の救助者が胸骨圧迫をしている間に，2人目の救助者が気道確保し人工呼吸の準備をすることができる．

救助者が CPR を開始しやすくするため
- 気道確保と人工呼吸は，CPR の中でもっとも困難な手技である．
- 口対口人工呼吸をすることに心理的抵抗が生じる場合がある．
- 胸骨圧迫を最初に行うことで，より多くの救助者が CPR を始めやすくなる可能性がある．

💡 ポイント2
➡ 質の高い CPR を継続する

　質の高い CPR の必要性は旧ガイドラインから引き続き強調されており，そのポイントとなる項目は世界共通である．胸骨圧迫は強く速く行い，圧迫の中断時間を最小限にすることが，自己心拍再開率と生存退院率の向上に繋がる．また，圧迫解除時には胸郭を元の位置まで戻して胸腔内圧の上昇を解除し，静脈還流（血液が心臓に戻ること）を促さなければならない．さらに，過剰な換気は，過剰な胸腔内圧の上昇をもたらし有害であるため，避けなければならない．

[質の高い CPR を行ううえで重要なポイント]
- 胸骨圧迫の速さ：少なくとも100回／分
- 胸骨圧迫の深さ
  成人：少なくとも 5 cm
  小児：胸部前後径の少なくとも 1/3（約 5 cm）
- 乳児：胸部前後径の少なくとも 1/3（約 4 cm）
- 胸骨圧迫を行うたびに胸郭を元の位置まで完全に戻す
- 胸骨圧迫の中断を最小限にする
- 過換気を避ける

💡 ポイント3
➡ 迅速な除細動が救命率を高める

　心停止（反応と正常な呼吸がない，確実な脈拍が確認できない）と判断したら，できるだけ速やかに AED を装着し心電図の解析をさせる．

[なぜ，迅速な除細動が重要なのか？]
成人の心停止でもっとも高い生存率を示すのは……
- 心室細動
- 無脈性心室頻拍 　➡ 除細動によってのみ治療が可能（自然には治らない）

除細動は早期に実施されるほど生存率が高い

ポイント4
➡ 心停止直後にみられる死戦期呼吸を見逃してはならない！

死戦期呼吸とは
- 心停止直後にみられることがある．
- しゃくり上げるような，あえぐような（あえぎ呼吸ともよばれる），あるいはいびきのような不規則な呼吸．

死戦期呼吸の特徴
- 短い吸気時間と長い呼気時間（呼吸と呼吸の間が長い）．
- 呼吸は浅い場合も深い場合もある．

頻度
- 約3～4割の心停止でみられる．
- 心室細動に多い．

持続時間
- 心停止後4分間程度持続する．
- 9分間以上続くこともある．

死戦期呼吸を呈している場合，生存率が高い
- 心停止から時間が経っていない．
- 死戦期呼吸により，ある程度のガス交換が維持されている．

[重要なポイント]
正常な呼吸と見誤らないこと
死戦期呼吸＝心停止なので，CPRを開始しなければならない

ポイント5
➡ 一般の医療従事者（歯科医療従事者を含む）は，脈拍の確認に重点を置いてはいけない！

医療従事者でも，緊急の場面で脈拍の有無を素早く確実に判断するのは困難である
- 素早くできない→胸骨圧迫の開始が遅れる
- 確実にできない→心停止の傷病者に胸骨圧迫を行わないという致命的なエラーが発生する

熟練した救助者でも，確実に脈拍があると判断できないときは速やかにCPRを開始する．

歯科医院でできる救命救急処置を考える

　CoSTR 2010を基盤として，世界各地域の事情に適応したBLSガイドラインが作られているのと同様に，歯科医院において発生する重症偶発症の対処法に関するガイドラインも，日本版ガイドラインを基準として，歯科医院の治療環境に応じたものが考案されることが望ましい[6,7]．それには，歯科医院で発生する緊急事態の特徴を把握しなければならない．

1）歯科医院における緊急事態の特徴

　表1に，歯科医院における緊急事態の特徴を，一般社会や病院内で発生した緊急事態と比較して表示した．これらの特徴を考慮し，歯科医院に適した救命救急処置について考えることが必要である．

表1　緊急事態の発生場所による特徴

	一般社会	病院		歯科医院
発生時間	不特定	外来：診療時間内		診療時間内
		入院：不特定		
発生の目撃	目撃／非目撃	目撃／非目撃		目撃
発生場所	不特定	外来	診療室	診療室（デンタルチェア上）
			待合室・玄関など	待合室・玄関など
		入院	病室・廊下・浴室など	
発生原因	不明	治療行為に起因		歯科治療行為に起因
		既往歴より予測可能		既往歴より予測可能
		不明		不明
救助者	不特定	医療従事者		医療従事者
モニター	ない	ある		（一部）ある
治療器具	ない	ある		（一部）ある
酸素投与	できない	できる		できる
緊急薬剤	ない	ある（静脈注射／筋肉注射可）		ある（静脈注射／筋肉注射困難？）

歯科医院において発生する緊急事態は，一般社会におけるものとは明らかに状況が異なるが，医科の病院における状況とも若干異なる．
→BLSガイドラインは，歯科医院における緊急事態に対処するために最適であるとは限らない．
→歯科医院における歯科医療従事者が実践すべき一次救命救急処置の手順を検討しなければならない．

2）歯科医院における救命の連鎖

　JRC蘇生ガイドライン2010では，心停止患者を社会復帰に導くための概念として「救命の連鎖」を提唱している（図7）．まず，心停止に陥らないように予防することが第一の輪である．そして，心停止に早く気付いて緊急通報し（第二の輪），AEDの使用を含めた一次救命処置を行う（第三の輪）．これら3つの輪は，その場に居合わせた人によって行われる．そして，救命の連鎖は，二次救命処置と自己心拍が再開した後の集中治療（第四の輪）へとつながっていく．心停止患者の社会復帰率を上げるためには，これらの各要素が迅速かつスムーズに連携しなければならない[8]．

　「救命の連鎖」を歯科医院の環境に合わせて置き換えてみよう（図8）．もっとも重要なのは，全身的偶発症が起こらないように予防することである（第一の輪）．もしも全身的偶発症が起きてしまった場合は，それに早く気付くことが大切である．救急車の出場要請が必要な症状がみられたら，ためらうことなく迅速に119番通報しなければならない（第二の輪）．そして，全身的偶発症が重症化しないように適切な処置を行う．重篤な症状を呈していても，救急のチームに引き渡すまで患者の生命をつなぎ止めなければならない（第三の輪）．歯科医院での処置が困難な場合や，症状が改善してもさらに専門的な治療が必要であれば，専門医を受診してもらうことになる．重症偶発症で救急搬送された場合は，救急病院で専門的治療が行われる（第四の輪）．歯科医院では第一〜第三の輪を迅速かつ確実に連携して行う必要がある．

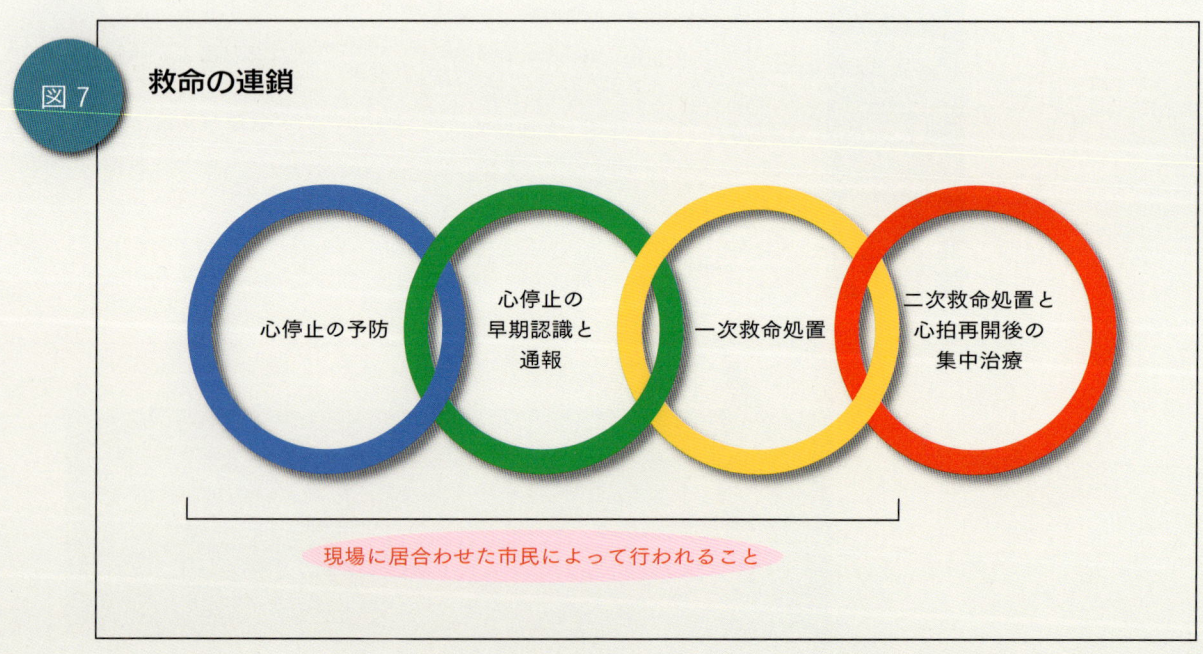

図7　救命の連鎖

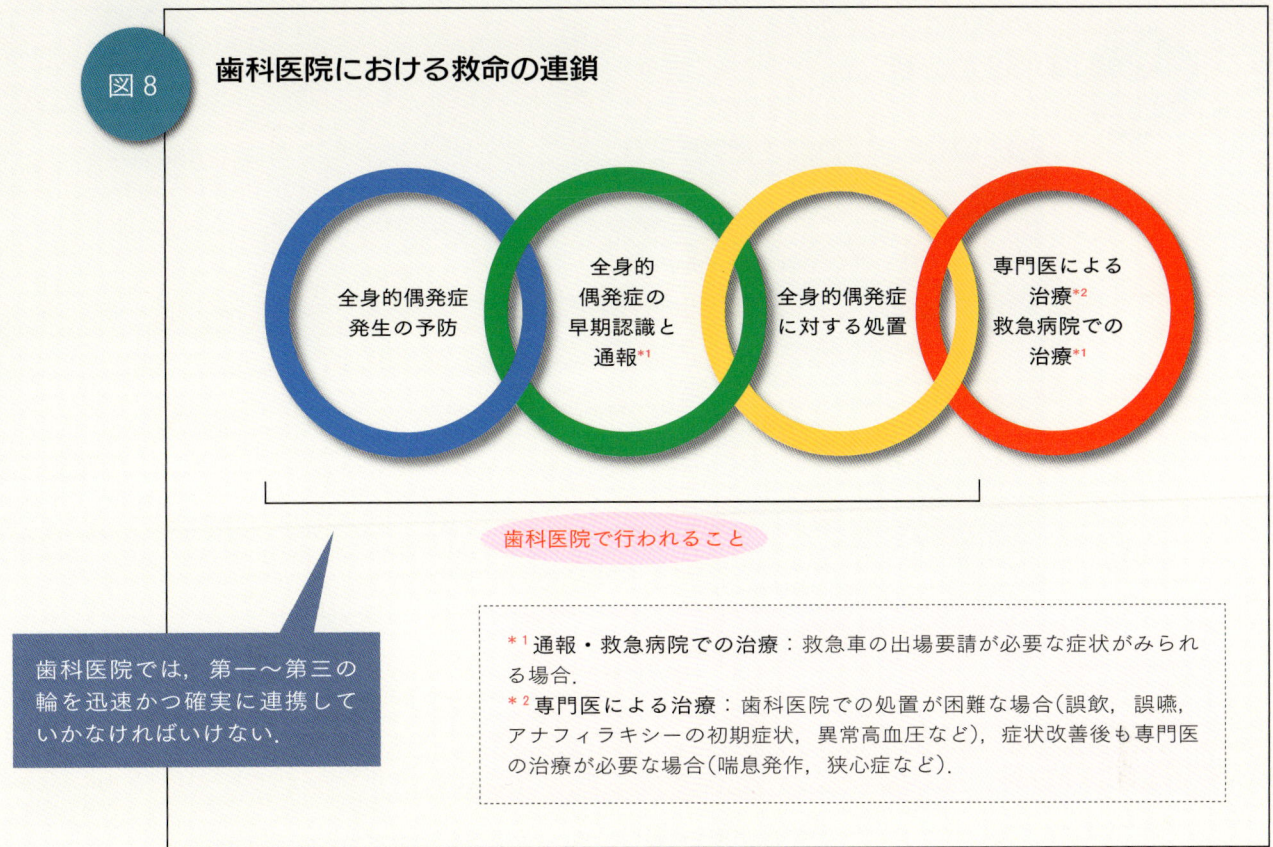

図8 歯科医院における救命の連鎖

歯科医院では，第一〜第三の輪を迅速かつ確実に連携していかなければいけない．

歯科医院で行われること

*1 **通報・救急病院での治療**：救急車の出場要請が必要な症状がみられる場合．
*2 **専門医による治療**：歯科医院での処置が困難な場合（誤飲，誤嚥，アナフィラキシーの初期症状，異常高血圧など），症状改善後も専門医の治療が必要な場合（喘息発作，狭心症など）．

心肺蘇生法（CPR）

心停止とは何か？

1）心停止の分類

心停止とは，心臓が停止していることだけを意味するのではない．心臓は止まっていることもあるが，動いていることもある．心停止とは，心臓から血液の拍出がない状態であり，4つの病態に分類される[8]（表2）．

2）歯科治療中に発生する心肺停止

心肺停止とは，心臓と呼吸の機能が止まった状態である．歯科治療中に起こった全身的偶発症が重篤化して心肺停止状態に陥ってしまった症例は，これまでも数多く報告されている．このような緊急事態では，迅速に適切な処置を行わなければ患者の生命を救うことはできない．

表2 心停止の分類

心室細動 Ventricular Fibrillation（VF）	● それぞれの心室筋細胞が，ばらばらに無秩序な収縮をしている状態． ● 心室全体がまとまった収縮をしていないので血液は拍出されない．
無脈性心室頻拍 Pulseless Ventricular Tachycardia （Pulseless VT）	● 心拍数が非常に多い心室頻拍では，心室内に十分な血液が溜まる前に収縮してしまいカラ打ち状態となる． ● 心臓からは十分な血液が拍出されていない．
心静止 Asystole	● 心臓の電気活動が消失している状態． ● 心電図波形は平坦である． ● 心臓は止まっているので血液が拍出されない．
無脈性電気活動 Pulseless Electrical Activity （PEA）	● 何らかの心電図波形（VF・VT以外）は認められるが，心臓から血液が拍出されていない状態． ● 心臓は止まっている場合もある． ● 心臓は収縮していても，（急激な出血などで）血液の拍出がなければPEAとなる．

　心肺停止を引き起こす主な要因には，心不全，脳血管障害，薬物によるショック（アナフィラキシーショック），窒息がある（図9）．とくに，心不全と脳血管障害が多い．急性心不全の原因としては，虚血性心疾患（心筋梗塞および狭心症），不整脈，心筋症，心臓弁膜症，異常高血圧などが考えられる．歯科治療中に発生するもっとも多い全身的偶発症である神経原性ショックから心不全に至ることもある．また，神経原性ショックがもとで意識消失をきたし，舌根沈下による気道閉塞を引き起こしてしまうこともある．脳血管障害は主として脳卒中を指しており，くも膜下出血などの出血性脳卒中がその多くを占めている[9]．

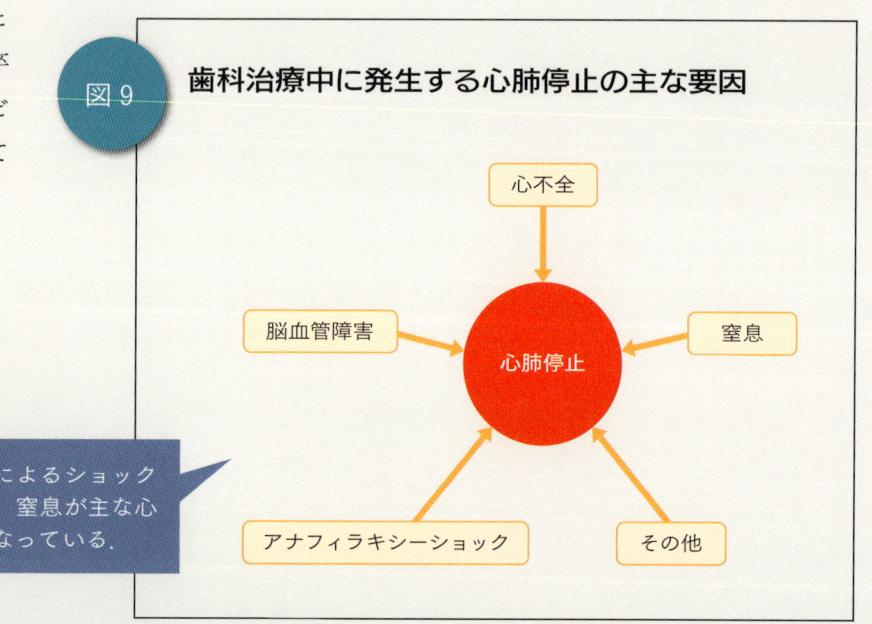

図9 歯科治療中に発生する心肺停止の主な要因

心不全，脳血管障害，薬物によるショック（アナフィラキシーショック），窒息が主な心肺停止を引き起こす要因となっている．

歯科医院で行うCPR

1）CPRはどこで行うべきか

　歯科治療中の全身的偶発症は，8割以上がデンタルチェア上で発生している[10]．したがって，心肺停止に対する処置もデンタルチェア上で行うことを想定しておく必要がある．

　原則として，CPRは，患者が倒れている場所で開始され，絶え間なく行われなければならない．それは，少しでも早く胸骨圧迫を開始し，胸骨圧迫の中断を最小限にすることがもっとも重要だからである．その現場が危険な場所であるか，もしくは効果的なCPRが行えない場合を除いて，患者を動かすべきではない．

　CPRを行うために患者をデンタルチェア上から床に降ろすかどうか，ということが議論されることがある．患者を床に降ろすには時間が必要であり，CPRの開始が遅れてしまう．女性スタッフが中心の歯科医院では，大柄の男性を移動させるのが困難なこともある．また，デンタルチェア上でもCPRを行うことは可能なので[6]，通常は患者を移動させる必要性はない．つまり，デンタルチェア上で患者が心肺停止になった場合は，デンタルチェア上でCPRを行わなければならない．ただし，デンタルチェア上でのCPRをより効率的に行うためには，後述するような工夫が必要になる（P.27～P.29参照）．

2）救命救急処置の手順

　患者が突然倒れるか，患者の顔色の変化，身体の動きや呼吸の異常に気がついたら，直ちに救命救急処置のアルゴリズム（図10）にしたがって行動する．歯科医院における処置は，JRCが提唱するBLSのアルゴリズム[5,8]に則った方法で行われるべきである．

①反応の確認

　患者の肩を叩きながら「大丈夫ですか？」などと大声で呼びかけてみる．目を開けたり，声を出したり，あるいは目的のある身体の動きなどがなければ「反応なし」と判断する．心停止直後は全身痙攣を起こすことがあるので，引きつるような身体の動きは「反応なし」とみなす．

②救急通報とAEDの手配

　反応がなければ，即座に119番通報による救急車の出動要請を行い，自動体外式除細動器（Automated External Defibrillator：AED）をもってくるようスタッフに指示する．自分の歯科医院内にAEDを置いていなければ，日ごろから最寄りのAED設置施設を確認しておかなければならない．近くに医科の医院があれば応援を要請してもよいが，CPRの開始が遅れるようなことがあってはならない．また，近医への協力要請は，119番通報の

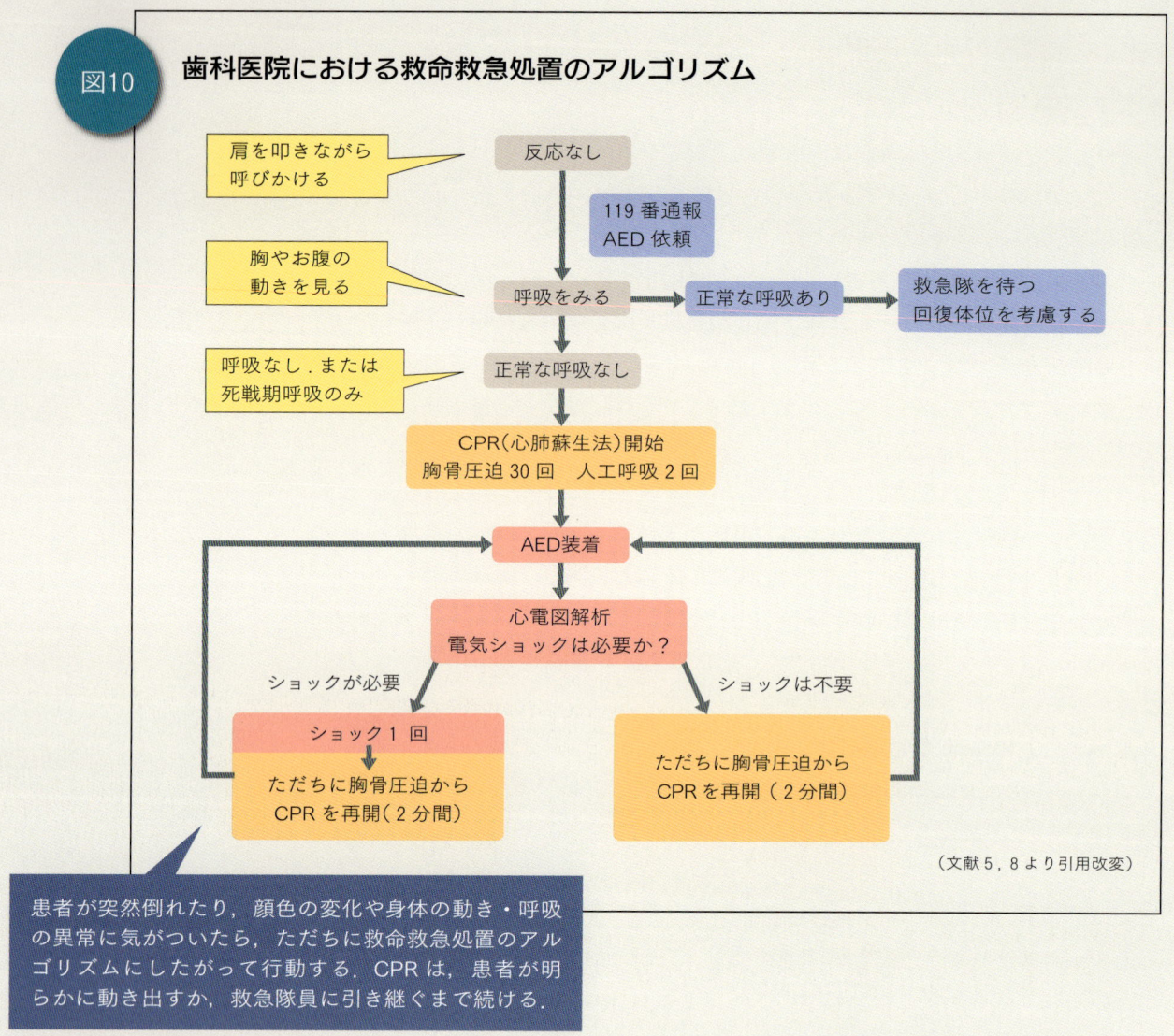

図10 歯科医院における救命救急処置のアルゴリズム

（文献5, 8より引用改変）

代わりにはならない．

③呼吸の確認

呼吸は胸や腹の動きを見て確認する．日ごろから蘇生の訓練をしている歯科医師やスタッフは，できれば頭部後屈あご先挙上法で気道確保をして呼吸の確認を行う方がよい（呼吸確認の際の気道確保は必須ではない）．

呼吸の確認は，呼吸の「ある」「なし」だけではなく，正常な呼吸（われわれが普段しているような呼吸）があるかどうかを判断しなければならない．それは，心停止直後には，死戦期呼吸がみられることがあるからである．死戦期呼吸とは，しゃくり上げるような，あえぐような（あえぎ呼吸ともよばれる），あるいはいびきのような不規則な呼吸である（図6：ポイント4）．下顎を動かして口を開閉するような動きをすることもある（下顎呼吸とも

よばれる）．反応がなく，呼吸がない，あるいは死戦期呼吸のみであれば，心停止と判断する．

④胸骨圧迫の圧迫部位

心停止と判断したら，できるだけ迅速に胸骨圧迫からCPRを開始する．胸骨圧迫の圧迫部位は，「胸骨の下半分」である．「胸の真ん中」という目安で位置を決める．胸骨は，胸の前側正中部にあり，上端は左右の鎖骨と連結している．胸骨下方の剣状突起を圧迫すると，剣状突起によって腹部臓器を痛めることがあるので，剣状突起を圧迫してはいけない[8]（図11）．

⑤胸骨圧迫の方法

手のひらの付け根（手掌基部）で胸骨の下半分を圧迫する（図12）．手のひ

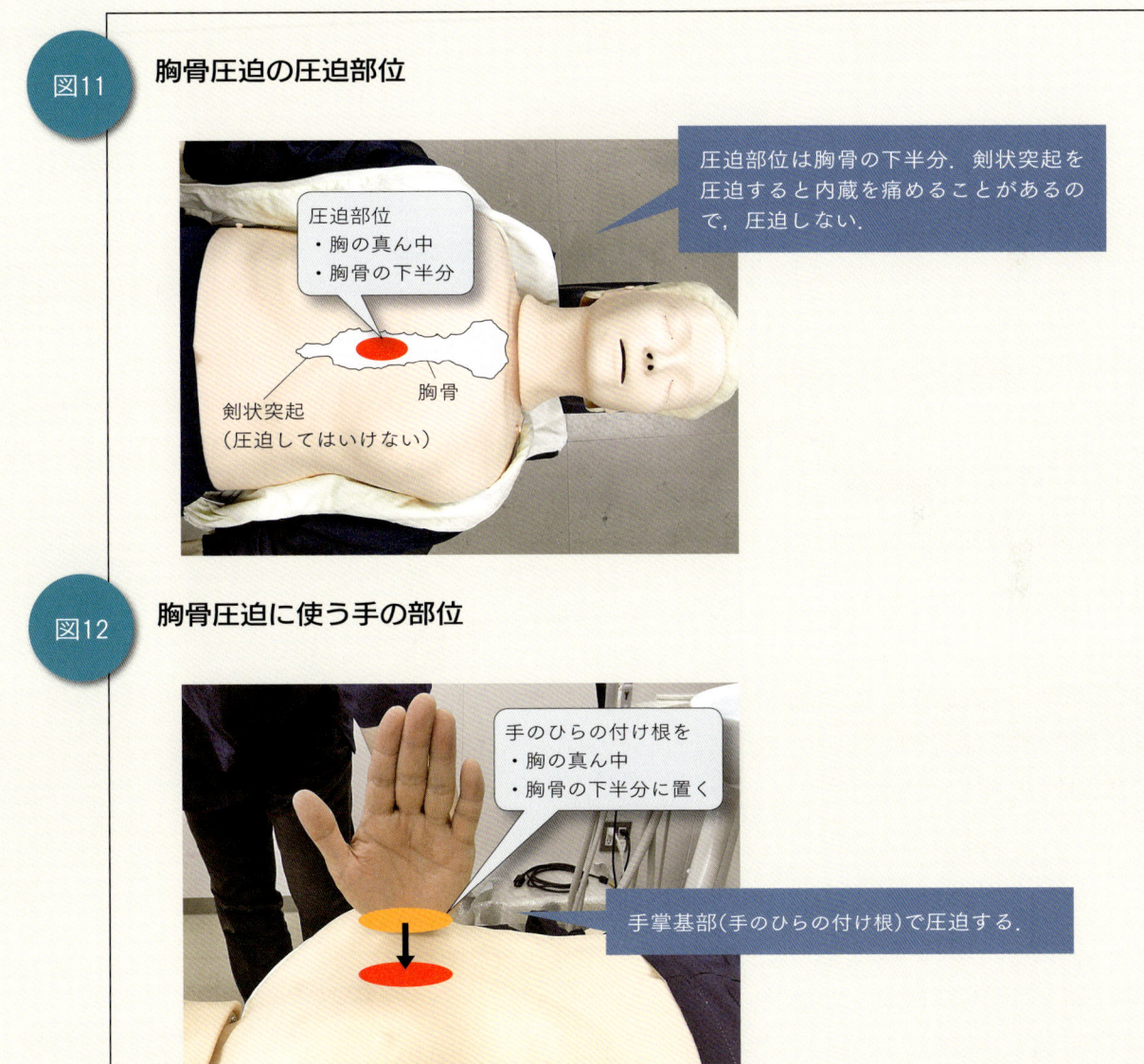

図11 胸骨圧迫の圧迫部位

図12 胸骨圧迫に使う手の部位

図13 胸骨圧迫の体勢

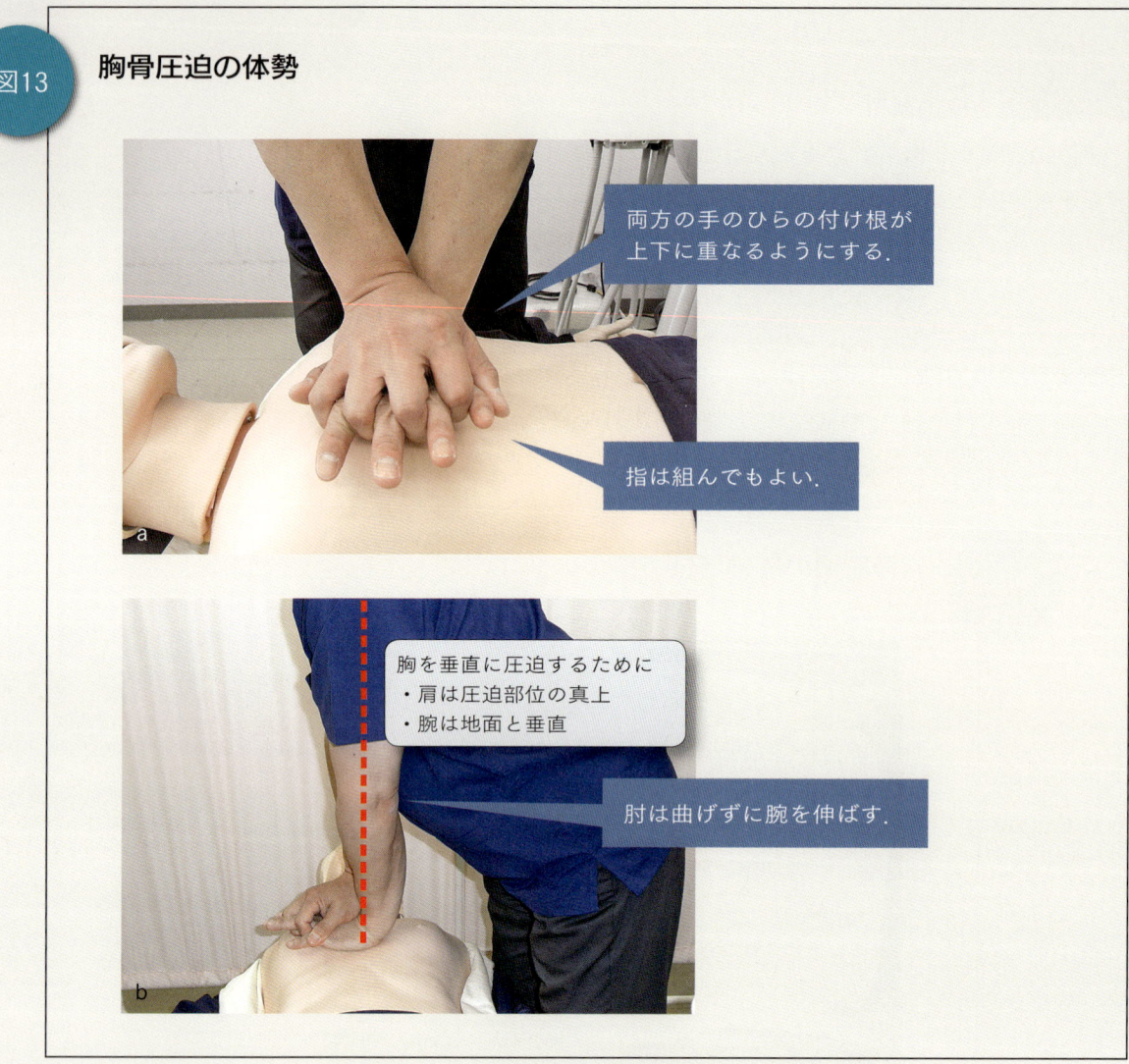

- 両方の手のひらの付け根が上下に重なるようにする．
- 指は組んでもよい．
- 胸を垂直に圧迫するために
  ・肩は圧迫部位の真上
  ・腕は地面と垂直
- 肘は曲げずに腕を伸ばす．

ら全体では面積が広いので胸骨のみを強く圧迫することができない．両方の手のひらの付け根が上下に重なるようにする．指は組んでもよい（図13a）．胸を垂直に圧迫するために，肩が圧迫部位の真上になるようにして，腕を地面と垂直にする．圧迫のたびに肘が曲がると圧迫する力が吸収されて弱くなってしまうので，両肘はしっかりと伸ばす（図13b）．

成人の場合は，胸が少なくとも5cm沈むように圧迫する．小児は，胸の厚さの少なくとも1/3の深さまで圧迫する（図14a, b）．圧迫した後は，胸を完全に元の高さまで戻さなければならない[5, 8]（図14c）．圧迫が完全に解除されずに，胸の中の圧力が高まった状態が持続すると，心臓に圧力が加えられたままになる．すると，心臓に血液が還ってきにくくなるので，次の圧迫によって十分な血液の拍出が得られなくなってしまう．

胸骨圧迫は，成人，小児ともに1分間に少なくとも100回のテンポで行

Chapter 1
歯科医院で行う救命救急処置

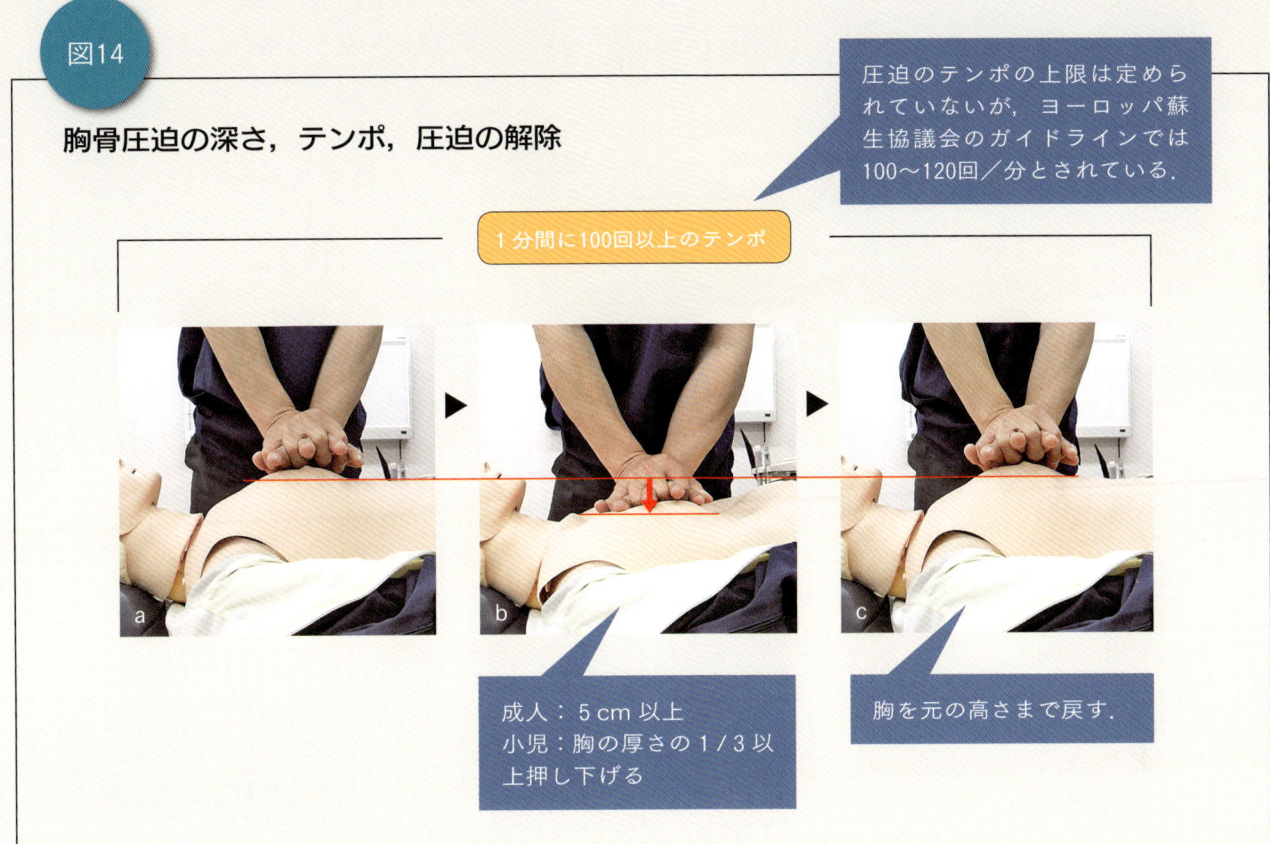

図14 胸骨圧迫の深さ，テンポ，圧迫の解除

う（図14）．100回／分よりも遅くなってはいけないが，日本やアメリカでは，圧迫のテンポの上限は定められていない[3,5,8]．参考までに，ヨーロッパ蘇生協議会のガイドラインでは，圧迫のテンポは100〜120回／分とされており[4]，このテンポをおおよその目安と考えてもよい．

⑥デンタルチェア上で質の高い胸骨圧迫をするために

デンタルチェア上で胸骨圧迫をすると，圧迫を行う度にデンタルチェアのバックレスト（背板）が振動する．バックレストが振動すると，5 cm以上胸壁を圧迫するのと同時にバックレストの振動分の数cmを加えて押し下げなければいけなくなるので，たいへんな労力を要することになる．非力な女性スタッフでは，十分な深さの圧迫が継続できなくなるかもしれない．さらにデンタルチェアによっては転覆や破損の危険もある．

しかし，図15のようにバックレストの下に丸椅子などのスタビライザーを置くとそのような危険が回避できるだけでなく，振動が抑えられるため（図16），より少ない労力で効率の高い胸骨圧迫が可能になる[11〜14]．スタビライザーの挿入は，図17のように行うとよい．注意しなければならないのは，スタビライザーの挿入のために胸骨圧迫の開始が遅れたり，中断されたりしてはいけない，ということである．

27

図15 デンタルチェア上で質の高い胸骨圧迫を行うための工夫

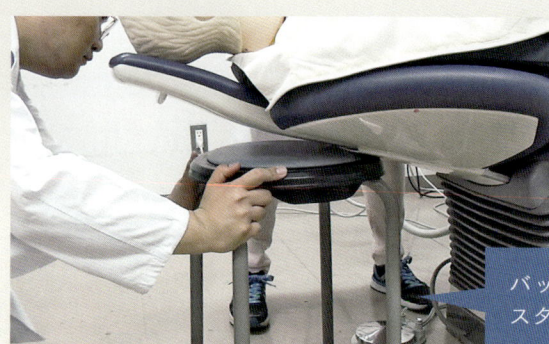

バックレストの下に丸椅子などのスタビライザーを置く.

図16 デンタルチェア上の胸骨圧迫におけるバックレストの振動におよぼすスタビライザーとしての丸椅子の効果

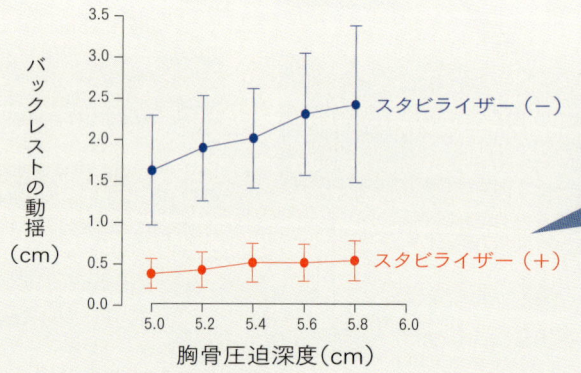

2011年,福岡県歯科医学会において発表(怡土信一,横山武志,歯科医院における緊急対応のあり方に関する検討).スタビライザーを置くことで振動が抑えられる.

(文献11より引用改変)

図17 バックレスト下へのスタビライザー(丸椅子)挿入法

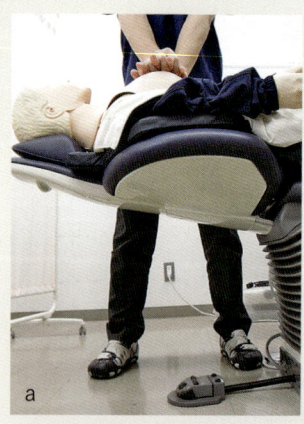 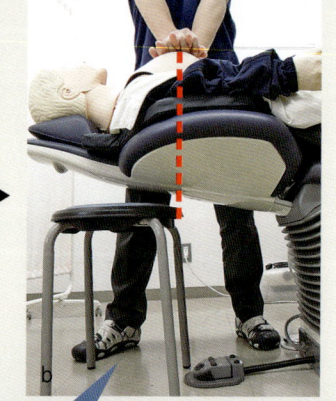 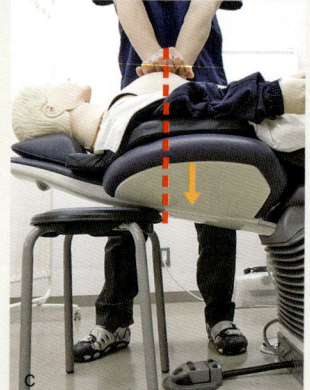

a:胸骨圧迫を継続しながら,b:(赤点線で示すように)椅子の端を圧迫部位の真下(または少し頭側)に合わせて,c:バックレストに椅子が当たるまでチェアの高さを下げる.

⑦気道確保と人工呼吸

　意識がない患者は，筋肉が弛緩し舌根が落ち込んで上気道が閉塞していることがある．頭部を後屈させ，あごの先を持ち上げるという基本的な気道確保の方法（頭部後屈あご先挙上法）によって，舌を引き上げ，気道を開通させることができる．デンタルチェア上では，機種によっては図18のようにヘッドレストを下げることで気道確保が容易に行えるようになる[11]．

　歯科医院における人工呼吸には，バッグバルブマスクを使用することが望ましい[6]（図19）．高濃度の酸素を投与することができるうえ，感染を予防するためにも有効である．

図18　ヘッドレストを利用した気道確保

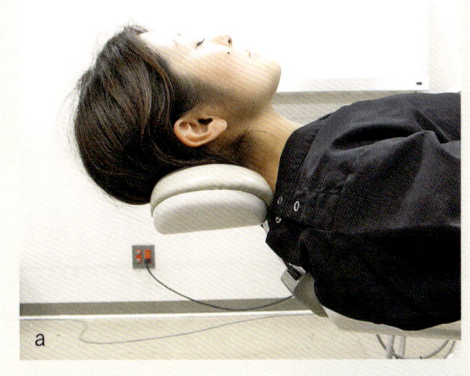
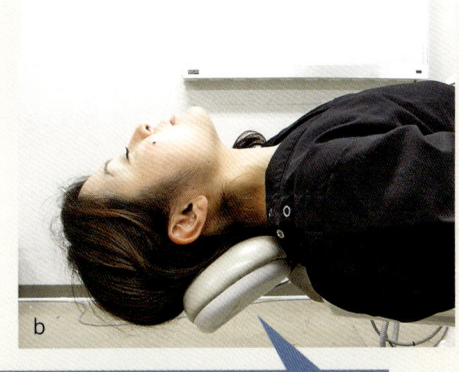

歯科治療中のヘッドレストの位置(a)からヘッドレストを下げる(b)ことによって気道確保が容易になる．

図19　胸骨圧迫と人工呼吸

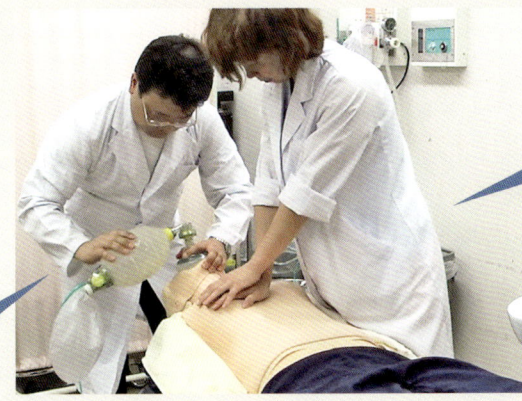

人工呼吸にはバッグバルブマスクを使用する．

成人→胸骨圧迫：人工呼吸＝30：2
小児→胸骨圧迫：人工呼吸＝15：2

⑧ CPR の継続

患者が成人の場合は，胸骨圧迫30回と人工呼吸2回を繰り返して行う．小児の患者ならば，圧迫と換気の割合は15：2である（図19）．これは，小児の心停止は呼吸停止に引き続いて起こることが圧倒的に多いので，換気がより重要と考えられるためである．質の高いCPRを行うためのポイント[5,8]を図20にまとめた．CPRは，患者が明らかに生き返って目的のある動きをするか，救急隊員に引き継ぐまで絶え間なく続けられなければならない．

図20　質の高いCPRのポイント

- 圧迫のテンポ：100回／分以上
- 圧迫の深さ　：成人は5cm以上
　　　　　　　：小児は胸の厚さの1/3以上
- 圧迫を行うたびに胸壁を完全にもとの高さまで戻す．
- 胸骨圧迫の中断を最小限にする．
- 過換気を避ける．

AEDによる除細動

除細動

1）除細動の適応となる心停止

患者が心停止に陥った場合，蘇生のためのポイントとなるのは，質の高いCPRと迅速かつ安全な除細動である．前述したように，心停止とは心臓からの血液拍出がない状態であり，4つの種類に分類される[5,8]．このうち除細動の適応となるのは，心室細動と無脈性心室頻拍だけである（表3）．すなわち，心室が非常に速く動いている心停止だけが，除細動によって正常な心収縮を取り戻せる可能性がある．動きが止まっている心臓に電気ショックをしても，心臓が再び動きだして血液を拍出し始めることはない．

2）除細動とは何か？

心室筋細胞がばらばらに収縮している心室細動や非常に速い心室頻拍となっている心臓に（図21a），大量の電気を瞬間的に流す（電気ショックをす

Chapter 1
歯科医院で行う救命救急処置

表3　除細動適応の心停止と適応ではない心停止

除細動の適応	心室細動 Ventricular Fibrillation（VF）	● それぞれの心室筋細胞が，ばらばらに無秩序な収縮をしている状態． ● 心室全体がまとまった収縮をしていないので血液は拍出されない．
除細動の適応	無脈性心室頻拍 Pulseless Ventricular Tachycardia （Pulseless VT）	● 心拍数が非常に多い心室頻拍では，心室内に十分な血液が溜まる前に収縮してしまいカラ打ち状態となる． ● 心臓からは十分な血液が拍出されていない．
除細動の適応ではない	心静止 Asystole	● 心臓の電気活動が消失している状態． ● 心電図波形は平坦である． ● 心臓は止まっているので血液が拍出されない．
除細動の適応ではない	無脈性電気活動 Pulseless Electrical Activity （PEA）	● 何らかの心電図波形（VF・VT 以外）は認められるが，心臓から血液が拍出されていない状態． ● 心臓は止まっている場合もある． ● 心臓は収縮していても，（急激な出血などで）血液の拍出がなければ PEA となる．

図21　除細動とは

る）と心筋細胞がいっせいに収縮を起こす（図21b）．その直後，心臓はいったん静止するが，洞結節などの本来の刺激発生部位から起こった電気刺激によって心臓全体がまとまった規則正しい収縮を取り戻し，血液を拍出し始める（図21c）．これが除細動である．

しかし，洞結節などから刺激が発生していなかったり，心筋細胞自体に収縮する余力が残っていなかったりする状態では，いくら電気ショックをしても再び心臓が動き始めることはない．

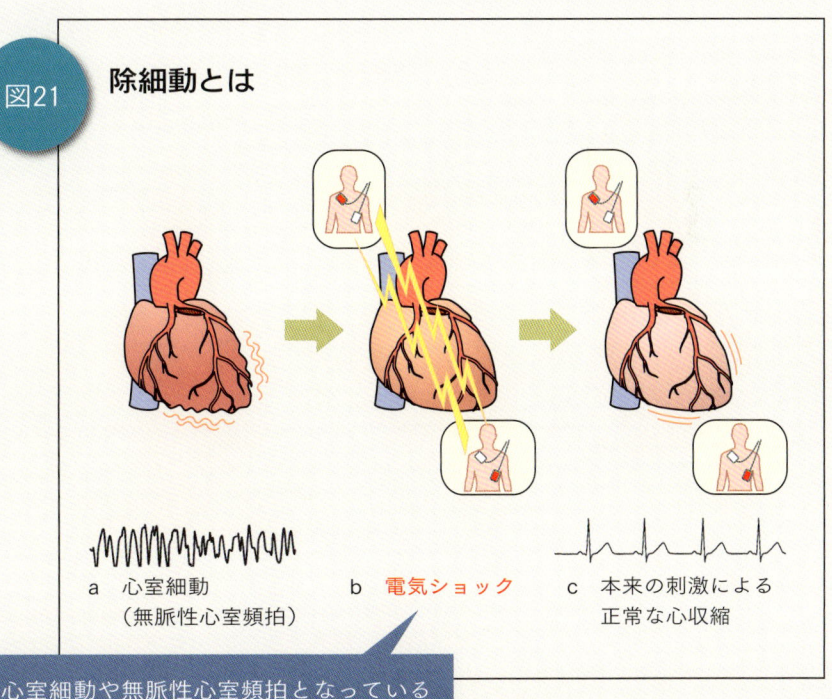

a　心室細動（無脈性心室頻拍）　　b　電気ショック　　c　本来の刺激による正常な心収縮

心室細動や無脈性心室頻拍となっている心臓に電気ショックを行うことでいったん静止させ，その後，本来の刺激による正常な心収縮を取り戻させる．

31

AEDを使った除細動のやり方

1）AEDはいつ使えばよいか？

　心停止と判断したら，できるだけ早くAEDを使用する．除細動は早く行われるほど救命の効果が高い．反応がなく正常な呼吸がないと判断したら，胸骨圧迫からCPRを開始し，AEDが入手でき次第すぐに使い始めなければならない（図22）．歯科医院内では救助者が複数名いるはずなので，CPRを継続しながらAEDを使用する．

2）AEDの構造

　日本に設置されているほとんどのAEDは，カバーや蓋を開けて使用する．いずれの機種にもショックボタンと電極パッドが装備されている．電極パッドは，初めからコネクタが差し込まれている機種もある．蓋を開けると自動的に電源が入る機種では，電源ボタンがついていないこともある．また，心電図がディスプレイに表示されるものもある（図23）．

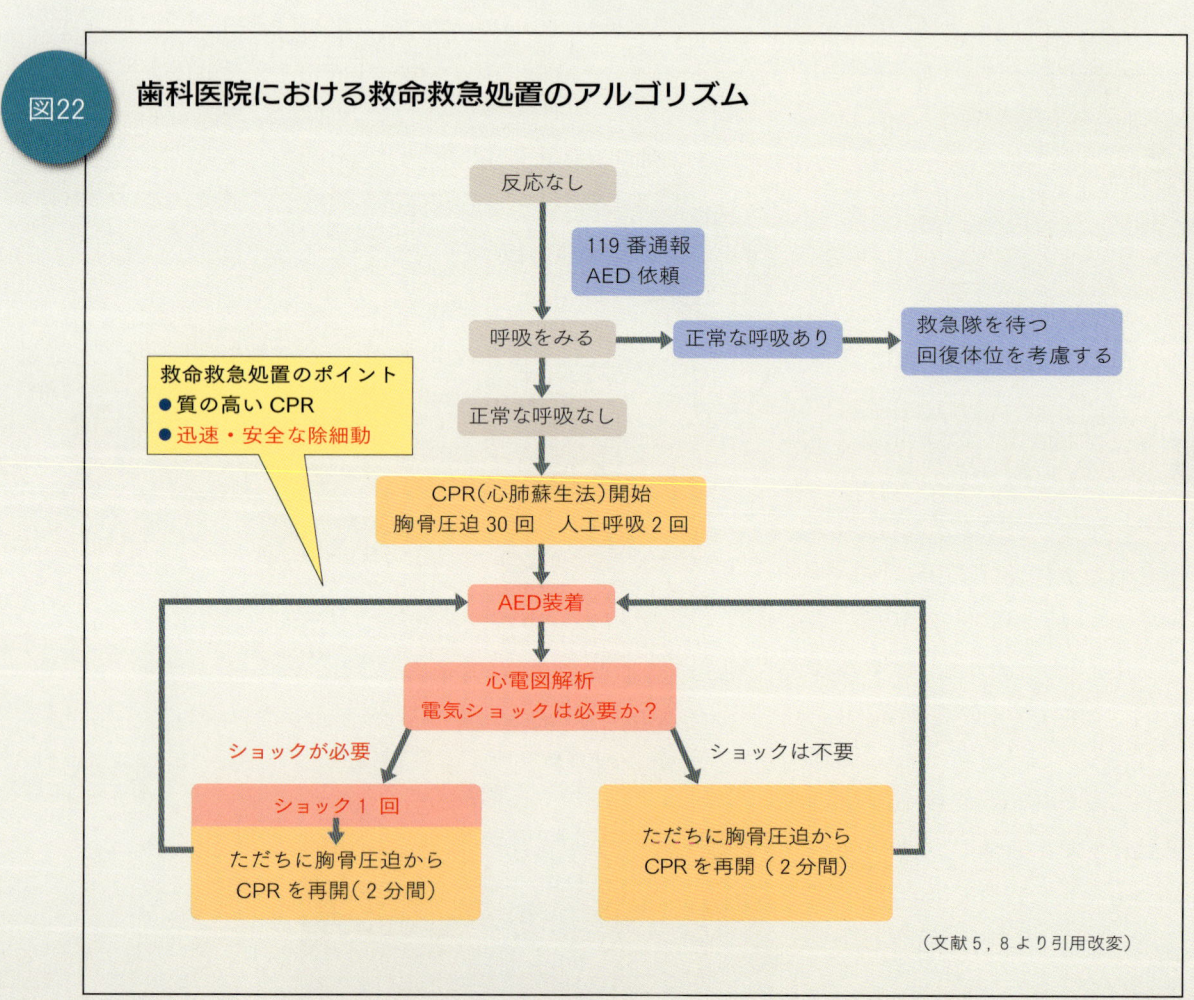

図22　歯科医院における救命救急処置のアルゴリズム

（文献5，8より引用改変）

3）AEDの使用法

　図24にAEDを使用する手順を示す．これらの操作のうち，電極パッドを患者の胸に貼ることとショックボタンを押すことだけは，いずれの機種でも必ず救助者自身が操作しなければならない（海外の機種には，自動的に電気ショックが実行されるものもある）．

図23　AED

a：AED外観，b：AED本体とパッド．

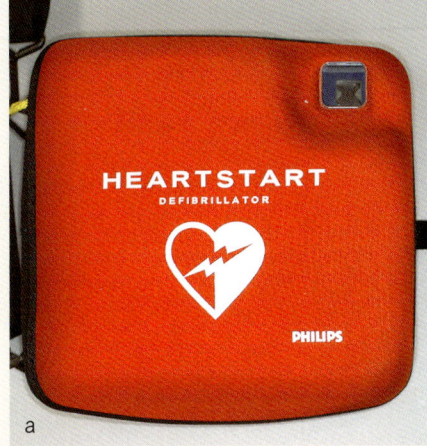
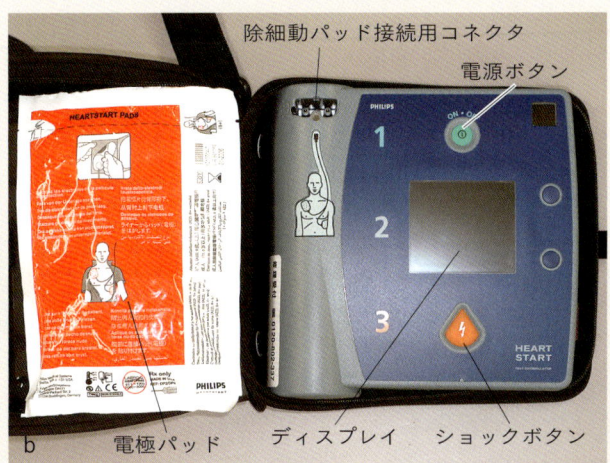

（フィリップスエレクトロニクスジャパン製ハートスタートFR2＋）

図24　AEDを使用する手順

① 電源を入れる
- 電源ボタンを押す
- フタを開けると自動的に電源が入る機種もある

② 電極パッドを貼りコネクタを差し込む
- 初めからコネクタが差し込まれている機種もある

③ 心電図の解析をする
- AEDが自動的に解析を始める
- 解析ボタンを押さなければいけない機種もある

④ 電気ショック
- 電気ショックが必要な場合は自動的に充電が始まる
- ショックボタンを押す

これらのうち，「電極パッドを患者の胸に貼ること」と「ショックボタンを押すこと」はどの機種でも必ず救助者自身が行わなければいけない．

①電源を入れる

まず，AEDの蓋を開け，電源ボタンを押す(図25)．電源が入るとAEDが音声メッセージを発するので，操作方法がわからない場合にはこれに従う(蓋を開けると自動的に電源が入る機種もある)．

②電極パッドを貼る

電極パッドを取り出し(図25)，患者の裸の胸に直接貼る．このときにCPRを中断してはいけない(図26a)．胸骨圧迫をできるだけ中断しないことが，質の高いCPRのポイントである．

どこに電極パッドを貼ればよいかは，パッドに図で示してある．電極パッドは肌に密着させて隙間が空かないように貼らないと電気がうまく流れないので注意する．パッドを貼る正確な位置を図26b, cに示す．1枚のパッドは，胸の右上(右鎖骨の下，胸骨の右側)に貼る(図26b)．鎖骨の上にはみ出すとパッドの上部が浮いてしまうことがある(図27)．もう1枚のパッドは，胸の左下(左わきの5〜8cm下)に貼る[5,8](図26c)．左側のパッドを体の前の方に貼ってしまうと，体の前側しか電気が流れず，心臓の後側まで十分通電されないのでとくに気をつける(図27)．電極パッドが初めから本体に接続されていない機種では，コネクタを差し込む(図28a)．

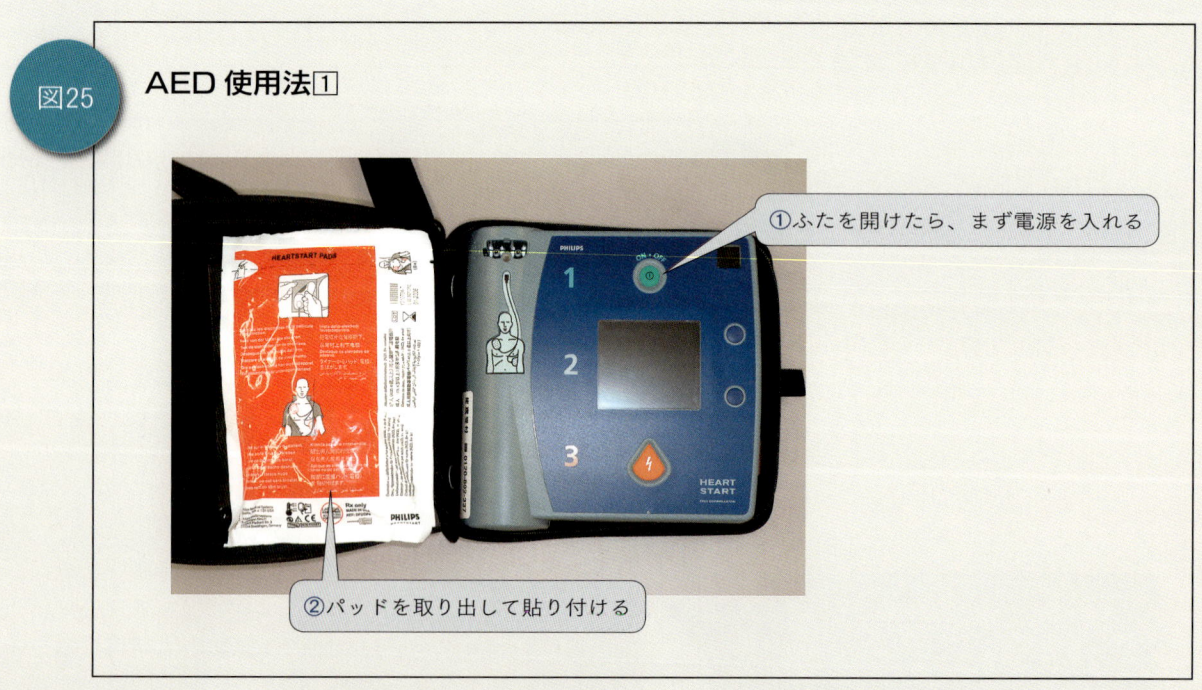

図25　**AED使用法①**

①ふたを開けたら、まず電源を入れる

②パッドを取り出して貼り付ける

Chapter 1
歯科医院で行う救命救急処置

図26　AED使用法②：電極パッドを貼るときの注意点

CPRを継続しながら電極パッドを貼る

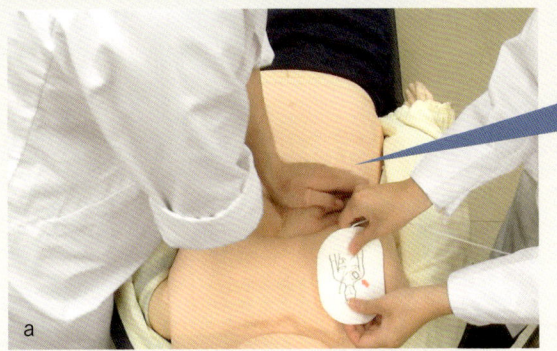

電極パッドを貼るときもCPRは中断しない．

電極パッドは正確な位置に貼る

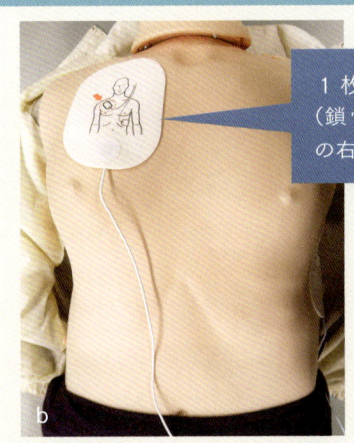

1枚は胸の右上（鎖骨の下，胸骨の右側）に貼る．

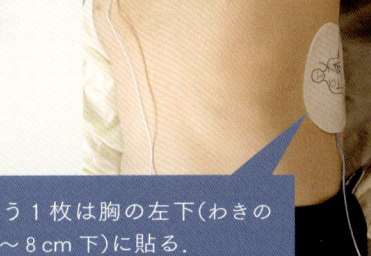

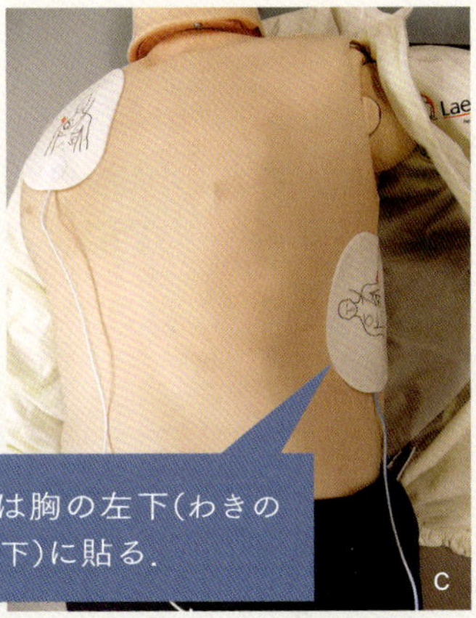

もう1枚は胸の左下（わきの5〜8cm下）に貼る．

図27　AED使用法②：よくない電極パッドの貼り方

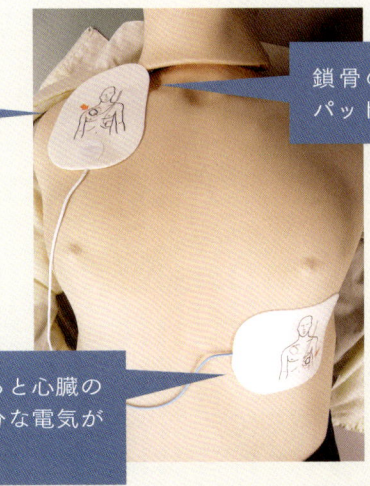

電極パッドは肌に密着させて貼らないと電流がうまく流れないので注意する．

鎖骨の上に貼ると電極パッドが浮いてしまう．

体の前に貼ると心臓の後側まで十分な電気が流れない．

35

③心電図の解析

現在，日本にあるほとんどのAEDは，心電図の解析を自動的に開始する．ごく一部の機種では，心電図の解析をするためのボタンを押さなければいけないが，AEDが解析ボタンを押すように指示するので，音声メッセージに従えばよい．心電図の解析中は，患者に触れると正確な解析の妨げになる．AEDを操作している者は，周りの人に患者から離れるように明確な指示を出し，かつ自分の目で誰も触れていないことを確認する．

④ショックボタンを押す

AEDは，電気ショックの適応だと判断すると自動的に充電を開始する．充電が完了するとショックボタンが点滅する(図28b)．周囲の人が感電しないように，再度，誰も患者に触れないように指示し確認してからショックボタンを押す．また，バッグバルブマスクで人工呼吸をしている救助者は，ショックボタンを押すときに高濃度酸素が患者の方に流れないように気をつける．

⑤CPRを再開する

AEDによる心電図の解析が始まってから電気ショックが完了するまで，胸骨圧迫はずっと中断されている．ショックボタンを押したら，すぐに胸骨圧迫からCPRを再開しなければならない．また，除細動の成否にかかわらず，AEDの電源は入れたままにしておき，電極パッドも剥がしてはならない(図29)．

AEDは，心電図の解析の結果，ショックの適応ではないと判断することもある．これは，必ずしも正常な心収縮があることを示唆しているわけではない．ショック適応外の心停止(心静止または無脈性電気活動)になっている可能性もある．したがって，ショックの適応ではない場合も，すぐに胸骨圧迫を再開しなければならない．

4) 小児に対するAEDの使用

未就学児(およそ6歳まで)にAEDを使用する際は小児用の機能を用いる．小児用の機能には，小児用の電極パッド(図30a)や切換スイッチ[15](図30b)，あるいは小児用キーを差し込むものなどがある．小児用の機能を使用することによって，電気ショックのエネルギー量が成人用の約1/3～1/4に減らされる[5,8](表4)．

小児用機能を使う年齢区分は，本来8歳未満とされているが，小学校での使用に混乱をきたさないように，わが国で独自に6歳までの未就学児に変更された．したがって，歯科医院において6～7歳の小児に小児用機能を用いることが不適切であるというわけではない．

AEDに小児用の機能が付いていなければ，成人用の機能で代用してよい[5,8]．ただし，8歳以上の就学児や成人に対しては，小児用の機能では

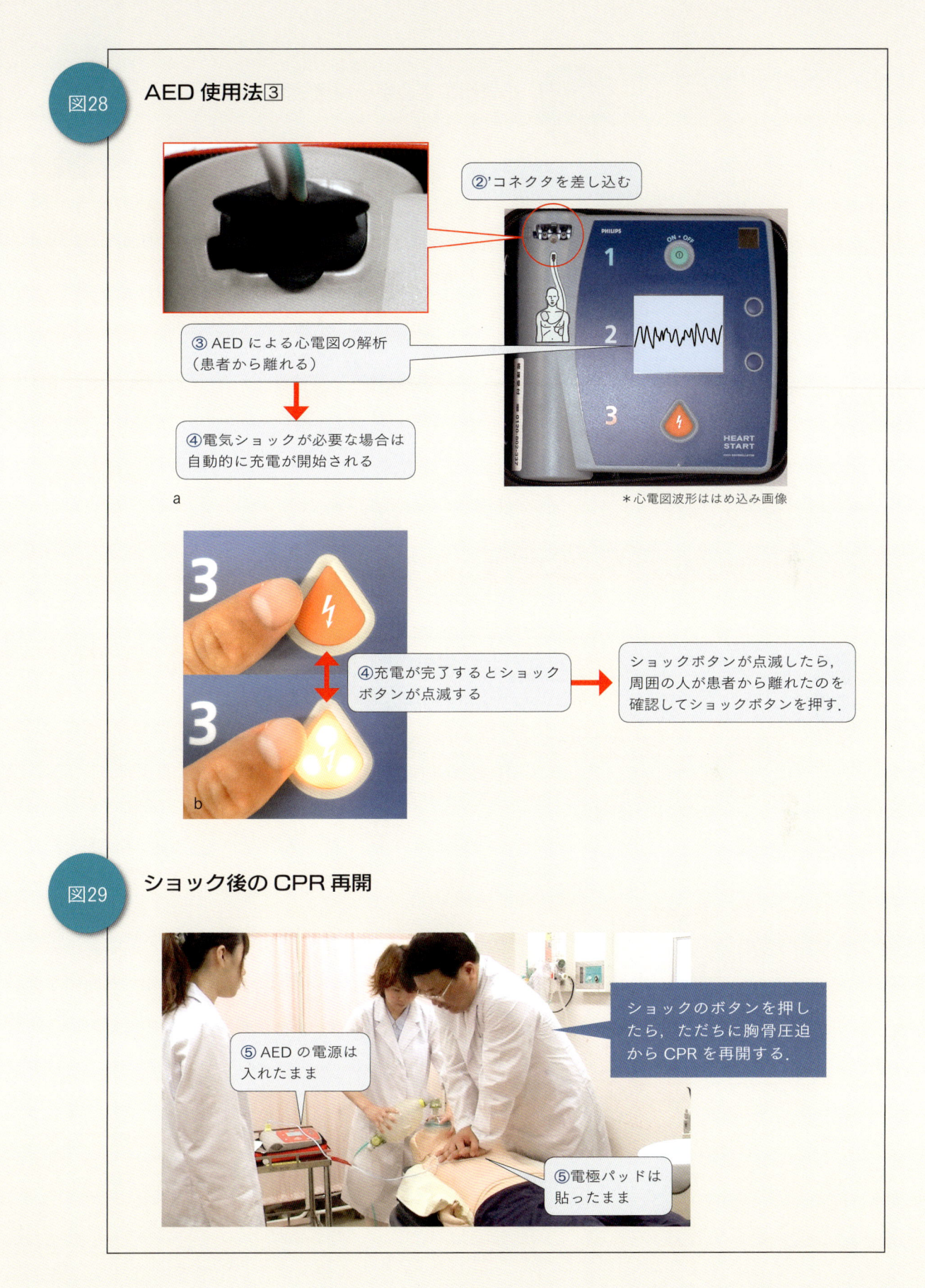

Chapter 1
歯科医院で行う救命救急処置

図28 AED 使用法 ③

②'コネクタを差し込む

③ AED による心電図の解析（患者から離れる）

④電気ショックが必要な場合は自動的に充電が開始される

a

＊心電図波形ははめ込み画像

④充電が完了するとショックボタンが点滅する → ショックボタンが点滅したら，周囲の人が患者から離れたのを確認してショックボタンを押す．

b

図29 ショック後の CPR 再開

⑤ AED の電源は入れたまま

⑤電極パッドは貼ったまま

ショックのボタンを押したら，ただちに胸骨圧迫から CPR を再開する．

図30 小児用エネルギー減衰機能

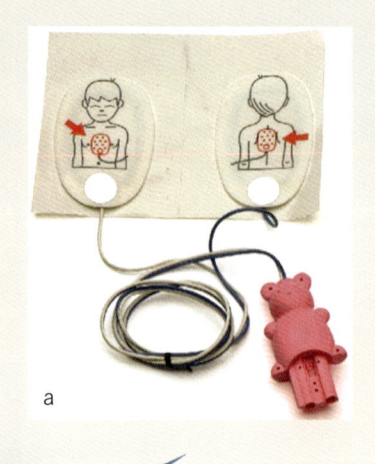

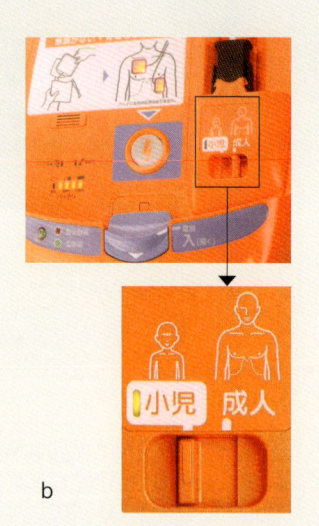

a：小児用パッド（株式会社フィリップスエレクトロニクスジャパン製ハートスタートFR2＋用）．
b：日本光電工業株式会社製AED-2100カルジオライフの小児モード切換スイッチ．

表4 電気ショックのエネルギー量（成人と小児の比較）

製造販売業者	AED機種名	成人用エネルギー	小児用エネルギー
株式会社フィリップスエレクトロニクスジャパン	ハートスタート FR3 ハートスタート FRx ハートスタート HS1	150J±15％[*1]	50J±15％[*1]
	ハートスタート FR2＋	150J±12％[*1]	47.8J±15％[*1]
日本光電工業株式会社	AED2100 カルジオライフ AED-2150シリーズ カルジオライフ （AED2150，AED2151）	1回目 150J 2回目 200J 3回目 200J （エネルギー精度±10〜15％以内）	1回目 50J 2回目 70J 3回目 70J （エネルギー精度±10〜15％以内）
日本メドトロニック株式会社	ライフパック CR Plus ライフパック1000	1回目 200J 2回目 300J [*2] 3回目 360J （エネルギー精度は±15％以内）	1回目 50J±15％ 2回目 75J±15％ [*3] 3回目 86J±15％

エネルギーの値は，各機種のカタログ・取扱説明書より引用（2012年8月28日現在）

[*1] 出力エネルギーの設定±誤差
[*2] 半自動モードでの初期設定値
[*3] 幼児・小児用エネルギー減衰型除細動電極（小児用パッド）を用いることにより
200J→50J±15％，300J→75J±15％，360J→86J±15％となる．

エネルギー量が少なすぎるので，小児用機能を使用してはならない．

5）特殊な状況

胸毛が多い場合，胸が濡れている場合，貼付薬が貼ってある場合，ペースメーカーなどが植え込まれている場合における注意事項を表5に示す．これらの状況では電気の流れが遮られることがあるので，適切に対処する必要がある[5, 8, 16]．

表5　特殊な状況への対処法

特殊な状況	除細動の妨げとなる点	対処法
胸毛が多い場合	電極パッドが肌に密着しないため ●心電図の解析ができない． ●通電効果が減弱する． ●熱傷の原因となる．	①本来貼り付ける位置にごく近いところで胸毛が少ないところがあれば，そこに貼る． ②「電極パッドを貼って下さい」「接触が不良です」などのエラーメッセージがAEDから流れたら，電極パッドをもう一度強く押さえつける． ③それでもAEDのエラーメッセージが続くようであれば，電極パッドを素早く剥がす（パッドと共に胸毛が取り除かれる）． ④胸毛が取り除かれたところに新しい電極パッドを貼る．
胸が濡れている場合	汗などで胸が濡れていると，体表の水の方に電気が流れてしまい，心臓に十分な電気が届かない．	電極パッドを貼る位置とパッド間の水分をタオルなどで拭き取ってから電極パッドを貼る．
貼付薬が貼ってある場合	●貼付薬には，ニトログリセリンや気管支拡張薬などのテープ，湿布薬などがある． ●貼付薬の上に電極パッドを貼ると，通電効果が減弱し，熱傷をきたすこともある．	電極パッドを貼る位置に貼付薬があれば，貼付薬を剥がし，残っている薬剤を拭き取ってから電極パッドを貼る．
ペースメーカーなどが植え込まれている場合	●ペースメーカーや植込み型除細動器が入っていると，胸の上方部または腹部が硬いこぶのように膨らんでいる． ●膨らみの上に電極パッドを貼ると，電気の流れが遮断されることがある．	植込み型医療機器のすぐ上には電極パッドを貼ってはいけない．膨らみの部分を避けて電極パッドを貼る．

イザというとき慌てない！
必ず習得しておきたい歯科医院のための救命救急処置

救急搬送―救急車を要請するポイント―

救急出場の現状

　救急車の出場件数は，ここ30年間で著しく増加している[17,18]（図31）．ただ，搬送された人の約半数が軽症傷病者であり，救急車をタクシーがわりに使うケースもみられる[17]．平成23年版救急・救助の現況（総務省消防庁）によると，覚知（119番通報が入電された時刻）から現場到着（消防署を出発した救急車が現場に到着した時刻）までの全国平均は，8.1分（平成22年）であった．また，覚知から病院収容（医療機関の医師や看護師に引き継いだ時刻）までの時間は，37.4分（同年）である[18]（図32）．これらの所要時間は，いずれも年々長くなってきている．緊急性のないケースでの救急車の要請は，本当に緊急を要する事態での搬送の遅れに繋がりかねないので，慎まなければならない．

　歯科治療中の全身的偶発症では，よもや軽症のケースで救急車を呼ぶことはないであろう．むしろ重篤な

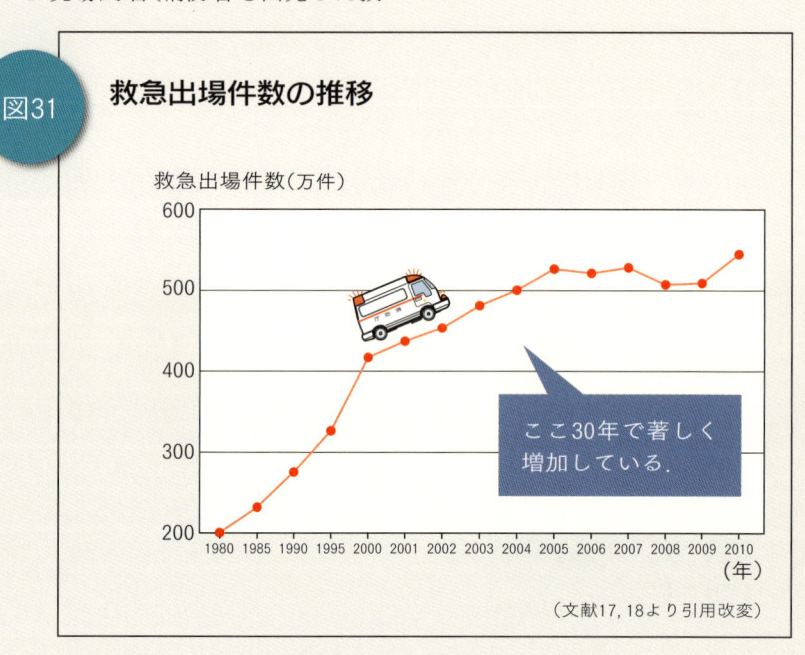

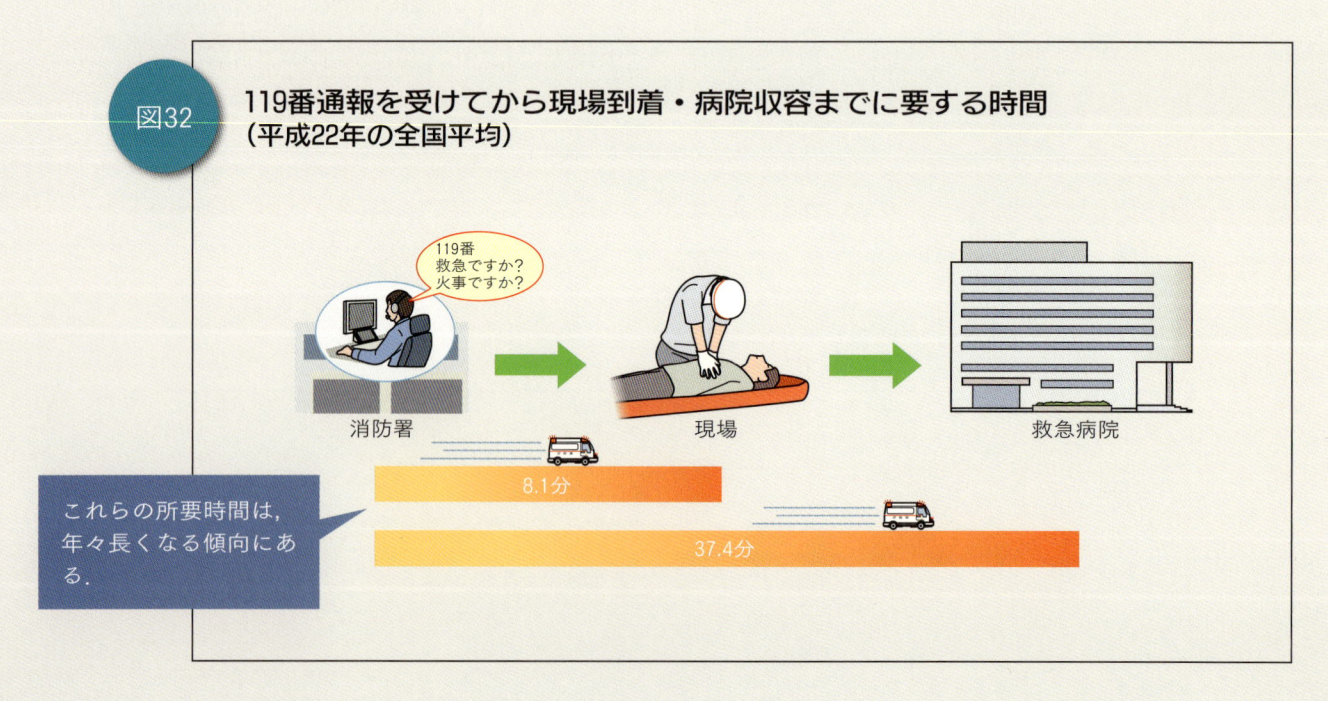

図31　救急出場件数の推移

ここ30年で著しく増加している．

（文献17, 18より引用改変）

図32　119番通報を受けてから現場到着・病院収容までに要する時間
（平成22年の全国平均）

119番
救急ですか？
火事ですか？

消防署　→　現場　→　救急病院

8.1分
37.4分

これらの所要時間は，年々長くなる傾向にある．

ケースで通報が遅れることがないよう，その症状を冷静に見極めて判断することが要求される．また，救急隊の到着までにかかる時間には地域差があるので，自分の医院ではそれが何分くらいなのかを把握しておくことも必要である（図33）．

歯科医院における救急搬送

1）救急車の出場を要請するケース

　歯科治療中の全身的偶発症は，ときとして生命を脅かすことがある．重篤なケースでは，救命のための専門的治療を早急に始めなければならない．歯科医院に救急車を呼ぶことは，ややもすればためらわれがちである．しかし，119番通報の遅れは，患者の予後に多大な影響を及ぼし，より重い後遺症が残り，救える命が失われることもある．

　歯科治療中に全身的偶発症が起こった場合，救急病院での治療が必要かどうかを迅速に判断しなければならない．救急車の出場要請が必要な全身的偶発症の症状を表6に示した．これらの症状は，一刻を争う緊急事態，もしくは間もなく生命の危機に陥る可能性の高い状態を表している．迷うことなく，早急に119番通報をしなければならない．

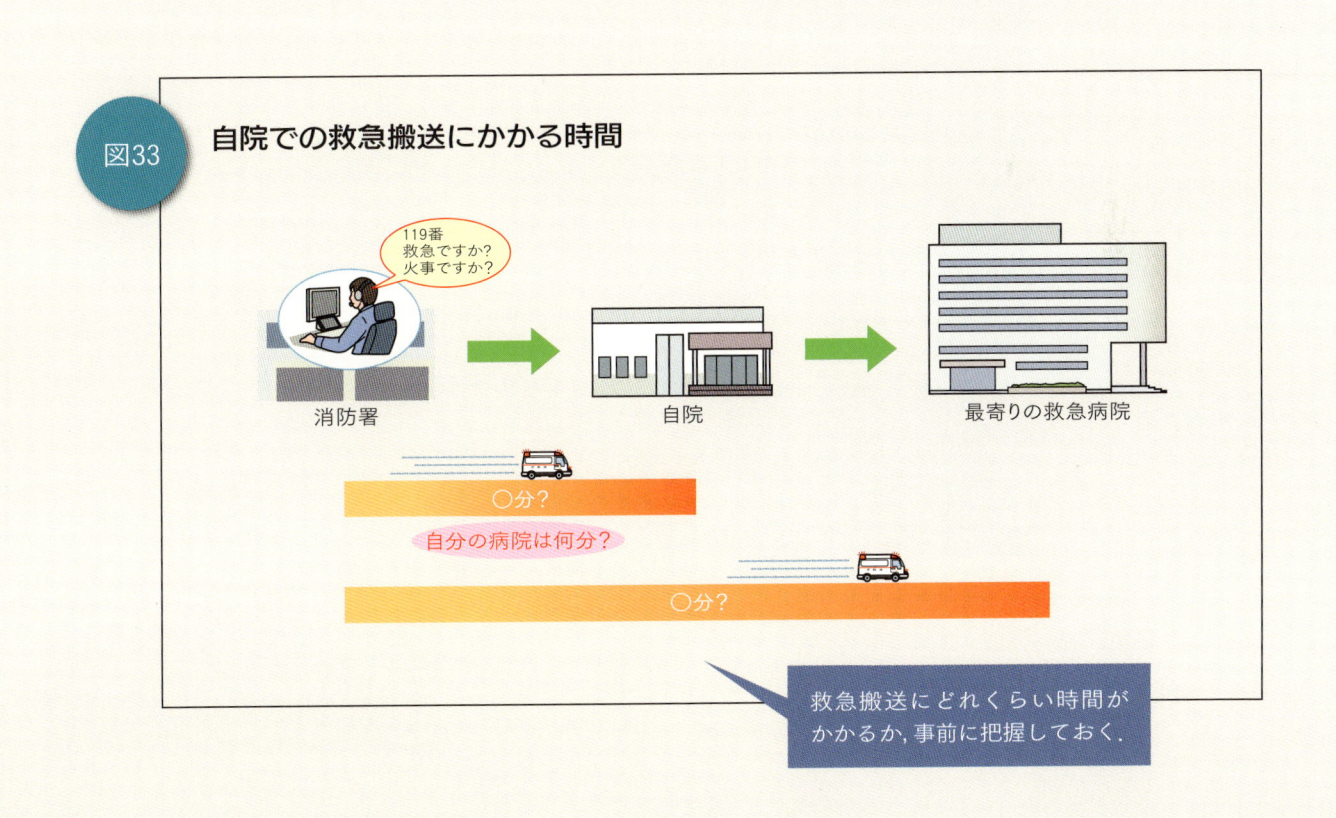

図33　自院での救急搬送にかかる時間

救急搬送にどれくらい時間がかかるか，事前に把握しておく．

表6 歯科医院で救急車の出場を要請するケース

全身的偶発症など	救急車の出場要請が必要な症状
心停止	・肩をたたいて呼びかけても反応がない． ・正常な呼吸がない．
虚血性心疾患	・胸部の不快感，圧迫感が持続する（不快感は上半身の各所に拡がっていくこともある）． ・ショック症状（顔面蒼白，冷汗，血圧低下，呼吸促迫，悪心，ふらつき）．
脳卒中	急に次のような症状が起こる． ・顔の半分が動きにくくなる（顔面神経麻痺の症状）． ・ろれつが回らずうまく話せなくなる． ・視野が欠けたり二重に見えたりする． ・片方の手足がしびれたり力が入らなくなる． ・激しい頭痛，吐き気，血圧上昇（くも膜下出血発症のサイン）．
窒息	異物の口腔内への落下によって次のような症状が起こる． ・息ができない，話せない． ・効果的な咳ができない． ・チアノーゼ，経皮的酸素飽和度（SpO_2）の低下． ・窒息のサイン． ・咳をしているが，なかなか異物が除去できない．
喘息（重積発作）	・喘鳴（ゼーゼー，ヒューヒューいう呼吸音）をともなう呼吸困難があり，吸入薬（β刺激薬）を使用しても発作が治まらない． ・酸素投与をしてもSpO_2が低下する（$SpO_2<90\%$）．
アナフィラキシー（ショック）	・呼吸器症状（喘鳴，嗄声（しわがれ声，かすれ声），犬吠様咳嗽（犬が吠えるときの声またはオットセイの鳴き声のような乾いた咳），呼吸困難など）． ・循環器症状（血圧低下：収縮期血圧<90mmHg，不整脈，頻拍または徐脈）． ・意識消失．
局所麻酔薬中毒	局所麻酔後に次のような症状が起こる． ・初期：中枢神経系の興奮症状（血圧上昇，頻拍，興奮，多弁，舌・口唇のしびれ，皮膚紅潮など）がみられたら緊急時に備える． ・全身痙攣． ・末期：中枢神経系と循環器系の抑制症状（徐脈，意識消失，昏睡，呼吸停止，心停止）．
大量出血	・動脈性の出血で止血ができない． ・出血にともなうショック症状（血圧低下，頻脈，顔面蒼白，呼吸促迫，意識障害）．
その他	・糖尿病患者に意識障害がある（高血糖または低血糖）． ・甲状腺機能亢進症患者の発熱，高度な頻脈，不整脈，意識障害，昏睡など（甲状腺クリーゼ）． ・酸素投与をしてもSpO_2が低下する突然の呼吸困難（呼吸器または循環器の障害）． ・突然の意識消失または反応が鈍くなる．

これらの症状がみられた場合は，生命の危機に陥る可能性が高い．迷わず救急車の出場を要請する．

2）救急車を呼ぶべきか迷ったとき

　歯科医院では，救急車を呼ばなければならないケースをしっかりと把握しておくことが必要である．しかし，どうしても判断に迷う場合は，一部の地域では救急について相談できる窓口を利用できる．東京消防庁の救急相談センターと，大阪府，奈良県，札幌市の救急安心センターである（札幌市は平成25年10月開設）．電話番号は共通（#7119）で，いずれも24時間，年中無休で対応している．これらの相談窓口では，通報の内容に緊急性がある場合は救急車を出場させ，緊急性がないと判断すれば救急相談や適切な医療機関を案内するという対応をとっている（図34）．

　小児の救急については，都道府県を主体とする全国統一番号（#8000）の電話相談が設けられている．ただし，夜間と休日のみなので，歯科医院の診療時間中には対応できないことが多い．

3）119番通報の実際

　119番通報をすると，指令員の質問に答える形で必要な情報を伝えることになる．指令員とのやりとりの一例を表7に示す．まず，「火事ですか？　救急ですか？」と尋ねられるので，救急であることを告げる．歯科医院の住所とともに，わかりやすい目印となる建物などがあれば付け加えるとよい．「どうしましたか？」という問いかけには，救急隊の出場が必要かどうか迅速な判断ができるよ

図34　救急車を呼ぶべきか迷ったときは

救急車を要請すべきか判断に迷ったら
→
#7119
救急相談センター（東京都）
救急安心センター（札幌市，奈良県，大阪府）

表7　119番通報した時に伝えること

指令員の質問	伝える内容
「火事ですか？救急ですか？」	・「救急です．」
「住所はどこですか？」	・「○○市（町村）□丁目△番地◇◇歯科医院です．」（歯科医院の所在地を伝える）
「どうしましたか？」	・「○歳男性（女性）の患者が歯科治療中に……（まず症状を簡潔に伝える）．」 ・さらに詳しい情報を伝える（詳しい状況，意識レベル，呼吸の状態とSpO_2，血圧，脈拍，既往歴とそのかかりつけ医，使用中薬剤など）．
「あなたのお名前，かけている電話番号を教えて下さい」	・「私は歯科衛生士の××です．電話番号は012-345-○○○○です．」

うに，まず簡潔に緊急事態であることがわかるように伝える．その後，詳しい偶発症の発生状況や症状，バイタルサインなどについて説明する．

4）救急隊に引き継ぐまでの初期治療がもっとも重要

　総務省消防庁が発表した平成22年の統計では，心肺停止傷病者の1か月後生存率および社会復帰率は表8のようになっている[18]．救急隊到着までの応急手当がいかに重要であるかが，おわかりいただけると思う．とくに，もっとも助かる可能性が高いとされる目撃された心原性心停止（心臓に原因のある突然の心停止が目撃されていた場合）では，応急手当（CPR）がされたか否かによって社会復帰率が2倍以上も異なっている．

　歯科医院におけるほとんどの心肺停止は，スタッフの目の前で起こる．したがって，救急隊に引き継ぐまでの質の高いCPRと迅速な除細動がとても重要になる．また，心肺停止症例に限らずすべての全身的偶発症において，症状の悪化を防ぎ，命をつなぐための適切な初期治療が，患者の予後にとってキーポイントになる．

5）救急車が到着するまでにすること

　救急隊に引き継ぐまでにするべきことは，救急治療だけではない（図35）．とくに，症状と行った処置を経時的に記録しておくことは，搬送先での治療や事後の検証においてとても重要になる．

　緊急時には，救急処置のリーダーとなる人（院長など）は，図36のような役割分担を明確に指示しなければならない．各々の歯科医院の事情に応じて，日ごろから役割を決めておいてもよい．また，定期的に緊急時の訓練をしておくことも大切である．

表8　応急手当実施の効果（平成22年）

		応急手当がされたケース（％）	応急手当がされなかったケース（％）
すべての心肺停止傷病者	1か月後生存率	6.5	5.4
心原性かつ目撃された心停止症例	1か月後生存率	14.0	8.8
	1か月後社会復帰率	9.5	4.2

（文献18より引用改変）

> 救急隊到着までに応急手当が行われたか否かは，生存率および社会復帰率に大いに影響する．

図35 **救急車の到着までにすること**

1. 初期治療
- 救急隊員に引き継ぐまでの約10分間，症状に応じた適切な初期治療を行うことが予後を左右する．
- 偶発症発症後からの経過（症状とバイタルサインの経時的変化，行った処置）を記録しておく．

2. 近隣の医療機関への応援要請

3. 家族への連絡
患者が1人で来院している場合は，患者の家族に連絡を取り状況を説明する．

4. 予約患者の対応

5. 準備しておくもの
- 患者の荷物，靴など．
- 保険証（受付で預かっていれば）．
- カルテ・問診票など（既往歴や使用している薬剤の情報も含めて）．
- 偶発症発症後からの治療経過を記録したもの．

6. 救急車の誘導
サイレンが聞こえたら案内する人は歯科医院の外で待機する．

図36 **緊急時の役割分担**

①初期治療の実施者
②初期治療のアシスタント
③記録者
- 症状
- バイタルサイン
- 処置

④連絡係
- 119番通報
- 近隣の医療機関
- 患者家族
- 予約患者

⑤必要な物品の準備
⑥救急車の誘導

それぞれのスタッフの役割分担を明確にしておく．

6）救急隊が到着したら

　救急隊には，全身的偶発症発生後からの記録内容とカルテに記載されている患者に関する詳しい情報を伝える（図37）．写しやプリントアウトしたものを手渡せるようにしておくとさらによい．その後は，救急隊の指示に従って行動する．責任者は，救急車に同乗するか，別の車両で搬送先の病院に同行する．ただし，気持ちが動転しているときは，自家用車を運転して病院に向かうことは避けた方が賢明である．

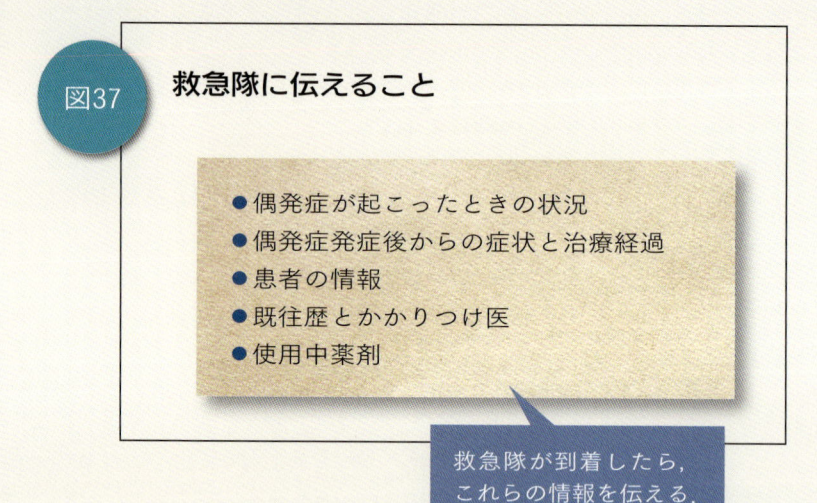

図37　救急隊に伝えること

- 偶発症が起こったときの状況
- 偶発症発症後からの症状と治療経過
- 患者の情報
- 既往歴とかかりつけ医
- 使用中薬剤

救急隊が到着したら，これらの情報を伝える．

参考文献

1. Hazinski MF, Nolan JP, Billi JE, Boettiger BW, Bossaert L, de Caen AR, Deakin CD, Drajer S, Eigel B, Hickey RW, Jacobs I, Kleinman ME, Kloeck W, Koster RW, Lim SH, Mancini ME, Montgomery WH, Morley PT, Morrison LJ, Nadkarni VM, O'Connor RE, Okada K, Perlman JM, Sayre MR, Shuster M, Soar J, Sunde K, Travers AH, Wyllie J, Zideman D. Part 1:Executive Summary:2010 International Consensus on Cardiopulmonary Resuscitation and Emergency Cardiovascular Care Science With Treatment Recommendations. Circulation 2010；122(16 Suppl 2)：S250-S275.

2. Nolan JP, Hazinski MF, Billi JE, Boettiger BW, Bossaert L, de Caen AR, Deakin CD, Drajer S, Eigel B, Hickey RW, Jacobs I, Kleinman ME, Kloeck W, Koster RW, Lim SH, Mancini ME, Montgomery WH, Morley PT, Morrison LJ, Nadkarni VM, O'Connor RE, Okada K, Perlman JM, Sayre MR, Shuster M, Soar J, Sunde K, Travers AH, Wyllie J, Zideman D. Part 1:Executive summary:2010 International Consensus on Cardiopulmonary Resuscitation and Emergency Cardiovascular Care Science With Treatment Recommendations. Resuscitation 2010；81S：e1-e25.

3. Berg RA, Hemphill R, Abella BS, Aufderheide TP, Cave DM, Hazinski MF, Lerner EB, Rea TD, Sayre MR, Swor RA. Part 5:Adult Basic Life Support:2010 American Heart Association Guidelines for Cardiopulmonary Resuscitation and Emergency Cardiovascular Care. Circulation 2010；122(18 Suppl 3)：S685-S705.

4. Nolan JP, Soar J, Zideman DA, Biarent D, Bossaert LL, Deakin C, Koster RW, Wyllie J, Böttiger B;ERC Guidelines Writing Group. European Resuscitation Council Guidelines for Resuscitation 2010 Section 1. Executive summary. Resuscitation 2010；81(10)：1219-1276.

5. JRC（日本版）ガイドライン作成合同委員会（日本蘇生協議会，日本救急医療財団）．JRC蘇生ガイドライン2010．東京：へるす出版，2012：15-155.

6. 横山武志．誰でもできる歯科医療事故の防ぎ方．東京：ベクトル・コア，2008：55-90.

7. 怡土信一，横山武志．チェア上で起こる重篤な偶発症に対する的確な対処法．デンタルマガジン 2011；137：44-47.

8. 日本救急医療財団心肺蘇生法委員会．救急蘇生法の指針2010（医療従事者用）．東京：へるす出版，2012：13-122.

9. 金子譲．歯科医療の安全確保のために．日本歯科医師会雑誌 2005；57(10)：1069-1083.

10. 谷口省吾，渋谷鉱，嶋田昌彦．歯科治療に関連した全身的偶発症について～郡市区歯科医師会に対する偶発症アンケート調査報告～．日本歯科医師会雑誌 2011；63(12)：1297-1301.

11. 怡土信一，横山武志．歯科医療の実情に適した救命救急処置について考える．LiSA 2012；18(12)：1242-1244.

12. Fujino H, Yokoyama T, Yoshida K, Suwa K. Using a stool for stabilization a dental chair when CPR is required. Resuscitation 2010；81(4)：502.

13. 横山武志，吉田和市．チェア上で起こる偶発症の防ぎ方と的確な対処法．ザ・クインテッセンス 2008；27(7)：179-186.

14. 横山武志，吉田和市．歯科治療における医療事故を防ぐには3　歯科医院における心肺蘇生法．デンタルダイヤモンド 2008；33(11)：72-80.

15. 日本光電工業株式会社．自動体外式除細動器 AED-2100カルジオライフ．(http://www.aed-life.com/nihonkohden/products/pdf/aed2100p.pdf)

16. American Heart Association. BLSヘルスケアプロバイダー受講者マニュアル AHAガイドライン2010準拠．東京：株式会社シナジー，2011：19-28.

17. 総務省消防庁．救急車利用マニュアル．http://www.fdma.go.jp/html/life/kyuukyuusya_manual/pdf/2011/japanese.pdf（2013年10月25日閲覧）

18. 総務省消防庁．平成23年版救急・救助の現況．http://www.fdma.go.jp/neuter/topics/houdou/h23/2312/231216_1houdou/02_houdoushiryou.pdf（2013年10月25日閲覧）

Chapter 2

全身的偶発症の対処法

はじめに

　本章では，実際に起こっている歯科治療に関連した全身的偶発症について説明する．「どのような全身的偶発症が起こっているのか？」「どのくらいの割合で重症化するのか？」「死に至るような症例の原因は何なのか？」ということを確認する．歯科治療中に起こる全身的偶発症のうち異物の誤飲・誤嚥やアナフィラキシー，局所麻酔薬中毒は，重症化すると生命の危機に直結する．また，神経性ショックや過換気症候群は歯科治療中に発生しやすい代表的な全身的偶発症である．これらの全身的偶発症について，その症状，原因と予防法，対処法について解説する．

歯科医院で起こる全身的偶発症

どのような全身的偶発症が歯科治療中に起こっているのか？

　2005年〜2008年の4年間に発生した，全身的偶発症の種類と発生頻度を図1に示す[1]．

　歯科治療に関連する全身的偶発症のうちもっとも高頻度にみられるのは，俗にデンタルショックとよばれる神経(原)性ショックである[1〜5]．これは，血管迷走神経反射ともよばれ，歯科治療に対する恐怖，不安，興奮や痛み刺激によって交感神経が過度に刺激され，反射性に迷走神経の緊張が亢進して血圧や心拍数が低下してしまった状態である．歯科に限らず，医療機関では頻繁にみられる偶発症といわれている．神経性ショックと同様に，歯科治療に対する恐怖，不安，興奮やストレスは，過換気症候群を引き起こすこともある．過換気症候群では，精神的な要因による過度な呼吸によって血液中の二酸化炭素濃度が低下し，全身の硬直を起こしてしまうこともある．局所麻酔薬によるアレルギーや中毒，心臓などの循環器系疾患，脳血管疾患や気道閉塞などは，即座に重篤な症状を引き起こしかねないが，それ以外の偶発症でも，適切な対応ができなければ死に至る場合もあるので(図2)，油断は禁物である．

　歯科治療における全身的偶発症については，日本歯科麻酔学会が日本歯科医学会・日本歯科医師会と協力して，全国47都道府県歯科医師会の772郡市区歯科医師会を対象に実施している「歯科麻酔に関連した偶発症について」のアンケート調査が参考になる．詳細な調査結果は，日本歯科医師会雑誌にも掲載されているので参考にしていただきたい．

Chapter 2 全身的偶発症の対処法

図1　歯科治療における全身的偶発症の種類と発生頻度

- 神経原性ショック 33.9%
- 過換気症候群 10.1%
- 血管収縮薬過敏症 7.0%
- 局所麻酔薬アレルギー 6.2%
- 虚血性心疾患 4.7%
- 低・高血糖発作 4.3%
- 異常高血圧 3.9%
- 局所麻酔薬中毒 3.5%
- 脳卒中 2.7%
- てんかん発作 1.9%
- 不整脈 1.6%
- 気道閉塞 1.6%
- その他・不明 18.7%

日本歯科麻酔学会が全国郡市区歯科医師会を対象として行った，2005年〜2008年の4年間に発生した偶発症に関するアンケート調査のうち，回答のあった251症例の内訳．

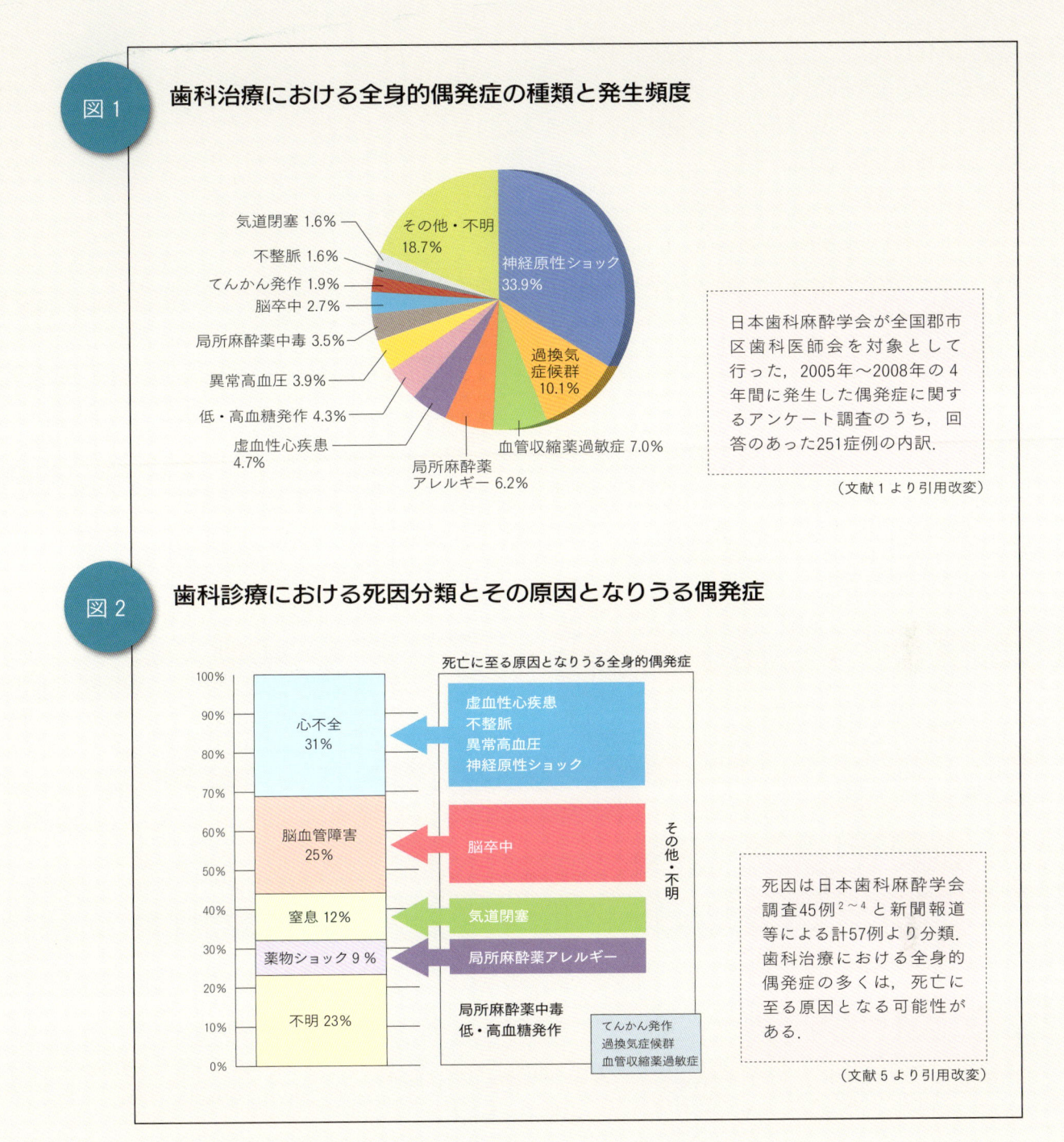

（文献1より引用改変）

図2　歯科診療における死因分類とその原因となりうる偶発症

死亡に至る原因となりうる全身的偶発症

- 心不全 31% ← 虚血性心疾患／不整脈／異常高血圧／神経原性ショック
- 脳血管障害 25% ← 脳卒中
- 窒息 12% ← 気道閉塞
- 薬物ショック 9% ← 局所麻酔薬アレルギー
- 不明 23%

その他・不明：局所麻酔薬中毒／低・高血糖発作／てんかん発作／過換気症候群／血管収縮薬過敏症

死因は日本歯科麻酔学会調査45例[2〜4]と新聞報道等による計57例より分類．歯科治療における全身的偶発症の多くは，死亡に至る原因となる可能性がある．

（文献5より引用改変）

全身的偶発症はいつどこで起こっているのか？

全身的偶発症は，患者が来院したときから帰宅した後まで，いつでも起こりうる．ただ，全身的偶発症の4割以上が局所麻酔をするときに発症しており，歯科治療中〜歯科治療が終わった直後に発生したものを加えると，全体の3/4以上となっている（図3）．つまり，歯科治療行為が多くの偶

発症の誘因になっている，ということである．

　ほとんどの歯科治療はデンタルチェアの上で行われるので，偶発症の発生場所としては，8割以上がデンタルチェア上になる（図4）．したがって，歯科治療中に全身的偶発症が発症したら，デンタルチェア上でどのように対応するかを検討しておかなければならない．そのためには，緊急時におけるデンタルチェアのメリットとデメリットをよく把握しておく必要がある．

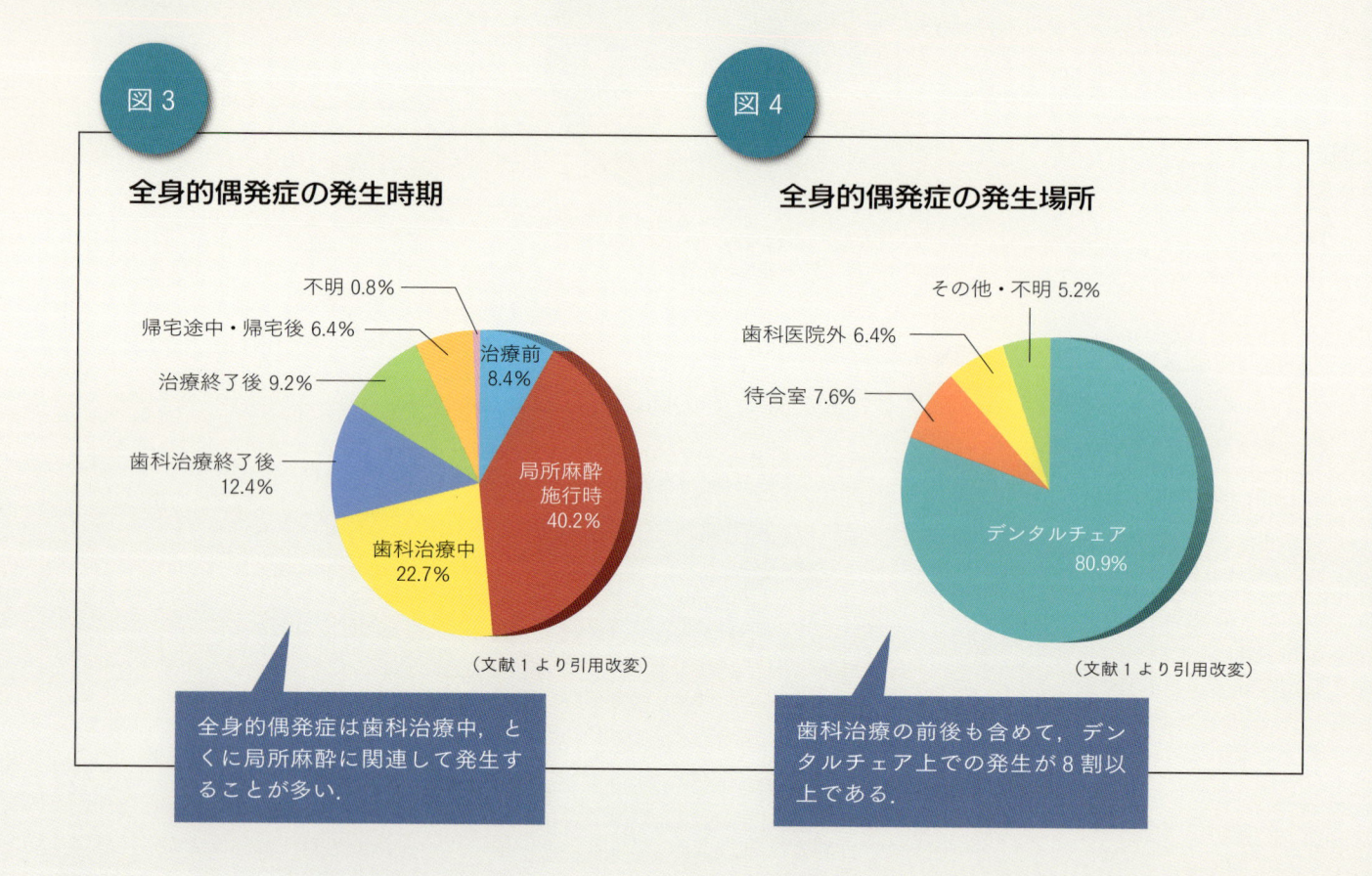

図3 全身的偶発症の発生時期

- 不明 0.8%
- 帰宅途中・帰宅後 6.4%
- 治療終了後 9.2%
- 歯科治療終了後 12.4%
- 歯科治療中 22.7%
- 治療前 8.4%
- 局所麻酔施行時 40.2%

（文献1より引用改変）

全身的偶発症は歯科治療中，とくに局所麻酔に関連して発生することが多い．

図4 全身的偶発症の発生場所

- その他・不明 5.2%
- 歯科医院外 6.4%
- 待合室 7.6%
- デンタルチェア 80.9%

（文献1より引用改変）

歯科治療の前後も含めて，デンタルチェア上での発生が8割以上である．

意外に多い重症症例

　日本歯科麻酔学会による最新の調査結果によると，歯科治療に関連した全身的偶発症のうち重症と判断された症例は実に3割を超えており，これまでの調査と比較すると，重症症例の割合は3倍以上にもなっていた（図5）．また，死亡症例も3例（0.75例／年）あったが，実際にはもっと多数の死亡症例があったと考えられる[1]．過去のアンケート調査では，1985年～1990年の6年間における死亡例は22例（3.67例／年；アンケート回収率31%）[3]，1991年～1995年の5年間では6例（1.2例／年；回収率41%）[4]であった．

　重症化した全身的偶発症や心肺停止に至るような状況では，歯科医師とスタッフによる適切かつ迅速な判断と対処が要求される．そのためには，緊急事態に対応するための基本的な知識と手技の習得が重要である．

図5 偶発症の重症度

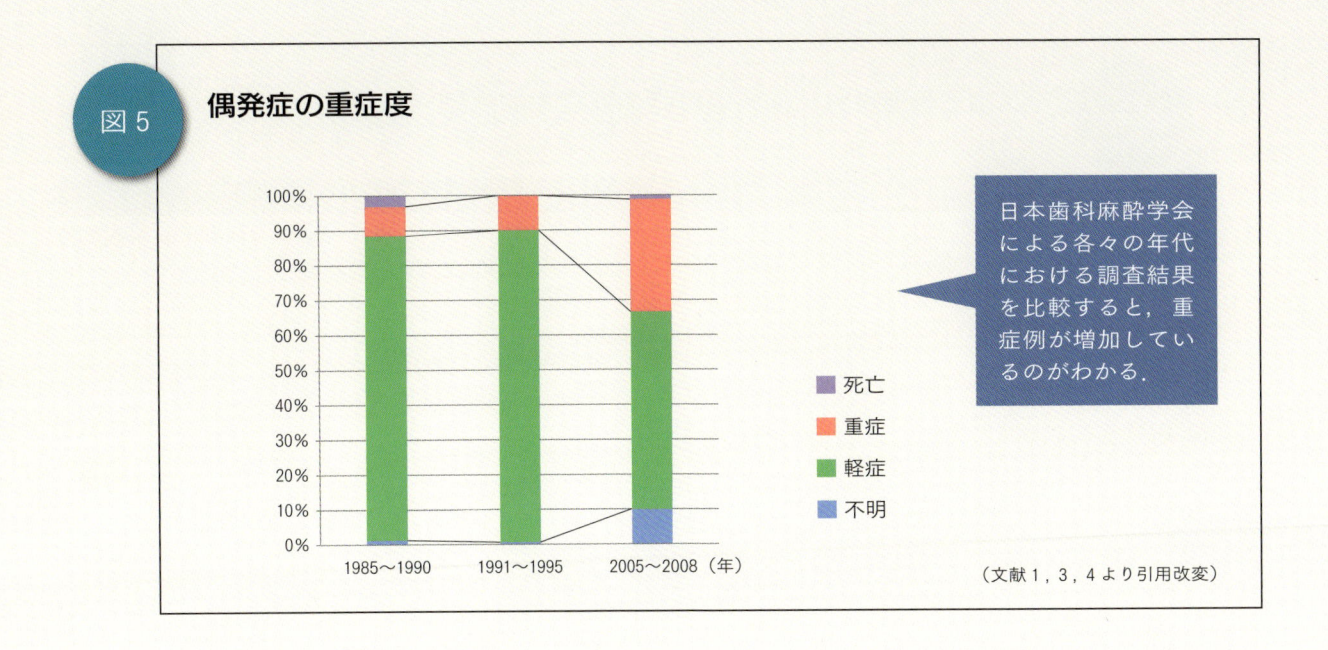

日本歯科麻酔学会による各々の年代における調査結果を比較すると，重症例が増加しているのがわかる．

（文献1,3,4より引用改変）

凡例：死亡／重症／軽症／不明

マスコミ報道された死亡症例

　1996年〜2010年の15年間で，新聞などに報道された歯科治療に関連した死亡症例をピックアップした（表1）．死亡事故は，老若男女を問わず発生しているが[2〜5]，マスコミ報道をみると，幼小児の死亡例が多数を占めている．日本歯科麻酔学会による1978年〜1995年の調査における死亡症例55例[2〜5]と，表に示した1996年〜2010年の死亡症例8例との計63例について，各年齢層の1歳あたりの死亡例数を検討してみると，6歳以上では年齢層が高くなるにしたがって死亡例数が増加しているが，それ以前の1〜5歳の幼児期における死亡例数は著しく多い（図6）．

　表1に挙げた死亡事故例のなかには，発症後に迅速かつ適切な処置を行っていても，死を免れなかった症例もあるかもしれない．しかし，治療前に危険因子を予測し，安全に配慮した十分な準備と対応をしていれば，違う結果になっていた可能性がある．

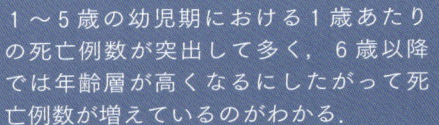

図6 各年齢層における1歳あたりの死亡症例数

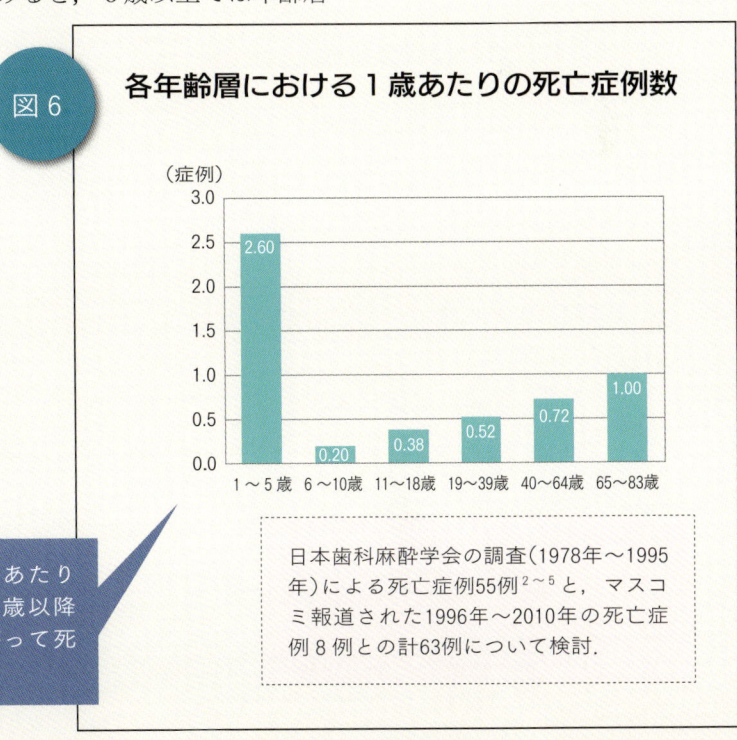

年齢層	症例数
1〜5歳	2.60
6〜10歳	0.20
11〜18歳	0.38
19〜39歳	0.52
40〜64歳	0.72
65〜83歳	1.00

1〜5歳の幼児期における1歳あたりの死亡例数が突出して多く，6歳以降では年齢層が高くなるにしたがって死亡例数が増えているのがわかる．

日本歯科麻酔学会の調査（1978年〜1995年）による死亡症例55例[2〜5]と，マスコミ報道された1996年〜2010年の死亡症例8例との計63例について検討．

表1 マスコミ報道された歯科治療時の死亡事故症例

	発生時期	患者	発生状況
1	1996年8月	3歳男児	新潟県長岡市の歯科医院で，歯科治療のための麻酔（笑気使用との報道もある）数分後に，嘔吐物が気管に詰まって呼吸停止を来たし，2日後に死亡．
2	1996年8月28日	24歳女性	青森県藤崎町の歯科医院で，局所麻酔後に意識消失し，同日死亡．死因は，リドカインによるアナフィラキシーショックと診断された．患者は，過去数回リドカインの局所麻酔をされているが，異常を生じたことはなかった．アナフィラキシーショック発症後，即時の救急車要請やモニタリング，酸素投与，薬剤投与などは行われていなかった．
3	2000年6月14日	2歳女児	福岡県福岡市の小児歯科で，局所麻酔下での歯科治療後に心肺停止に気付き，病院に搬送されたが5日後に死亡．局所麻酔担当1名，歯科処置担当2名，計3名の歯科医師が治療にあたっており，女児はタオルとレストレーナーで固定され，ラバーダムが装着されていた．
4	2002年6月15日	4歳女児	埼玉県深谷市の歯科医院で，タオルで手を固定された女児は，局所麻酔後にラバーダムを装着され歯科治療を受けた．担当した歯科医師は，20分間の治療終了後に女児の異変に気付いて救急車を要請．偶然，患者として来院していた看護師が心肺蘇生法を試みたが，搬送先の病院で死亡が確認された．死因は，局所麻酔によるアナフィラキシーショックの可能性が高いとされている．
5	2006年7月13日	2歳男児	大阪府大阪市内の大学病院小児歯科で，歯科治療中に起きた舌根沈下による気道閉塞のため窒息死した．病院側は，男児が下顎に障害があり舌根沈下を起こしやすいことを把握していたが，気道確保のための十分な対策は取られていなかった．
6	2007年5月22日	70歳女性	東京都中央区の歯科医院でのインプラント手術中，下顎骨の穿孔による動脈損傷のため大量出血を来たし，翌日，搬送先の病院で低酸素脳症や多臓器不全のため死亡．歯科医師は，大量出血を認識した後も治療を継続し，心肺停止となった．
7	2007年7月5日	9歳女児	山梨県韮崎市で，全身麻酔下での歯科治療中に心肺停止となり，約6時間後に死亡．女児は重度の障害をもっていたため全身麻酔が選択されており，死因は急性心不全とされているが，心不全に至った原因は不明である．
8	2010年6月13日	2歳女児	埼玉県新座市の歯科医院で，転倒により脱臼した上顎前歯の固定処置中に，ロールワッテが口腔内から咽頭喉頭部へと落下し，気管内に誤嚥され気道閉塞を来した．病院に搬送されたが，翌日死亡した．女児は母親に抱かれた状態でチェア上に座り，スタッフ3人が頭や手足を押さえていた．

> 患者の死亡を避けることができなかった症例もあるかもしれないが，適切な初期対応によっては，違う結果になっていた症例はないのだろうか？

異物の誤飲・誤嚥

口腔内に異物を落下させると

歯科治療中に異物を口腔内に落下させてしまう事故は，いまだにあとを絶たない[1,5〜7]．異物が咽頭部まで落ち込んでしまうと，誤飲や誤嚥に直結することが多い．とくに，異物が気道を塞いでしまえば窒息死の危険がある．また，異物は食道や消化管を傷つけることもある[7〜10]．

誤飲・誤嚥とは何か？

1）一般的な意味と医療における意味

誤飲と誤嚥の意味を辞書で調べてみると，いずれも「異物を誤って飲み込むこと」と記載されており，とくに明確な違いはない．しかし，医療上は，異物が消化管内あるいは呼吸器内のいずれに入ってしまうかで2つの言葉が使い分けられている（図7）．

2）誤飲・誤嚥を起こす異物

歯科治療中に誤飲または誤嚥を起こす異物の例を表2に示す．よほど大きなものでない限り，治療中に口腔内に挿入されるものはすべて誤飲・誤嚥を起こす異物となりうる．

図7　誤飲・誤嚥とは

一般的な意味＊
誤飲：異物を誤って飲み込むこと．
誤嚥：異物を誤って飲み込むこと．

医療における意味
誤飲：異物などを食道〜消化管内へ誤って飲み込むこと．
誤嚥：異物などを気管〜肺内へ誤って吸い込むこと．

＊三省堂大辞林より引用

表2 誤飲・誤嚥を起こす異物などの例

治療器具	材料	補綴物	矯正装置	その他
● バー ● リーマー ● ファイル ● バキュームチップ ● 洗浄針 ● ロールワッテ ● ガーゼ	● 印象材 ● セメント ● レジン	● クラウン ● インレー ● メタルコア ● 部分床義歯	● クラスプ ● ブラケット ● バンド ● ワイヤー	● 抜去歯 ● 切除組織 ● 嘔吐物

よほど大きなものでないかぎり，治療中に口腔内へ挿入されるものはすべて，誤飲・誤嚥を起す異物となりえる．

誤飲・誤嚥の予防法

1) 誤飲・誤嚥を起こさないためには

　歯科治療中の偶発症には，予防がもっとも重要である．誤飲・誤嚥も例外ではない．誤飲や誤嚥は，適切な予防対策を講じることによって，発生件数を減少させることができる．万が一，誤飲・誤嚥が起きた場合でも，適切な対処によって障害を最小限に抑えることができる．誤飲・誤嚥の予防法を図8に示す．治療に支障をきたさない範囲で，これらの予防策を講じることが望ましい．

2) 誤飲・誤嚥を起こしやすい患者

　誤飲・誤嚥は，健康な成人を含めたすべての患者に起こりうる[7]．しかし，幼児や高齢者，障害者あるいは口腔・咽頭の機能が低下している患者では，とくに注意しなければならない（図9）．誤嚥による窒息の症例は，その多くが幼児に発生しており，歯科治療における幼児の死亡原因は，半数以上が窒息であるという報告もある[5]．とくにリスクが高い患者に対しては，治療前に誤飲・誤嚥が起こる可能性と対応について本人と家族に十分説明しておくべきである．

　また，座位よりも水平位で治療を受ける場合に誤飲・誤嚥を起こしやすいため，より注意が必要になる．

| 図8 | **誤飲・誤嚥の予防法** |

1．異物を口腔内へ落とさないようにする
- できるだけラバーダムを使用する．
- 注射針，洗浄針，バーなどは確実に装着する．
- バーなどの器具破折を予防する（適切な器具の選択と操作）．
- 小器具・補綴物・歯などは適切な器具で把持する．
- 可能な手技・作業は口腔外で行う．
- 吸引を活用する．

2．異物を口腔内→咽頭部へ落とさないようにする
- 大きめのガーゼを口腔内に置いて咽頭部をカバーする．
- 患者への声かけ（口腔内のものを飲み込まないように）．
- 治療時の体位（誤飲・誤嚥の多くは水平位で発生している[11]）．

3．異物を落としても取り出せるようにしておく
- 装着物・補綴物・器具などに糸やフロスを付ける．
- 根管長測定器を使用する（リーマー，ファイル使用時）．

4．誤飲・誤嚥させてしまった場合，位置確認ができるようにしておく
- できるだけエックス線造影性の材料を使用する．

| 図9 | **誤飲・誤嚥を起こしやすい患者** |

- 幼児
- 高齢者
- 障害者
- 認知症患者
- 摂食・嚥下機能が低下している患者
- 咽頭反射が低下している患者

> 誤飲・誤嚥は，すべての患者に起こりうるが，これらの患者についてはとくに注意する必要がある．

口腔内への異物落下時の対処法

　口腔内に異物を落下させてしまった場合は，誤飲・誤嚥を防ぐために適切な対応が要求される．また，誤飲や誤嚥が起きた場合も，症状が重篤化しないように努めなければならない(図10)．基本的な対処法は，年齢にかかわらず(1歳以上であれば)同じである．

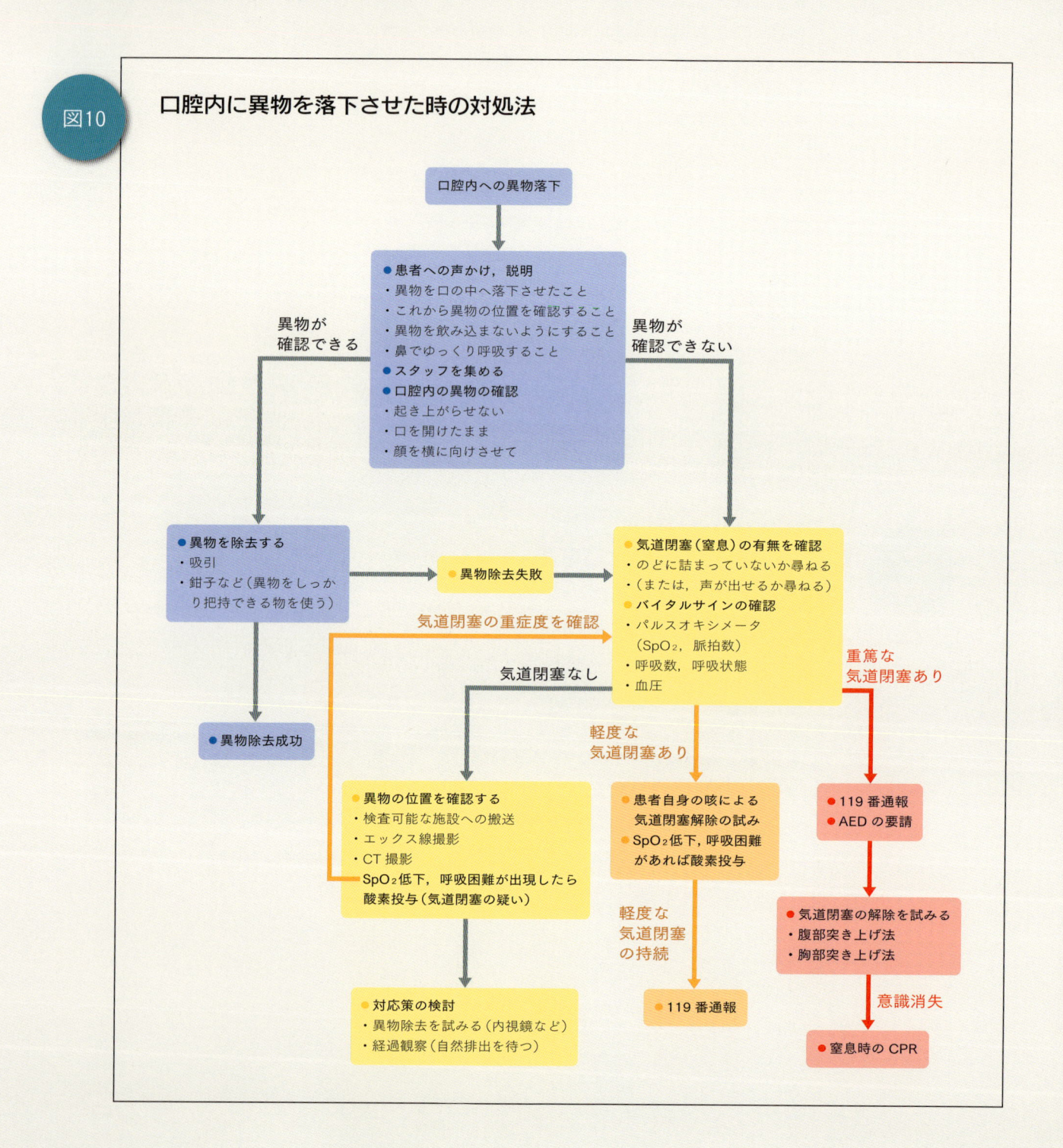

図10　口腔内に異物を落下させた時の対処法

```
口腔内への異物落下
        ↓
● 患者への声かけ，説明
  ・異物を口の中へ落下させたこと
  ・これから異物の位置を確認すること
  ・異物を飲み込まないようにすること
  ・鼻でゆっくり呼吸すること
● スタッフを集める
● 口腔内の異物の確認
  ・起き上がらせない
  ・口を開けたまま
  ・顔を横に向けさせて
```

異物が確認できる →
- 異物を除去する
  - 吸引
  - 鉗子など(異物をしっかり把持できる物を使う)
- 異物除去成功 / 異物除去失敗

異物が確認できない →
- 気道閉塞(窒息)の有無を確認
  - のどに詰まっていないか尋ねる
  - (または，声が出せるか尋ねる)
- バイタルサインの確認
  - パルスオキシメータ(SpO_2，脈拍数)
  - 呼吸数，呼吸状態
  - 血圧

気道閉塞の重症度を確認

気道閉塞なし：
- 異物の位置を確認する
  - 検査可能な施設への搬送
  - エックス線撮影
  - CT撮影
  - SpO_2低下，呼吸困難が出現したら酸素投与(気道閉塞の疑い)
- 対応策の検討
  - 異物除去を試みる(内視鏡など)
  - 経過観察(自然排出を待つ)

軽度な気道閉塞あり：
- 患者自身の咳による気道閉塞解除の試み
- SpO_2低下，呼吸困難があれば酸素投与
- 軽度な気道閉塞の持続 → 119番通報

重篤な気道閉塞あり：
- 119番通報
- AEDの要請
- 気道閉塞の解除を試みる
  - 腹部突き上げ法
  - 胸部突き上げ法
- 意識消失 → 窒息時のCPR

1）異物が口腔内にあるか確認する

　水平位での治療中に異物が口腔内に落下した場合，まず大事なのは，異物の咽頭部への落下を防ぐことである．そのためには，水平位のまま，口を開けた状態で，顔を横に向けさせて異物を探すとよい（図11a）．このとき，患者に事態の説明と異物を飲み込まないように手短に伝えることも大切である．この時点で異物がすでに咽頭にある場合には，気管への吸い込みを防ぐ必要がある．そのため，呼吸は鼻でゆっくりするように指示する．異物が口腔内に確認できれば，鉗子や吸引を利用して異物を取り出す（図10）．

　水平位での異物落下時は，決して患者の上体を起こしてはならない（図11b）．異物が咽頭部にあると，上体を起こすことによって異物がさらに下方へと移動して食道や気管内に落ち込みやすくなる．患者が仰向けの状態であれば，声門は咽頭の天井側にある（食道の上に気管がある）ので，吸気時に強く吸い込まないように注意すれば，自然に異物が気管の中に落下することはない．

2）口腔内に異物が確認できない場合

　異物が口腔内に見当たらない場合，咽頭部あるいはその下方へと落下し

図11　口腔内に異物を落下させた時は……

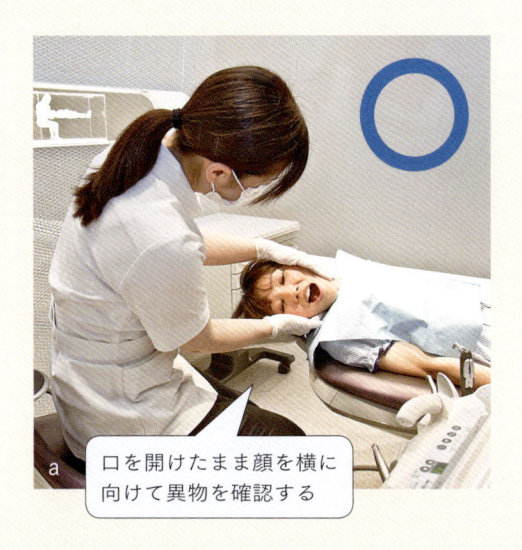

a：正しい対処法．b：誤った対処法．水平位で異物の落下が起きた際は，決して患者を起き上がらせてはいけない．

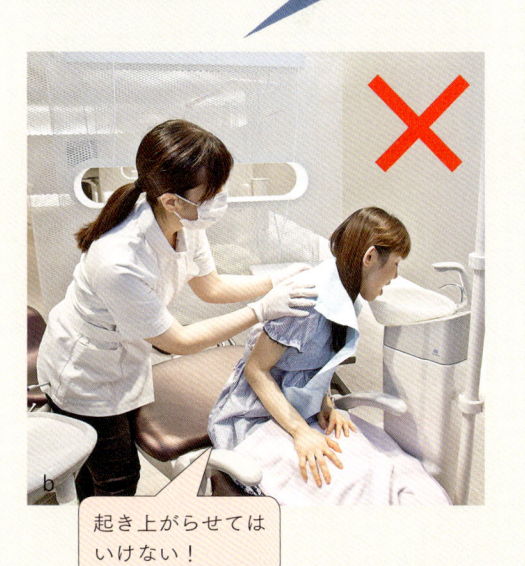

a　口を開けたまま顔を横に向けて異物を確認する

b　起き上がらせてはいけない！

てしまった可能性が考えられる．その際，もっとも重篤で生命に関わる合併症となるのは気道閉塞(窒息)である．したがって，異物が口腔内になければ，まず気道閉塞の有無を確認しなければならない．患者が咳をしているかどうかを確認し，のどが詰まっていないか，または声を出すことができるかどうかを尋ねてみる．呼吸困難などの自覚症状がなく発声ができれば，気道は開通している状態である．ただし，その後に窒息をきたすこともあるので，必ずパルスオキシメータを装着して呼吸の状態(SpO_2：経皮的酸素飽和度)をモニタリングする(図10)．

3) 気道閉塞がない場合

　気道閉塞がなければ，落ち着いて異物の正確な位置を確認することに努める．咽頭部から胸腹部のエックス線またはCT撮影が有効だが，これらの検査を一般の歯科医院で行うのは困難なので，検査が可能な施設へ患者を移動させる必要がある．搬送先や移動手段は，各歯科医院の事情により判断する．

　患者が水平位を保った状態であれば，異物は咽頭部や気管の入り口付近に留まっていることも多い．しかし，移動のために患者が起き上がることによる異物の二次落下の危険性は十分認識しておかなければならない．また，患者の移動や検査の際もパルスオキシメータの使用は必須であり，つねに呼吸状態を監視しておくことが重要である(図10)．

4) 摘出すべきか自然排出を待つか

　異物の位置が確認されたら，搬送先の病院や患者本人も交えて最善の対応策を検討する．異物が咽喉頭部か気管・肺内にあれば，内視鏡などを用いて摘出することになる．内視鏡で摘出困難なときは，外科手術が必要になることもある．

　異物が食道や胃・腸内にある場合は，自然排出を待つことも選択肢の1つとなる(図10, 12)．実際に，消化管内に誤飲された異物は，ほとんどが自然排出される[6,7,9,11]．排出されたことをエックス線撮影などによって確実に確認しておくことも大事である．なかなか異物が排出されない場合は，外科的摘出も検討しなければならない(図12)．

　また，異物が食道や胃・腸内にあれば安全であるとは限らない[6〜10,12]．異物の形状や大きさによっては，消化管を損傷したり閉塞させたりする危険がある．とくに高齢者や消化管疾患の既往がある症例では注意が必要である．消化管内の異物によって重篤な症状を引き起こした例も多い(図13)．したがって，内視鏡的に除去可能な上部消化管にある異物は，できるだけ取り除くことが望ましい．

Chapter 2
全身的偶発症の対処法

図12 **誤飲した異物の自然排出**

- 消化管内の異物は自然排出されることが多い[6,7,9,12].
- 異物が自然排出されるまでの期間についての報告.
  ・半数以上の症例で2日目までに排出された[12].
  ・4～5日目までに8割以上の症例で排出が認められた[6,12].
  ・1か月以上経って排出された症例もある[7,12].
- 必ずエックス線撮影などによって異物の排出を確認するべきである．
- 自然排出が困難な場合は外科的摘出を考慮する．
  ・異物が長期間排出されない場合．
  ・腹部症状をともなう場合．
  ・同じ部位に長期間停滞している場合．

図13 **食道または消化管内の異物による危険性**

- 食道内に異物（印象材，義歯破片）が残ったまま飲食したことにより，誤嚥・窒息をきたし死亡した症例がある[7].
- 形態が鋭利な異物（リーマー，注射針など）は，消化管穿孔，腹膜炎，敗血症などの合併症を起こすことがある[7～9].
- 義歯によって食道に裂傷を負った症例がある[8].
- 鈍的異物でも，同一部位（とくに食道）に長時間停滞した場合は，圧迫による壊死，潰瘍形成，穿孔に至る可能性がある．

> 異物が食道や胃・腸内にあれば安全であるとは限らない．

5）気道閉塞がある場合

　気道閉塞が軽度（図14）でも，患者自身の咳で異物がなかなか除去できないようであれば119番通報する．呼吸困難や SpO_2 の低下がみられる場合は酸素を投与して救急隊を待つ（図10）．

　重篤な気道閉塞の症状（図14, 15）[13,14]がみられる場合は，一刻を争う緊急事態である．すぐに119番通報をして，万が一に備えてAEDも準備する．救急車が到着するまでの間，異物除去を試みる（図10）．

　立位や座位では，患者の背後から腹部突き上げ法（ハイムリック法）または胸部突き上げ法を試みることが推奨されている[13,15]．しかし，歯科治療

イザというとき慌てない！
必ず習得しておきたい歯科医院のための救命救急処置

中の窒息であれば，これらの処置は仰臥位で行うのが効果的である[16,17]．通常の仰臥位におけるハイムリック法は，図16のように患者の大腿部にまたがって行う．

　デンタルチェアの機種によっては，患者の大腿部にまたがる十分なスペースがないこともある．その際は，図17のように患者の足下に近い側方から行う．あるいは，胸骨圧迫と同じ要領で胸部突き上げ法を行ってもよい（図18）．

　胸部の突き上げは，腹部を突き上げるよりも高い気道内圧の上昇が得られるという報告もある[14,15,18]．とくに，極度の肥満や妊婦の患者などで腹部を突き上げられない場合は，胸部突き上げ法を行う[13〜16,18]．心停止時に行う胸骨圧迫の時と同様に，デンタルチェアのバックレストの下に丸椅子などのスタビライザーを入れておくとより効果的である[16,19]．

　腹部あるいは胸部の突き上げは，異物が除去できるまで何度でも繰り返し行う．異物が除去できた場合でも，突き上げによって胸部や腹部の臓器が損傷していないか病院で検査することは必須である．

図14

気道閉塞の症状

軽度の気道閉塞
- 呼吸ができる
- 話せる
- 力強い咳
- 咳の合間の喘鳴

重度の気道閉塞
- 呼吸ができない
- 話せない
- 効果的ではない弱々しい咳（音のない咳）
- 呼吸時の甲高い雑音
- チアノーゼ
- 万国共通の窒息のサイン（図15参照）

（文献13, 14より引用改変）

図15

万国共通の窒息のサイン

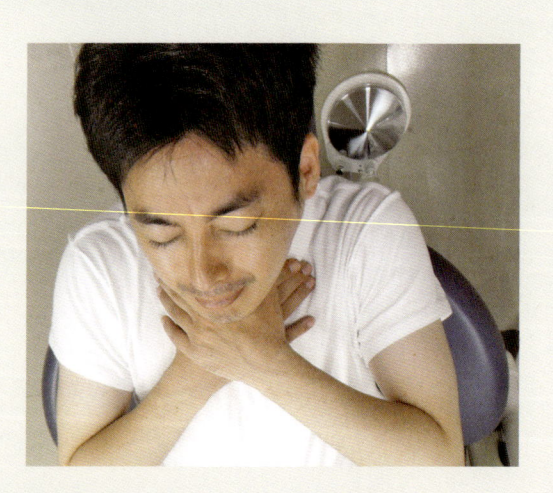

重篤な気道閉塞の症状がみられる場合は，すぐに119番通報をして，万が一に備えてAEDも準備する．

Chapter 2
全身的偶発症の対処法

図16　仰臥位での腹部突き上げ法（ハイムリック法）

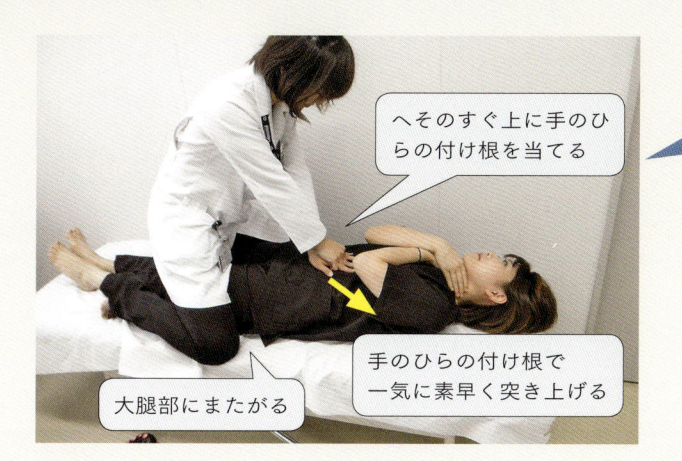

へそのすぐ上に手のひらの付け根を当てる

歯科治療中ならば，仰臥位で行うのが効果的．

大腿部にまたがる

手のひらの付け根で一気に素早く突き上げる

図17　デンタルチェア上での腹部突き上げ法（ハイムリック法）

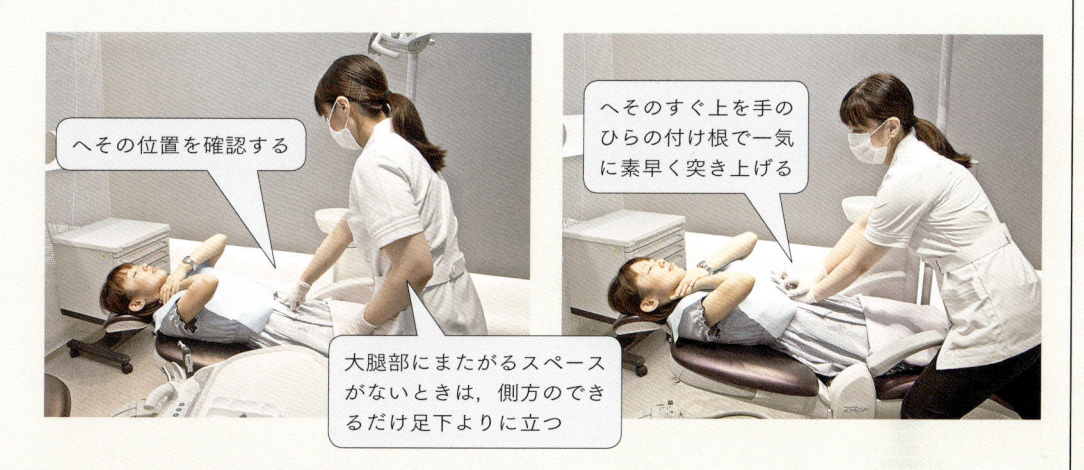

へその位置を確認する

へそのすぐ上を手のひらの付け根で一気に素早く突き上げる

大腿部にまたがるスペースがないときは，側方のできるだけ足下よりに立つ

図18　仰臥位での胸部突き上げ法

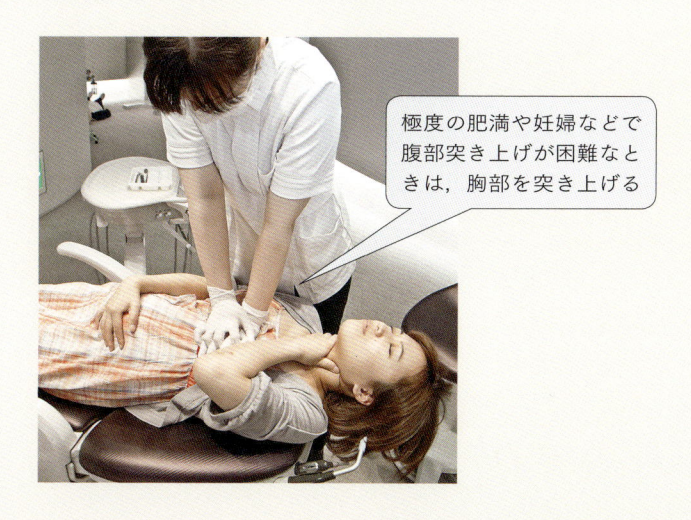

極度の肥満や妊婦などで腹部突き上げが困難なときは，胸部を突き上げる

6）気道閉塞によって意識が消失したら

　異物が除去できずに患者の意識が消失してしまったら，窒息時のCPRを行う（図10, 19）．反応と呼吸がないことは明白なので，胸骨圧迫から開始してよい[13, 18]．歯科治療中に起こった窒息であれば，比較的小さな異物が気管内または気管の入り口を塞いでいることが多い．口の中を覗いても異物を発見することは難しい．したがって，まず異物を除去するための処置，すなわち胸骨圧迫から開始する．

　胸骨圧迫は心停止時と同様のやり方で行う．胸骨圧迫後は，異物が移動して口の中に出てきていないか確認する．もし異物が発見できれば，鉗子などを使って異物を除去する．異物が見えないときは，盲目的に指や器具で探ってはいけない．次に，気道が開通しているかどうかを確認するために人工呼吸を試みる．バッグマスクで換気を行い，胸が上がれば気道が開通していると判断することができる．胸が上がらなければ再度マスクを顔に密着させ，気道確保をやり直してもう一度バッグを押してみる．それでも胸が上がらないときは，異物除去のための胸骨圧迫を繰り返して行う．これら一連の処置を気道の開通が確認されるか，救急隊が到着するまで継続する．気道が開通しても反応と正常な呼吸がなければ，心停止におけるCPRを行う[13]．

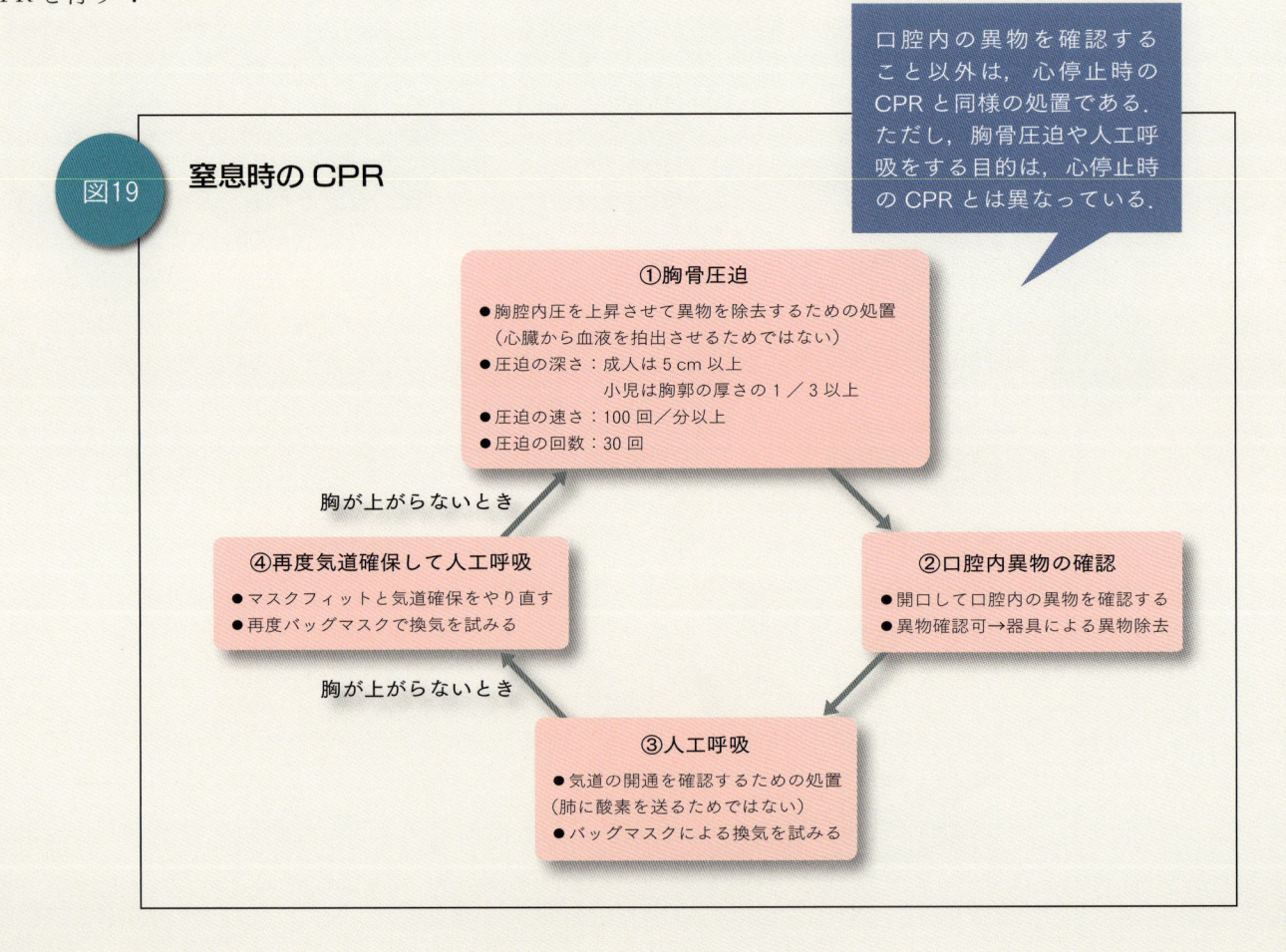

図19　窒息時のCPR

> 口腔内の異物を確認すること以外は，心停止時のCPRと同様の処置である．ただし，胸骨圧迫や人工呼吸をする目的は，心停止時のCPRとは異なっている．

①胸骨圧迫
- 胸腔内圧を上昇させて異物を除去するための処置（心臓から血液を拍出させるためではない）
- 圧迫の深さ：成人は5cm以上
  　　　　　　 小児は胸郭の厚さの1／3以上
- 圧迫の速さ：100回／分以上
- 圧迫の回数：30回

胸が上がらないとき

②口腔内異物の確認
- 開口して口腔内の異物を確認する
- 異物確認可→器具による異物除去

③人工呼吸
- 気道の開通を確認するための処置（肺に酸素を送るためではない）
- バッグマスクによる換気を試みる

胸が上がらないとき

④再度気道確保して人工呼吸
- マスクフィットと気道確保をやり直す
- 再度バッグマスクで換気を試みる

アナフィラキシー

アナフィラキシーとは何か？

アナフィラキシーは，食物や薬剤などのアレルゲン（アレルギーを起こす抗原物質）によって引き起こされる全身性の急性アレルギー反応である．主な症状は，皮膚の広範な蕁麻疹や発赤，呼吸困難，血圧の低下などだが，多彩な症状を引き起こし診断に苦慮することがある．ときとして重篤な症状を引き起こし，アナフィラキシーショックに陥ることもある（図20）．

図20 アナフィラキシーとは

- 食物，薬剤，ハチ毒，ラテックスなどが原因となって起こる急性アレルギー反応．
- **アレルギー症状が全身に現れる**のが特徴．
- 気道閉塞や循環虚脱，意識障害などが起こり，アナフィラキシーショックと呼ばれる生命の危機に陥ることもある．

アナフィラキシーの原因

1）発生機序

アナフィラキシーを引き起こすアレルギー反応には，いくつかのメカニズムが関与している．もっとも代表的なのは，抗原に対して作られた免疫グロブリンE（Immunoglobulin E：IgE）という抗体がマスト細胞（肥満細胞）と結合し，再び体内に入ってきた抗原がマスト細胞上のIgEと結合して，ヒスタミンなどのアレルギー誘発物質を細胞外に放出する，という仕組みである[20,21]（図21a）．

近年，アナフィラキシーを発症する別の重要なメカニズムが発見された．それは，抗原と免疫グロブリンG（Immunoglobulin G：IgG）が結合し，好塩基球から血小板活性化因子（platelet-activating factor：PAF）が放出されると

いうものである[21〜23]（図21b）．PAFもヒスタミンと同様に血管透過性を亢進させ血圧低下を招くが，その活性はヒスタミンよりもはるかに強い．この好塩基球とIgGを介する反応には，抗ヒスタミン薬は効果がない．どちらのメカニズムがアナフィラキシー発症に強く影響するかは，抗原の種類や量，生体の反応性に左右されると考えられている[21]．

図21 アナフィラキシー発症の主要メカニズム

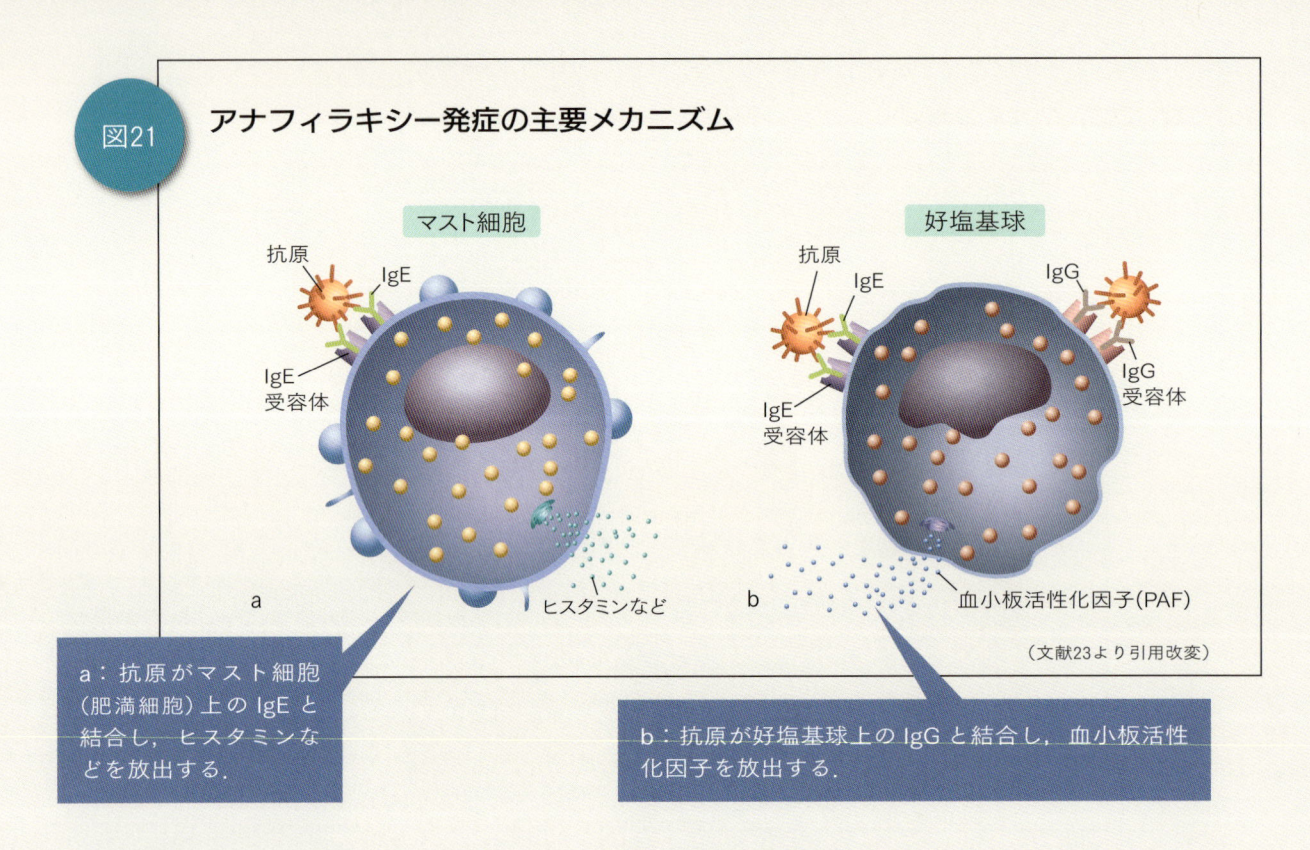

a：抗原がマスト細胞（肥満細胞）上のIgEと結合し，ヒスタミンなどを放出する．

b：抗原が好塩基球上のIgGと結合し，血小板活性化因子を放出する．

（文献23より引用改変）

2）歯科治療中に起こるアナフィラキシーの原因物質とその予防

　薬剤やラテックスを含むゴム製品が，歯科治療中に発症するアナフィラキシーの主な原因となる（表3）．アナフィラキシーを起こした報告がとくに多い薬剤[24]を表4に示す．

　歯科で使用する薬剤には，鶏卵や牛乳の成分を含むものがある[25]．したがって，これらの食物にアレルギーがある患者には，表5に示すような薬剤は使用するべきではない．

　天然ゴムには，ラテックスとよばれるたんぱく質が少量含まれている．ラテックスを含む天然ゴム製品に触れることで起こるラテックスアレルギーも，

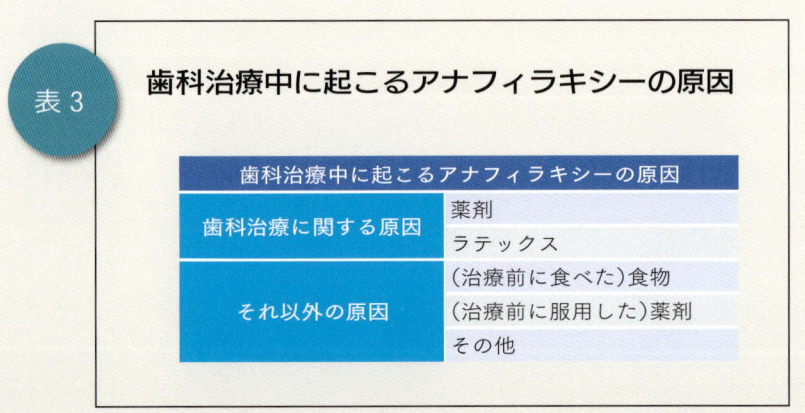

表3 歯科治療中に起こるアナフィラキシーの原因

歯科治療中に起こるアナフィラキシーの原因	
歯科治療に関する原因	薬剤
	ラテックス
それ以外の原因	（治療前に食べた）食物
	（治療前に服用した）薬剤
	その他

アナフィラキシーに至ることがある．また，バナナやアボガド，キウイフルーツ，クリなどに含まれるたんぱく質がラテックス中の成分と似ているため，これらの食物にアレルギーのある人がラテックスに接触してアナフィラキシーを起こすこともある（表6）．

十分に問診を行って治療前に患者のアレルギーに関する詳細な情報を入手し，なるべく原因となる薬剤等を使用しない治療計画を立てることは，アナフィラキシーの予防に重要である．また，帰宅後，内服薬で発症したという報告もあるため，投薬にも十分な配慮が必要である．

> 薬事法第77条の4の2の規定に基づき報告があったもののうち，2004～2010年で報告の多い推定原因医薬品．

表4 アナフィラキシーショックまたはアナフィラキシー反応の報告がある薬剤（歯科医院で使われることが多い薬剤）

薬効名	薬剤名（一般名）
非ステロイド性消炎鎮痛剤（フェニル酢酸系）	ジクロフェナクナトリウム
	ロキソプロフェンナトリウム水和物
（ニュー）キノロン系抗菌剤	メシル酸ガレノキサシン水和物
	レボフロキサシン
セフェム系抗生物質	セファクロル
	セフカペンピボキシル塩酸塩水和物

（文献24より引用改変）

表5 牛乳や卵アレルギーのある患者に投与してはいけない薬剤

アレルギーのある食物	含有成分	薬効分類	薬剤（商品名）
鶏卵（卵白）	リゾチーム塩酸塩（塩化リゾチーム）	消炎酵素	アクディーム®
			レフトーゼ® など
		歯痛・歯槽膿漏薬	デンタルカプセル
			パウンドカプセル
			アセス®錠 など
		口腔咽頭薬（トローチ剤）	カイゲントローチ
			エスエスブロン®トローチ
			新コルゲンコーワトローチ
			セピー®トローチ など
牛乳	カゼイン	マクロライド系抗生物質製剤	メデマイシンカプセル®
	CPP-ACP（リカルデント）	口腔ケア用塗布薬	ジーシーMIペースト® など

（文献25を参考に作成）

表6 ラテックスアレルギーを起こすことがある食物アレルギー

ラテックスアレルギーを起こすことがある食物アレルギー
● バナナ
● アボガド
● キウイフルーツ
● クリ

> これらの食物にアレルギーのある人はラテックスに接触することで，アナフィラキシーを起こすこともある．

アナフィラキシーの症状

アナフィラキシーの症状は，蕁麻疹などの皮膚症状にとどまらない．呼吸器や消化器なども含めた全身に症状が現れる．呼吸器症状や循環器症状の増悪は，全身の重要臓器への血液や酸素の供給不足を引き起こし，アナフィラキシーショックに至る(図20)．

アナフィラキシーの主な症状を表7に示した．アナフィラキシーで初めに現れる症状は，多くの場合，蕁麻疹や発赤，浮腫，かゆみ等である．これらの皮膚症状は，アナフィラキシーの発症を早期に認識できるため，とても重要である．ただし，蕁麻疹はさまざまな原因で発症することがあり(表8)，必ずしもアナフィラキシーのように全身症状を示すとは限らな

> アナフィラキシーでは，多くの場合，蕁麻疹や発疹，浮腫，かゆみ等の皮膚症状が初めに現れる．早期にアナフィラキシー発症を認識するうえで非常に重要である．

表7 アナフィラキシーの症状

症状	備考
皮膚症状 ● 発赤 ● 蕁麻疹 ● 浮腫 ● かゆみ	・早期に認識することができるもっとも重要な症状． ・薬剤が原因となる場合は，投与数分〜30分以内に全身的な皮膚症状がみられ，これが初発症状となることが多い．
消化器症状 ● 口腔内違和感 ● 舌・口唇腫脹 ● 悪心・嘔吐 ● 腹痛 ● 下痢	・皮膚症状に先行して起こることもある． ・歯科治療中であれば，口腔内の異常は早期に発見することができる．
呼吸器症状 ● 鼻閉・鼻汁 ● 喘鳴[*1] ● 嗄声[*2] ● 犬吠様咳嗽[*3] ● 呼吸困難 ● 気道閉塞	・口腔内や喉頭の浮腫，気管支狭窄による症状． ・高度な気道狭窄が起こると重篤な呼吸困難に陥り低酸素血症をきたす． [*1] 喘鳴(ぜんめい)：喘息の時に聞かれる呼吸音で，気道の狭窄や分泌物によって「ヒューヒュー」「ゼーゼー」という音がする． [*2] 嗄声(させい)：喉頭，声帯の異常によるしわがれ声，かすれ声． [*3] 犬吠様咳嗽(けんばいようがいそう)：犬が吠えるときの声（またはオットセイの鳴き声）のような乾いた咳．
循環器症状 ● 血圧低下 ● 頻脈 ● 不整脈 ● 徐脈→心停止	・重篤な症例では循環器症状がみられる． ・血圧が低下しアナフィラキシーショックに陥ると生命の危機となる．
精神神経症状 ● 不安・恐怖 ● 意識消失	・生命の危機感と表現される不安や恐怖． ・頭痛や視覚異常がみられることもある． ・血圧低下によってめまいや意識消失が起こる．

い[26]．症状が急激に増悪する場合を除き，できるだけ蕁麻疹の原因は検索するべきである．

また，皮膚症状に先行して表9に示すような前駆症状がみられることもある[15,27]．さらに，悪心や腹痛などの消化器症状が早期に起こることもある．とくに，歯科治療中であれば，口腔内の異常は早期に気付くことができる．

気道の狭窄による呼吸器症状は，呼吸音の異常をともなうことが多い．気道狭窄が重症化すれば，高度な呼吸困難をきたし生命にかかわる事態となる．高度な血圧低下やそれにともなう頻脈などの循環器症状も，重篤なアナフィラキシーショックに陥ったことを示しており，迅速な対応が必要となる[25〜27]（表7）．

表8 蕁麻疹の原因となる因子

蕁麻疹の原因となる因子
● 感染（細菌，ウイルス，寄生虫）
● 疲労
● 時刻（夕方以降に増悪することがある）
● ストレス
● 自己抗体による慢性蕁麻疹
● アトピー性皮膚炎
● 食物
● 薬剤
● 膠原病（シェーグレン症候群など）
● 温度変化（寒冷または温熱刺激）
● その他の症候群・内臓病変

（文献26より引用改変）

表9 アナフィラキシーの前駆症状

アナフィラキシーの前駆症状
● 口腔内の違和感・掻痒感
● しびれ感
● 尿意・便意
● 咽喉頭の掻痒感
● 悪心・嘔吐
● 胸部違和感
● 視野異常
● 意識障害（興奮・多弁・無欲）

（文献15より引用改変）

一部の症例では，皮膚症状よりも先にこれらの前駆症状がみられることがある．

鑑別が必要な疾患

表10に示すような蕁麻疹，気管支喘息，アスピリン喘息，喉頭の急性炎症などとの鑑別が必要になる．とくに，アスピリン喘息では，非ステロイド性抗炎症薬（Non-Steroidal Anti-Inflammatory Drugs：NSAIDs）を投与して30分以内に呼吸困難が起こることが多く，アナフィラキシーとの鑑別が重要になる[27]．

表10 鑑別診断

鑑別診断	鑑別のポイント	
蕁麻疹	呼吸器症状 循環器症状	ほとんどみられない
気管支喘息	皮膚症状 消化器症状	ほとんどみられない
アスピリン喘息 (非ステイロイド性抗炎症薬投与後の呼吸困難)	皮膚症状がみられるアスピリン過敏反応もあるが，皮膚症状と呼吸器症状が同時に急性発症することはまれ	
	循環器症状は，著明な低酸素血症がなければほとんどみられない	
喉頭の急性炎症 (仮性クループ，急性喉頭蓋炎などの喉頭浮腫性病変による呼吸困難)	皮膚症状 消化器症状	ほとんどみられない
	炎症症状をともなう(発赤，咽頭痛，嚥下痛)	

(文献27より引用改変)

> 蕁麻疹などの皮膚症状や呼吸器症状のみが発症している場合は，アナフィラキシーとの鑑別が必要となる．とくに，NSAIDs投与後に呼吸困難が起こるアスピリン喘息との鑑別は重要である．

歯科医院におけるアナフィラキシーの対処法

1) 初期症状がみられた場合の対処法

　皮膚症状や消化器症状などがみられた場合には，歯科治療は中止し，まずバイタルサインを確認する．それらの症状がアナフィラキシーによるものかどうか確認できない時点では，症状がどこまで進んでいくか予測できないため，最悪の事態を想定して対処すべきである．

　皮膚・消化器症状のみであれば，抗ヒスタミン薬(H_1受容体拮抗薬)を内服させ，1時間程度は経過観察を行う．呼吸器・循環器症状がみられず，重症化する恐れがなければ，専門医療機関(皮膚科または総合病院)を受診してもらう[26,27](図22)．蕁麻疹などが治まってきた場合でも，症状が再燃することもあるため受診を促したほうがよい．

2) 呼吸器症状がみられた場合の対処法

　アナフィラキシーショックに陥り呼吸困難をきたせば，生命の危機となる．気管支収縮や喉頭浮腫などによる呼吸音の異常が聴かれた場合は，重篤なアナフィラキシーショックへと進展する可能性が高いため，すぐに救急車の出動を要請しなければならない[27]．救急車の到着までは，必ず酸素を投与してSpO_2の低下を防ぐ．さらに，アドレナリンの筋肉注射を行っ

Chapter 2
全身的偶発症の対処法

図22　歯科医院においてアナフィラキシーの初期症状がみられた場合の対処法

□皮膚症状
・発赤
・蕁麻疹
・浮腫
・かゆみ

□消化器症状

□（その他の前駆症状）

→

□歯科治療中止

□バイタルサインのチェック
〈確認すべき必須項目〉
・血圧測定
・心拍数（脈拍数）
・呼吸の状態
・経皮的酸素飽和度（SpO$_2$）

□抗ヒスタミン薬（H$_1$受容体拮抗薬）内服
〈抗アレルギー作用のあるH$_1$受容体拮抗薬の例〉
・クロルフェニラミンマレイン酸塩（ポララミン® など）
・アゼラスチン塩酸塩（アゼプチン® など）
・オキサトミド（セルテクト® など）
・メキタジン（ゼスラン®，ニポラジン® など）
・フェキソフェナジン（アレグラ® など）
・セチリジン塩酸塩（ジルテック® など）
・エバスチン（エバステル® など）
・ロラタジン（クラリチン® など）

□専門医療機関の受診

症状がアナフィラキシーによるものかどうか確認できない時点では，最悪の事態を想定して対処する．

＊治療法は文献15, 26, 27を参考にした

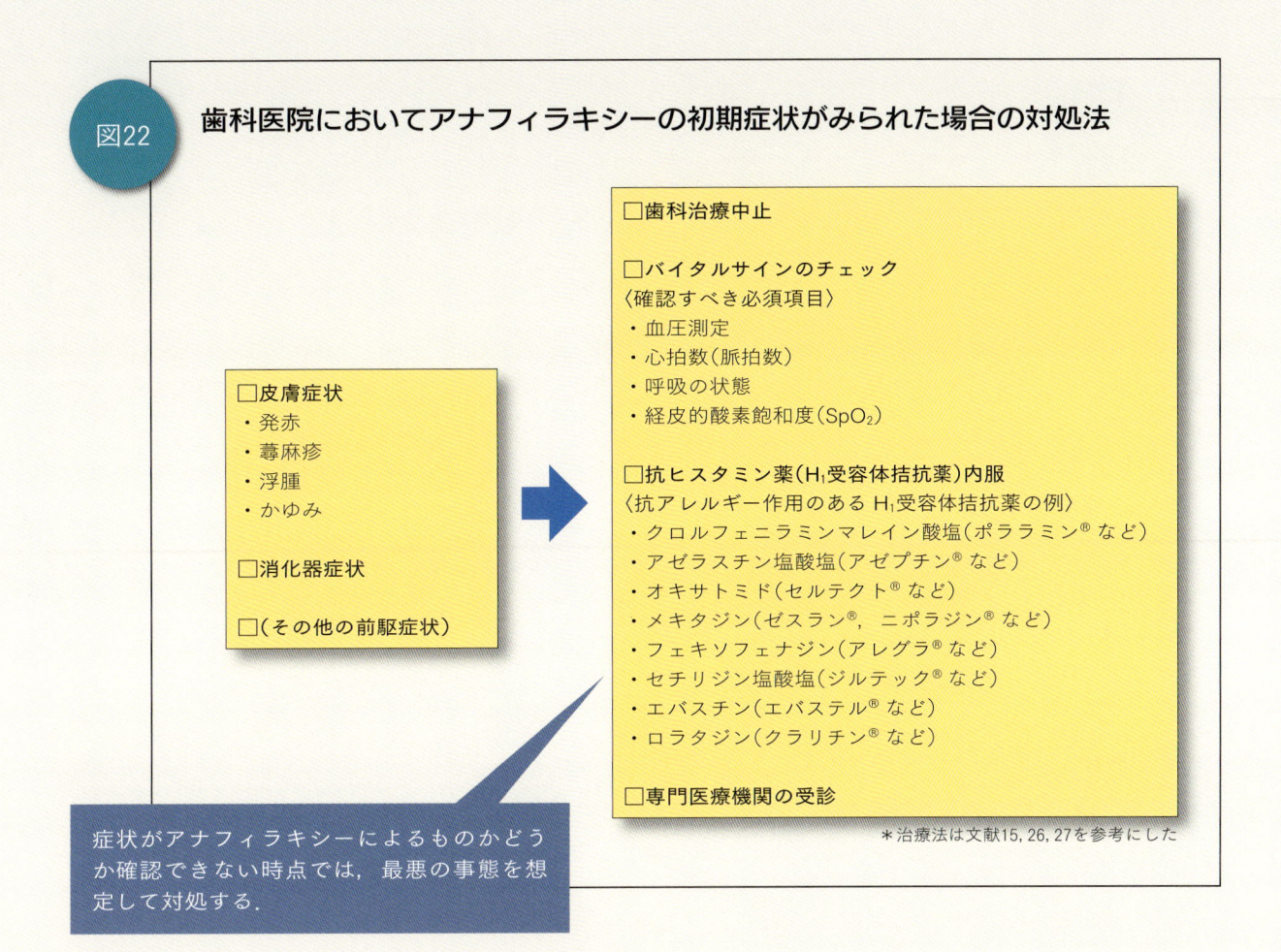

て[15, 25～27]，症状が悪化するのを防ぐ努力をするべきである（図23）．心疾患の治療でβ遮断薬を服用している患者では，アドレナリンのβ作用による効果（心機能亢進，気管支拡張作用）が減弱するため，ショック症状の改善が期待できないこともある．

　アスピリン喘息を含めた気管支喘息は，アナフィラキシーとの鑑別が必要な疾患である．しかし，喘息発作にもアドレナリンの投与が有効であり，とくにアスピリン喘息に対しては，アドレナリンを第一選択薬とする見解もある[27]．つまり，喘息の症状がみられる緊急事態では，禁忌症例以外はアドレナリン投与が推奨される．

3）循環器症状がみられた場合の対処法

　血圧低下や不整脈，心拍数の変化は，もっとも重篤なアナフィラキシーショックの症状であり，迅速な緊急通報が要求される．アドレナリン投与と酸素投与を行い，生命の維持および後遺症の軽減に努めなければならない．もし可能であれば，静脈路を確保し急速輸液と昇圧剤（ドパミン：

図23 呼吸器症状がみられた場合の対処法

□呼吸器症状
・喘鳴
・嗄声
・犬吠様咳嗽
・呼吸困難　など

□緊急通報（救急車出動要請）

□バイタルサインのチェック（少なくとも5分間隔）

□アドレナリン筋肉注射
〈投与量〉
・成人：0.3〜0.5mg
・小児：0.01mg/kg
〈注射部位〉
・三角筋
・大腿外側広筋
〈追加投与〉
・注射後10〜15分たっても改善しない場合
〈慎重投与〉
・α遮断薬服用中（β作用が優位になり過度な血圧低下をきたす）
・精神神経症（ブチロフェノン系薬，フェノチアジン系薬のα遮断作用による血圧低下）
・甲状腺機能亢進症
・高齢者
・循環器疾患　など

□$β_2$刺激薬（気管支拡張薬）の吸入ができる場合は行う

□酸素投与
・酸素マスク使用（流量：6〜8L/分）
・SpO_2が低下する場合はリザーババッグ付バッグバルブマスク使用（流量：10L/分以上）

＊治療法は文献15, 26, 27を参考にした

アナフィラキシーショックに陥り呼吸困難をきたせば生命の危機となるため，救急車の出動要請やバイタルサインのチェック，酸素投与，アドレナリンの筋肉注射など，適切に対応する必要がある．

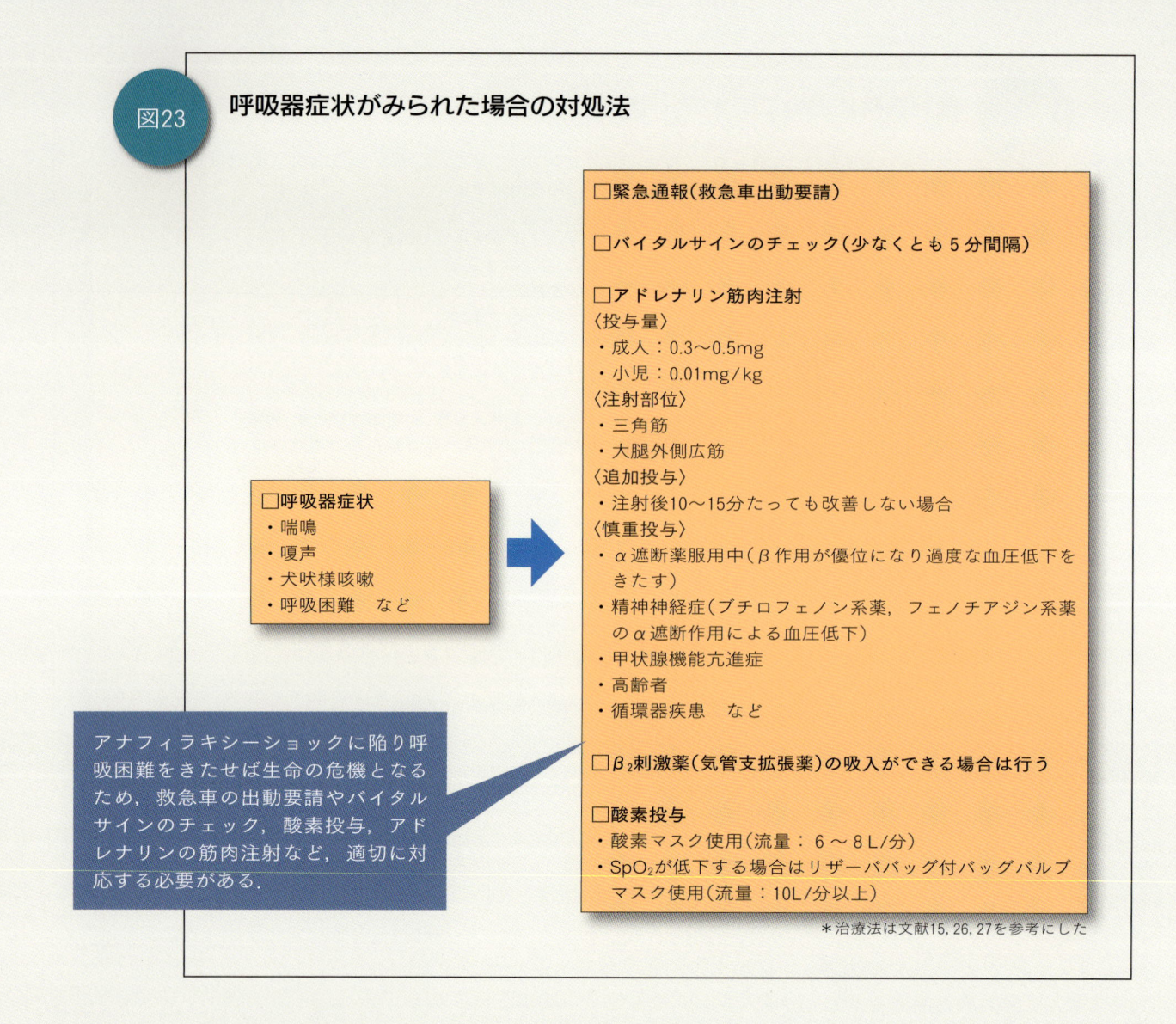

図25d など）を投与する．心停止と判断したら，すなわち反応と正常な呼吸がなくなったら直ちに心肺蘇生法を開始する（図24）．

4）アドレナリン筋肉注射

アドレナリンの注射液は，アンプルに入っている製剤（図25c）もあるが，緊急を要する場合にはプレフィルドシリンジタイプのものが便利である（図25a, b）．注射部位は，上腕の三角筋の他に，大腿外側広筋も推奨されている（図26）．

アドレナリンの投与で症状が改善しても，アナフィラキシーショックの症状は再燃することがある．多くは8時間以内に症状が再び現れるが，1日以上経ってから症状が再現して数日にわたり重症化することもある．必ず救急病院もしくは総合病院を受診させる必要がある．

Chapter 2
全身的偶発症の対処法

図24 循環器症状がみられた場合の対処法

□循環器症状
・血圧低下
（収縮期血圧＜90mmHg）
・不整脈
・頻脈
・心停止

→

□緊急通報（救急車出動要請）

□バイタルサインのチェック（少なくとも5分間隔）

□アドレナリン筋肉注射
〈投与量〉
・成人：0.3～0.5mg
・小児：0.01mg/kg
〈追加投与〉
・5分後に改善しない場合
（収縮期血圧を90mmHg以上に保つ）

□酸素投与
・酸素マスク使用（酸素流量：6～8L/分）
・経皮的酸素飽和度が低下する場合はリザーババッグ付バッグバルブマスク使用（酸素流量：10L/分以上）

□反応と正常な呼吸がなくなったら心肺蘇生法開始

＊文献15, 26, 27を参考に作成

血圧低下や不整脈，心拍数の変化は，もっとも重篤なアナフィラキシーショックの症状である．迅速な救急車出動要請はもちろん，アドレナリンおよび酸素の投与を行い，生命の維持と後遺症の軽減に努める．

図25 緊急時に使用する注射薬

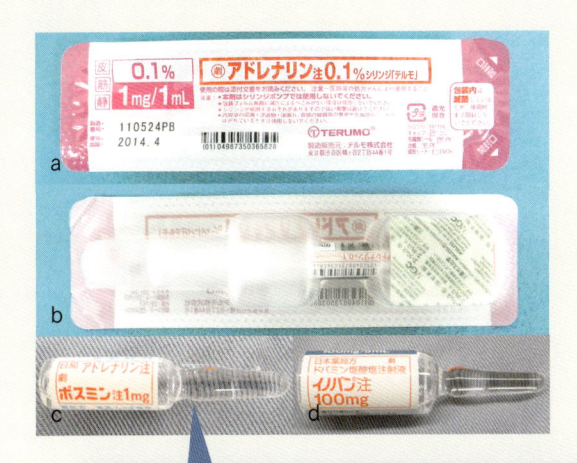

a,b：アドレナリン（プレフィルドシリンジ：初めから薬液がシリンジに入っており，針を装着するだけですぐに使用できる）．c：アドレナリン（アンプル）．d：ドパミン（静脈内持続投与するので，静脈路を確保していないと使えない）．

図26 筋肉注射の部位

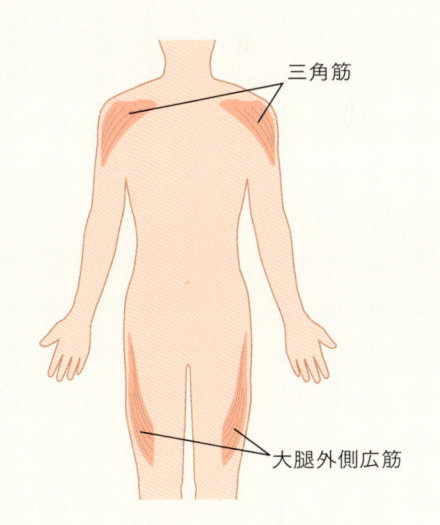

三角筋
大腿外側広筋

神経(原)性ショック

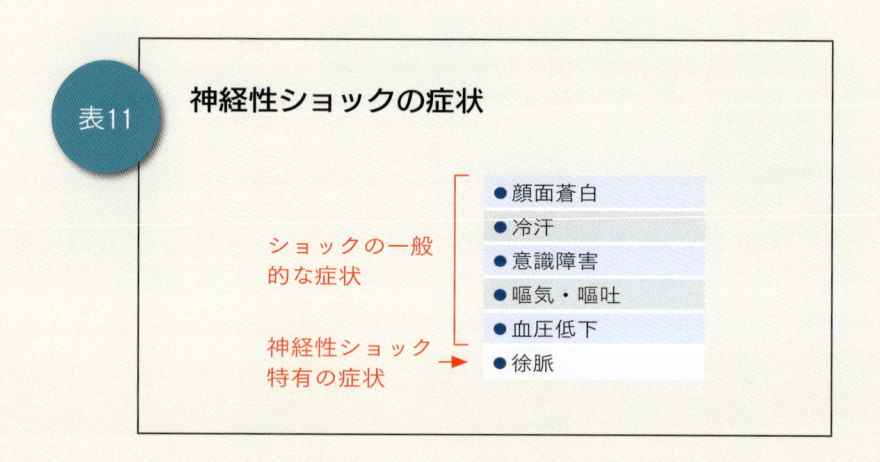

神経性ショックの症状

　歯科治療中の全身的偶発症で，もっとも頻繁に起こるのが神経性ショックである[1〜5]．患者は顔面蒼白で，気分不良を訴えることが多い．表11のような症状がみられる．一般的に，ショックでは交感神経が緊張することにより心拍数（脈拍数）は増加するが，神経性ショックでは心拍数が減少することが特徴である．

神経性ショックの原因

　歯科治療に対して不安や恐怖心を抱いている患者は少なくない．このような不安や恐怖，さらに緊張，興奮，痛み刺激などによって交感神経が過度に刺激され，反射性に迷走神経の緊張が亢進することで神経性ショックが起こる．そのため血管迷走神経反射ともよばれる．口腔内への刺激によって口腔内に分布する迷走神経が興奮することも原因の1つである[28]．副交感神経である迷走神経は，アセチルコリン受容体のなかでもムスカリン受容体（M_2受容体）を活性化して心拍数を減少させる．迷走神経の興奮によって，心臓ポンプ作用が抑えられるだけでなく，末梢血管が拡張することも血圧低下を引き起こす要因となる．

表11　**神経性ショックの症状**

	症状
ショックの一般的な症状	● 顔面蒼白
	● 冷汗
	● 意識障害
	● 嘔気・嘔吐
	● 血圧低下
神経性ショック特有の症状	● 徐脈

神経性ショックの対処法

1）まず行うべきこと

　まずは，神経性ショックを引き起こす患者の不安や緊張を取り除き，極力痛み刺激を和らげることが大切である．
　患者がショック状態になったら，水平位にして両下肢を約15〜30cm（約30〜45度）挙上したショック体位にする[29]（図27）．これは，重要な臓器にたくさんの血液を送るためである．ただし，下肢を挙上する効果については賛否両論があり[29]，下肢を上げることで患者が不快感を訴えるようであれば，水平位にするだけでもよい．多くの場合，ショック体位あるいは水平位にすることで，症状は数十分以内に回復する．血圧，脈拍数，

SpO₂などの確認も忘れてはならない．
　組織への酸素供給不足を補うために，酸素投与を行うことも有効である．重症例でなければ，酸素マスクを用いる（「Chapter 4　酸素の投与方法；P.135」参照）．

2）症状の改善がみられないとき

　ごく稀に神経性ショックが重症化して死に至ることがある[5]．ショック体位と酸素投与で症状が改善しなければ，静脈路を確保して硫酸アトロピンの投与を考慮する．硫酸アトロピンはムスカリン受容体を抑制するため，心拍数は増加する．しかし，心室にはほとんど迷走神経支配がないため，左心室の収縮力には影響を与えない．血圧が正常に回復しない場合は，昇圧剤の投与が必要になることもある．とはいえ，これらの処置を一般の歯科医院で行うことは容易ではない．自院での治療が困難であると判断したら，遅れることなく緊急通報すべきである．

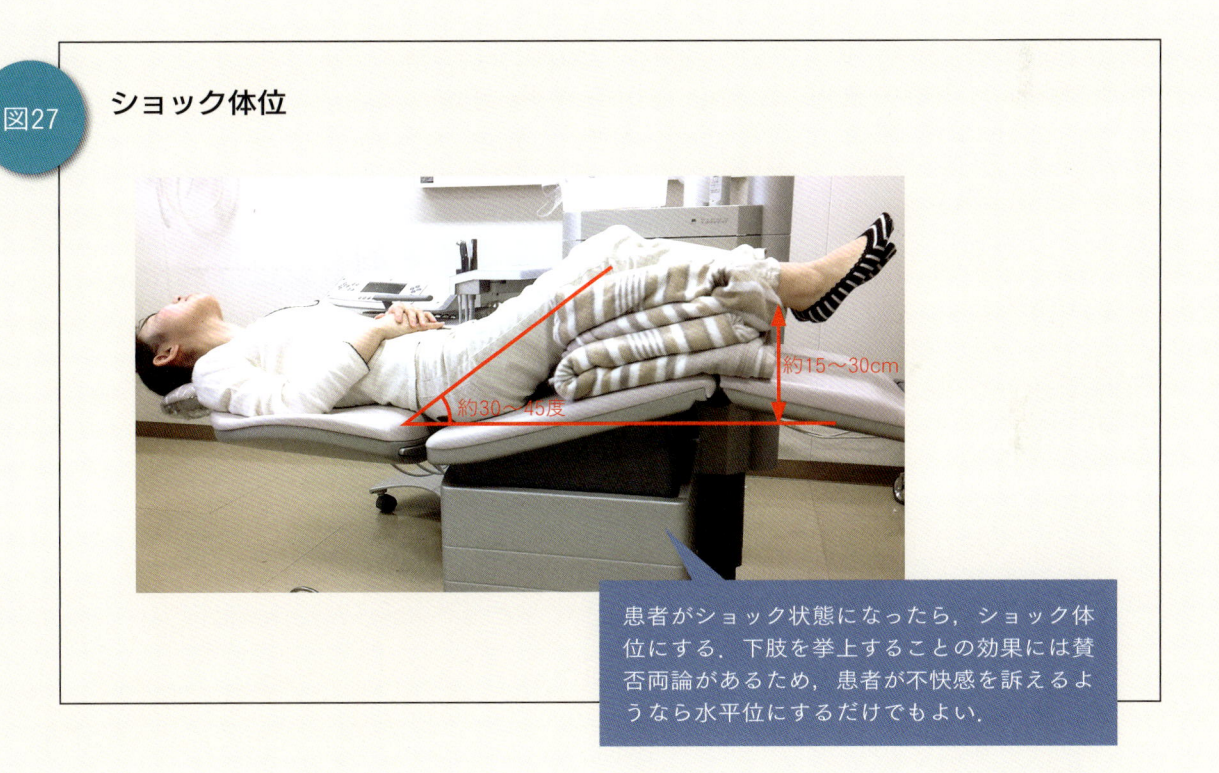

図27　ショック体位

約30〜45度
約15〜30cm

患者がショック状態になったら，ショック体位にする．下肢を挙上することの効果には賛否両論があるため，患者が不快感を訴えるようなら水平位にするだけでもよい．

過換気症候群

過換気症候群の症状

　過換気症候群は，歯科医院で起こることが多い全身的偶発症の1つである．過換気症候群の症状を表12に示す．患者は，速くて浅い過呼吸状態になり，十分な呼吸をしているにもかかわらず，呼吸困難を訴えることもある．過度な換気によって血液中の二酸化炭素濃度が低下すると，脳血管が収縮して脳血流量が減少し，目眩や意識の低下が起こる．呼吸性アルカローシスにより，血液中のカルシウムがタンパクと結合する．そのため，遊離しているカルシウムが減少し，四肢・口唇のしびれ感や筋肉の硬直（テタニー）が起こる．助産師の手とよばれる特有の症状がみられることもある（図28）．

過換気症候群の原因

　表13に示すように，精神的な要素が主たる原因である．歯科治療に対する不安や緊張，歯科治療によるストレスや痛みは，過換気症候群を引き起こす誘因になる．気をつけなければいけないのは，患者が過換気になるのは，過換気症候群の時だけではないということである．表14に過換気を引き起こす疾患を示す．身体に生じた何らかの障害が，過換気の原因になっていることもある．

表12　過換気症候群の症状

自覚症状	● 呼吸困難感・空気飢餓感 ● 手足・口唇のしびれ感 ● 胸部圧迫感 ● 不安・興奮
他覚症状	● 過呼吸 ● 頻脈 ● SpO$_2$正常 ● テタニー・助産師の手

図28　助産師の手

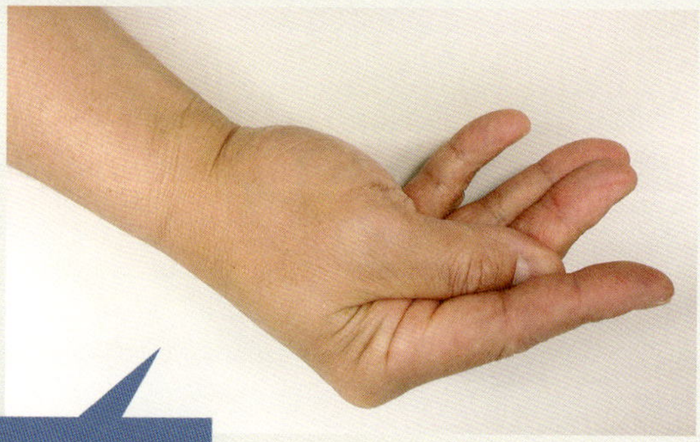

過換気症候群では，"助産師の手"とよばれる症状がみられる場合もある．

Chapter 2 全身的偶発症の対処法

表13 過換気症候群の原因

過換気症候群の原因
● 不安
● 緊張
● ストレス
● 痛み
● 怒り
● 運動

歯科治療中に起こりやすい：不安／緊張／ストレス／痛み

過換気症候群を引き起こす原因は精神的なものが主である．

表14 過換気を引き起こす疾患（鑑別診断）

● 肺塞栓症	● 代謝性アシドーシス（糖尿病性，腎性など）
● 気管支喘息	● 薬物などの中毒
● 気胸	● 脳腫瘍
● 肺水腫	● 髄膜炎
● 肺炎	● 敗血症
● 心筋梗塞	● パニック障害
● （一部の）不整脈	● 心不全
● 心不全	● 発熱
● 甲状腺機能亢進症	

患者が過換気になるのは，過換気症候群のときだけでないことに注意する．

過換気症候群の対処法

1) 過換気発作を予防する

　過換気症候群の発症を抑えるためには，神経性ショックの予防と同様，患者にリラックスして治療を受けてもらえるよう努めなければならない．過換気症候群は繰り返して発症することが多いため，初診時に問診票などで過換気症候群の病歴を確認しておく必要がある．必要ならば，治療前の抗不安薬の内服や精神鎮静法も考慮する．また，極力不安や痛み刺激を抑えることも大切である．

2) 過換気症候群であることを確認する

　患者が過呼吸状態になった場合，それが過換気症候群なのか，別の疾患によるものなのかを鑑別することが重要である．厳密にいえば，表14のような疾患がすべて除外されて，初めて過換気症候群と診断することができる．基本的な検査として，動脈血ガス分析，胸部エックス線検査，心電図検査が推奨される[30]．

　歯科医院でこれらの検査を実施し，すべての疾患の鑑別を行うことは困難かもしれない．しかし，過換気状態の患者が酸素不足になっていな

いかどうか必ず確認しなければならない．パルスオキシメータを装着し，SpO_2が低下していれば酸素不足を引き起こす疾患の存在が疑われるため，過換気症候群と判断してはいけない．血圧，脈拍数，体温などのバイタルサインを確認し，著しい血圧の異常や徐脈を呈していれば，過換気症候群は否定的である．過換気症候群やその他の病歴も参考になる．過換気発作が初めてならば，過換気症候群と判断するのは難しいだろう．過換気を引き起こすような全身疾患がなく，過去に幾度か過換気症候群になった経験があり，バイタルサインにも頻脈以外の著しい異常がなければ，過換気症候群の疑いは強くなる．

3）まず行うべきこと

過換気症候群と判断できれば，まずは気持ちを落ち着かせるように言って聞かせる．息が苦しいと感じているかもしれないが酸素は十分足りていること，生命を脅かすような状態ではないことを説明する．ゆっくり呼吸するように促すが，腹式呼吸をさせることが有効なこともある（表15）．腹式呼吸は，横隔膜を上下させる呼吸法で，お腹を出したり引っ込めたりして呼吸するため，速い呼吸がやりにくくなる．

4）症状の改善がみられないとき

落ち着くように声をかけたり，呼吸をゆっくりするように促したりするだけでは，症状が改善されないことも多い．そのような場合は，抗不安薬の投与が有効である．経口投与が可能であれば，ジアゼパム（セルシン®，ホリゾン®など），アルプラゾラム（ソラナックス®など），ロラゼパム（ワイパックス®など）などを服用させる．内服が困難ならば，ジアゼパムの静脈注射をするが，歯科医院における静脈注射は容易ではない．また，ジアゼパムには呼吸抑制作用があるため，とくに静脈内投与時には注意が必要である．ジアゼパムは筋肉注射も認められているが，血中濃度上昇が遅く，かなり痛いので避けた方がよい．

何度も過換気症候群を繰り返している患者には，精神科または心療内科の受診を勧めた方がよい．

5）ペーパーバッグ法をしてはいけない？

過換気によって血液中の二酸化炭素濃度が低下し過ぎることを防ぐため，紙袋を口と鼻に当てて呼気を再呼吸する治療法がペーパーバッグ法（paper bag rebreathing）である．過換気症候群の古典的治療法として広く知られている．

しかし，ペーパーバッグ法が有害なケースもあることが明らかにされており[31]，現在では，過換気になっているすべての患者に対して，型通りに

ペーパーバッグ法を施行することは推奨されない．表16にペーパーバッグ法の利点と欠点を示す．他の疾患によって換気不全や循環不全に陥り，頻回の呼吸を必要としている患者もいる．したがって，過換気症候群であるという確信がなければ，ペーパーバッグ法を行うべきではない．もちろんペーパーバッグ法が有効なケースもあるので，ペーパーバッグ法が全面的に禁止されるわけではない．ただし，ペーパーバッグ法を行う際は，必ずパルスオキシメータを装着してSpO_2をモニターしなければならない．

表15 過換気症候群の対処法

- バイタルサインの確認
  （とくにSpO_2の確認は必須）
- 過換気症候群の病歴確認
- その他の病歴確認

↓ その他の疾患は否定的（過換気症候群の可能性が高い）

- 気持ちを落ち着かせる・症状の説明を行う
- ゆっくり呼吸するように促す
- 腹式呼吸を促す
- 精神安定剤・抗不安薬（ジアゼパムなど）
- *ペーパーバッグ法（paper bag rebreathing）

*ペーパーバッグ法：紙袋を口と鼻に当て，呼気を再呼吸することによって血液中の二酸化炭素が減少し過ぎるのを防ぐ方法．過換気症候群と確信できるとき以外は使用しない．

表16 ペーパーバッグ法の利点・欠点

利点	欠点
低炭酸ガス血症を防ぐ．	低酸素血症を引き起こすことがある．
紙袋を使用するだけで患者が安心する場合がある．	他の疾患が原因で過換気になっている患者では病態が悪化することがある．
使用法が簡便である．	効果がないことも多い．

> 過換気症候群であるという確信がなければ，ペーパーバック法を行うべきではない．

局所麻酔薬中毒

中毒とは何か？

　中毒とは，薬物や毒物あるいは生体内の代謝産物などによって生体の正常な機能に障害を生じることである．アナフィラキシーのようなアレルギー疾患と異なり，薬物や毒物の血中濃度が一定値以上に上昇することで症状が発現する．通常，原因となる物質を冠して（ニコチン中毒，一酸化炭素中毒のように）呼ばれることが多い．

局所麻酔薬中毒の症状

　血管内に徐々に局所麻酔薬が取り込まれる場合は，注射後5〜30分くらいで症状が現れる[32]．症状は，局所麻酔薬の血中濃度上昇にともなって，表17のように変化する[32〜37]．これは，中枢神経系の抑制性ニューロンの方が興奮性ニューロンよりも低い濃度の局所麻酔薬によって抑制されるからである[33〜35]．しかし，局所麻酔薬を血管内に誤って注入すると，急激に血中濃度あるいは脳内濃度が上昇するため，いきなり痙攣や循環系の抑制が起こることもある．

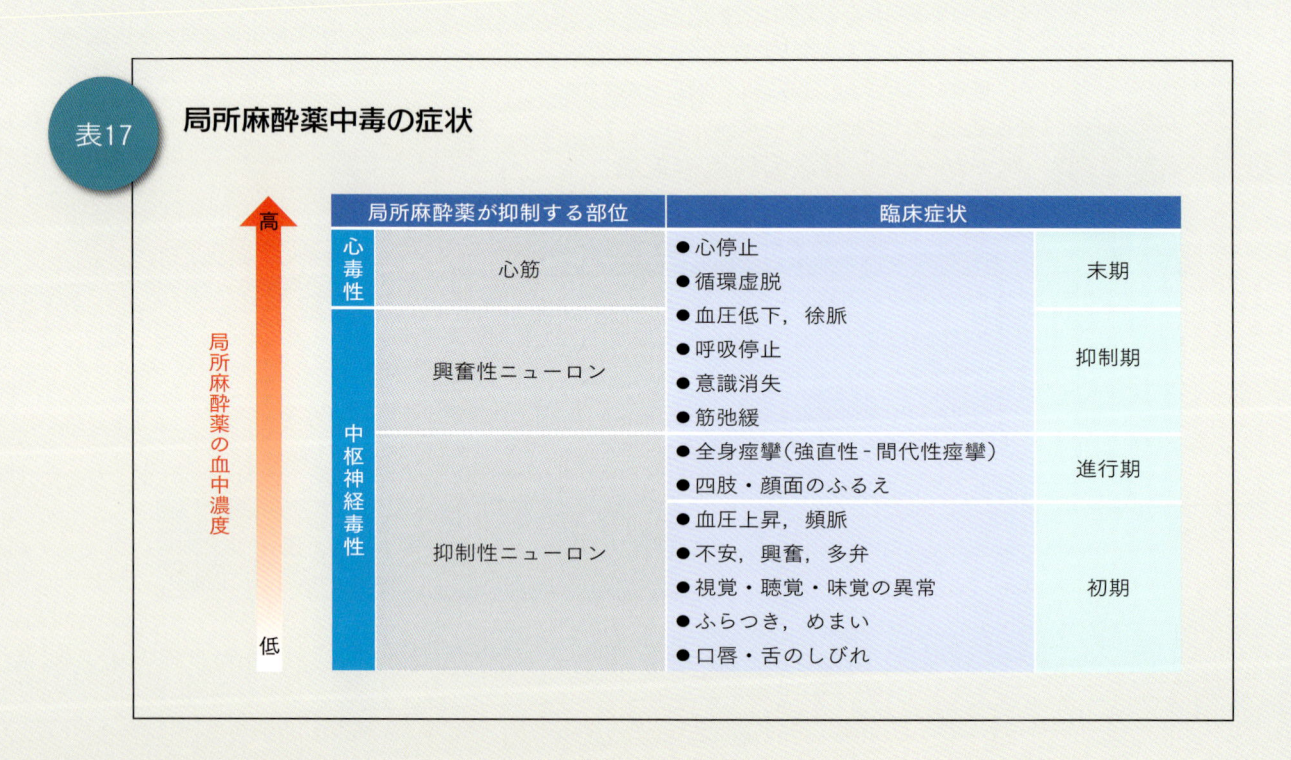

表17　局所麻酔薬中毒の症状

	局所麻酔薬が抑制する部位	臨床症状	
心毒性	心筋	● 心停止 ● 循環虚脱	末期
中枢神経毒性	興奮性ニューロン	● 血圧低下，徐脈 ● 呼吸停止 ● 意識消失 ● 筋弛緩	抑制期
	抑制性ニューロン	● 全身痙攣（強直性-間代性痙攣） ● 四肢・顔面のふるえ	進行期
		● 血圧上昇，頻脈 ● 不安，興奮，多弁 ● 視覚・聴覚・味覚の異常 ● ふらつき，めまい ● 口唇・舌のしびれ	初期

（局所麻酔薬の血中濃度：低→高）

表18 歯科治療における局所麻酔薬中毒の主な原因

歯科治療における局所麻酔中毒の主な原因
● 浸潤麻酔・伝達麻酔における局所麻酔薬の過量使用
● 高濃度表面麻酔の大量使用
● 血管内注入（とくに下顎孔伝達麻酔時に強圧で誤注入すると少量でも中毒を起こす）
● 腎機能・肝機能が低下していると代謝・排泄が遅延する

局所麻酔薬中毒の原因と予防

1）局所麻酔で気をつけること

　一般の歯科治療における局所麻酔薬中毒の原因を**表18**に示す．表面麻酔は，注射に用いる製剤よりも高濃度であり，口腔粘膜に投与するため速やかに血中濃度が上昇しやすい．下顎孔伝達麻酔の際に，局所麻酔薬を下歯槽動脈内に強い圧で一気に誤注入すると中枢側に流れてしまうことがある．

表19 局所麻酔薬の最大使用量

一般名	リドカイン	プリロカイン プロピトカイン	メピバカイン
商品名	オーラ® キシロカイン® キシレステシン®	シタネスト®	スキャンドネスト®
最大使用量[*1]	3 mg/kg，200mg（アドレナリンなし） 7 mg/kg（500mgまで）（アドレナリン添加）	8 mg/kg，500mg[38] 400mg（血管収縮薬なし） 600mg（血管収縮薬添加）[28]	6.6mg/kg[*2]，400mg[38] 500mg[28]
カートリッジ（1.8mL）1本に含まれる量	36mg（2％リドカインの場合）	54mg（3％プロピトカインの場合）	54mg（3％メピバカインの場合）
カートリッジ（1.8mL）の最大使用本数	13.8本（最大使用量500mgの場合）	9.2本（最大使用量500mgの場合）	7.4本（最大使用量400mgの場合）

[*1] 文献28，38より引用改変．
[*2] 日本麻酔科学会の「麻酔薬および麻酔関連薬使用ガイドライン」では，成人は7 mg/kgまで，3歳以下の小児は1.5％以下の濃度で使用し5〜6 mg/kgまでとされている[39]．

このような場合は，少量の麻酔薬でも中毒症状が現れるため，下顎孔伝達麻酔では，吸引テストを繰り返しながら，ゆっくりと注射するように心がける．歯科で使われている注射用の局所麻酔薬は，すべてアミド型なので，肝臓で代謝され腎臓から排泄される．したがって，肝臓や腎臓の機能が低下していると，麻酔薬の血中濃度が下がりにくくなる．

2）局所麻酔薬の最大使用量

歯科で使われている主な局所麻酔薬の最大使用量を**表19**に示す[28,38]．通常の歯科治療では，最大使用量を超えることはないかもしれない．しかし，インプラント手術などで広範囲の麻酔が必要な場合，とくに小柄な患者への使用量には十分な配慮が必要である．また，血管が豊富な部位への注射では，使用量が少なくても局所麻酔薬中毒が起こることもある[40]．

表20 歯科医院における局所麻酔薬中毒の対処法

対処法	臨床症状
● CPR ● AED による除細動	● 心停止 ● 循環虚脱
● 血圧低下に対して昇圧剤投与 ● 徐脈に対して硫酸アトロピン投与	● 血圧低下，徐脈
● バッグバルブマスクで人工呼吸（100％酸素）	● 呼吸停止 ● 意識消失 ● 筋弛緩
● ベンゾジアゼピン系薬剤投与 　・ジアゼパム（10mg または0.2mg/kg を静脈注射または筋肉注射） 　・ミダゾラム（0.1〜0.15mg/kg を静脈注射または筋肉注射） ● 気道確保 ● バッグバルブマスクで100％酸素を投与し過換気にする ● 確実に119番通報する	● 全身痙攣（強直性‐間代性痙攣） ● 四肢・顔面のふるえ
● 局所麻酔薬の投与中止 ● 助けを呼ぶ 　・119番通報 　・医師の応援要請 ● AED の入手 ● 血圧・脈拍数・SpO$_2$測定 ● マスクで酸素投与し換気を促す ● 可能ならば静脈路確保	● 血圧上昇，頻脈 ● 不安，興奮，多弁 ● 視覚・聴覚・味覚の異常 ● ふらつき，めまい ● 口唇・舌のしびれ

局所麻酔薬中毒の対処法

中枢神経毒性の症状は，適切な治療（表20）を行えば，完全な回復を期待することができる[41]．とくに，歯科で使用される局所麻酔薬は作用時間が長くないため，適切な初期対応が非常に重要になる．

1）初期症状がみられた場合の対処法

ただちに局所麻酔薬の投与を中止し，緊急時に対応できる態勢を取らなければならない．119番通報とAEDの入手が必要である．口腔内の治療器具はすべて速やかに取り出し，できるだけのモニタリングを行い，循環と呼吸の状態を観察する．全身痙攣が発症すれば，薬剤の静脈内投与を行うため，必要に応じて医師に応援を要請する．舌の咬傷にも注意する．

初期症状の段階では，まだ自発呼吸があるので，マスクで酸素を投与し患者に換気を促す．二酸化炭素の蓄積やアシドーシスは，局所麻酔薬の作用が発揮しやすい環境になるため，これを防がなければならない．また，換気量を多くして血中二酸化炭素濃度が低下すると，脳血流量が減少するため，脳に運ばれる局所麻酔薬が減少する可能性もある[41]．

2）全身痙攣が起こった場合の対処法

全身痙攣が起こると，酸素が急速に消費される．自発呼吸も抑制されるため，低酸素血症，高炭酸ガス血症，アシドーシスに陥る．これらは心毒性の増強因子となる[41]．したがって，気道確保とバッグバルブマスクによる人工呼吸が必要になる．

痙攣を抑えるためには，ベンゾジアゼピン系薬剤やチオペンタールなどのバルビツレート，プロポフォールがまず用いられる[32～34,41,42]．これらの薬剤は静脈注射することが基本だが，プロポフォール以外は筋肉注射することもできる．ただし，チオペンタールは粉末のため注射用水に溶解しなければならず，筋肉注射では溶液の濃度にも注意を要する．

3）末期症状がみられた場合の対処法

呼吸や循環が抑制されれば，生命の危機に陥る．アドレナリンなどの昇圧剤投与によって血圧を保ち，徐脈に対しては硫酸アトロピンを投与する．反応が消失し，呼吸停止，心停止に至ればCPRを開始する．治療可能な心停止（除細動適応の心停止）であることも多いので，AEDの使用も必須である．

近年，長時間作用性の局所麻酔薬中毒に対する脂肪乳剤による治療が注目を集めている[34,42～45]．ただ，その作用機序は不明な点も多く，リドカインなどの歯科で頻用される局所麻酔薬に対する有効性は明らかではない．

参考文献

1. 谷口省吾，渋谷鉱，嶋田昌彦．歯科治療に関連した全身的偶発症について—郡市区歯科医師会に対する偶発症アンケート調査報告—．日歯医師会誌 2011；63(12)：1297-1301．
2. 松浦英夫．歯科麻酔に関連した偶発症について．日歯医師会誌 1986；39(5)：517-526．
3. 新家昇．歯科麻酔に関連した偶発症について．日歯医師会誌 1992；45(7)：663-672．
4. 染矢源治，新家昇．歯科麻酔に関連した偶発症について—郡市区歯科医師会に対するアンケート調査報告（平成3年1月～平成7年12月）．日歯麻誌 1999；27(3)：365-373．
5. 金子譲．歯科医療の安全確保のために．救急救命処置・AEDと医科研修．日歯医師会誌 2005；57(10)：1069-1083．
6. 鎌田守人，島津薫，西尾正寿，森本伊智郎，毛利学．歯科材料の気道・食道異物症例．耳鼻咽喉科臨床 1996；89(11)：1389-1394．
7. 菅原千恵子，高橋章，前田直樹，久保典子，工藤隆治，細木秀彦，岩崎裕一．徳島大学病院歯科診療部門における誤飲・誤嚥の実態調査．四国歯誌 2007；19(2)：255-262．
8. 山本龍一，加藤真吾，原田舞子，小板橋絵理，天野芙美，林健次郎，青山徹，平井紗弥可，知念克哉，可児和仁，石田周幸，宮城直也，櫻田智也，大野志乃，川島淳一，佐藤恵子，屋嘉比康治．消化管異物83例の臨床的検討．埼玉医大誌 2010；37(1)：11-14．
9. 角南栄二，黒崎功，小向慎太郎，畠山勝義．誤飲した金属針が十二指腸下行部から膵頭部に迷入した1例．日消外会誌 2008；41(2)：188-193．
10. 森幹人，神宮和彦，望月亮祐．誤飲した爪楊枝により穿孔性腹膜炎を併発したS状結腸嵌頓左鼠径ヘルニアの1例．日臨外医誌 2008；69(4)：954-958．
11. 笹尾真美，野口いづみ，雨宮義弘．歯科治療時の異物事故についての検討：歯科医師に対するアンケート調査から．日歯麻誌 1997；25(5)：723-730．
12. 立木孝，斉藤達雄，阿部隆，平田秀登．胃に落下した異物の転帰について．耳鼻咽喉科 1981；53(1)：57-60．
13. American Heart Association. BLSヘルスケアプロバイダー受講者マニュアル AHAガイドライン2010準拠．東京：株式会社シナジー，2011：51-56．
14. American Heart Association. AHA心肺蘇生と救急心血管治療のためのガイドライン2010．東京：株式会社シナジー，2012：S699-S700．
15. 日本救急医療財団心肺蘇生法委員会．救急蘇生法の指針2010（医療従事者用）．東京：へるす出版，2012：29-165．
16. 怡土信一，横山武志．チェア上で起こる重篤な偶発症に対する的確な対処法．デンタルマガジン 2011；137：44-47．
17. Sanuki T, Sugioka S, Son H, Kishimoto N, Kotani J. Comparison of two methods for abdominal thrust: a manikin study. Resuscitation 2009；80(4)：499-500.
18. JRC(日本版)ガイドライン作成合同委員会（日本蘇生協議会，日本救急医療財団）．JRC蘇生ガイドライン2010．東京：へるす出版，2012：31．
19. Fujino H, Yokoyama T, Yoshida K, Suwa K. Using a stool for stabilization of a dental chair when CPR is required. Resuscitation 2010；81(4)：502.
20. 岩本和真，秀道広．蕁麻疹診療の実際—専麻疹診療ガイドライン改訂のポイント，薬物治療の評価を中心に．11 救急を要する蕁麻疹，アナフィラキシーショックと血管性浮腫による気道閉塞．PROGRESS IN MEDICINE 2011；31(12)：2817-2822．
21. 烏山一．アナフィラキシーショック発症の新たなメカニズム．日本医事新報 2008；4402：45-48．
22. Tsujimura Y, Obata K, Mukai K, Shindou H, Yoshida M, Nishikado H, Kawano Y, Minegishi Y, Shimizu T, Karasuyama H. Basophils play a pivotal role in immunoglobulin-G-mediated but not immunoglobulin-E-mediated systemic anaphylaxis. Immunity 2008；28(4)：581-589.
23. Galli SJ, Franco CB. Basophils are back! Immunity 2008；28(4)：495-497.
24. 須藤チエ，東雄一郎，前川京子，鹿庭なほ子，佐井君江，斎藤嘉朗．医薬品副作用自発報告からみる重篤副作用4種の最近の動向．国立医薬品食品衛生研究所報告 2011；129：111-117．
25. 海老澤元宏．厚生労働科学研究班による食物アレルギーの診療の手引き 2011. http://www.allergy.go.jp/allergy/guideline/05/05_2011.pdf（2013年10月25日アクセス）
26. プライマリケア版 蕁麻疹・血管性浮腫の治療ガイドライン．厚生労働科学研究．http://www.jaanet.org/pdf/guideline_skin04.pdf（2013年10月25日アクセス）
27. 厚生労働省．重篤副作用疾患別対応マニュアル アナフィラキシー．http://www.info.pmda.go.jp/juutoku/file/jfm0803003.pdf（2013年10月25日アクセス）
28. 金子譲・監修．福島和昭，原田純，嶋田昌彦，一戸達也，丹羽均・編．歯科麻酔学 第7版．東京：医歯薬出版，2012；147-568．
29. Markenson D, Ferguson JD, Chameides L, Cassan P, Chung KL, Epstein J, Gonzales L, Herrington RA, Pellegrino JL, Ratcliff N, Singer A. Part 17: First Aid: 2010 American Heart Association and American Red Cross guidelines for first aid. Circulation 2010；122(18)：S934-S946.
30. 松村雅代，岡田宏基．ストレス関連疾患の診断と治療 過換気症候群．治療 2009；91(1)：45-49．
31. Callaham M. Hypoxic hazards of traditional paper bag rebreathing in hyperventilating patients. Ann Emerg Med 1989；18(6)：622-628.
32. 松下三二，浅田章．局所浸潤麻酔法．外科治療 2004；91(4)：387-391．
33. 大村繁夫．局所麻酔薬の知識スタンダード 局所麻酔薬中毒．日臨麻会誌 2008；28(5)：732-740．
34. 山本健．知っておきたい局所麻酔の最新知見．麻酔 2011；60(増刊)：S102-S112．
35. 小田裕．麻酔危機管理．第20回 局所麻酔薬中毒の予防と治療．Anesthesia 21 Century 2012；14(2-43)：78-79．
36. 貝沼関志．なるほどわかった！日常診療のズバリ基本講座．第35回 もう1度見直したい局所麻酔法のコツとピットフォール．レジデントノート 2006；8(8)：1063-1074．
37. 中本達夫，浅田章．種々の局所麻酔薬—特徴と使用時の注意ポイント—．痛みと臨床 2006；6(2)：228-234．
38. Haas DA, An update on local anesthetics in dentistry. Journal of the Canadian Dental Association. 2002；68(9)：546-551.
39. 日本麻酔科学会．麻酔薬および麻酔関連薬使用ガイドライン 第3版．2009；129-133. http://www.anesth.or.jp/guide/pdf/publication4-5_20121106.pdf（2013年10月25日アクセス）
40. 柴田義朗．事例51 内視鏡下鼻内副鼻腔手術の際，患者が局所麻酔薬中毒に陥り死亡した事例．月刊保険診療 2012；67(6)：78-79．
41. 大村繁夫．局所麻酔薬中毒．日臨麻会誌 2000；20(1)：30-38．
42. The Association of Anaesthetists of Great Britain & Ireland. AAGBI Safety Guideline Management of Severe Local Anaesthetic Toxicity.
43. Weinberg GL, VadeBoncouer T, Ramaraju GA, Garcia-Amaro MF, Cwik MJ. Pretreatment or resuscitation with a lipid infusion shifts the dose - Response to bupivacaine-induced asystole in rats. Anesthesiology 1998；88(4)：1071-1075.
44. AMERICAN SOCIETY OF REGIONAL ANESTHESIA AND PAIN MEDICINE. Checklist for Treatment of Local Anesthetic Systemic Toxicity. http://www.asra.com/checklist-for-local-anesthetic-toxicity-treatment-1-18-12.pdf（2013年10月25日アクセス）
45. Neal JM, Bernards CM, Butterworth JF IV, Di Gregorio G, Drasner K, Hejtmanek MR, Mulroy MF, Rosenquist RW, Weinberg GL. ASRA practice advisory on local anesthetic systemic toxicity. Reg Anesth Pain Med 2010；35(2)：152-161.

Chapter 3

全身疾患をもつ患者の歯科治療

はじめに

　歯科治療に訪れる患者が何らかの全身疾患を有していることは，珍しいことではない．歯科医療を提供する際には，患者の抱える全身疾患を正確に把握・理解し，適切な対応策を取る必要がある．本章では，歯科医療の現場で遭遇することがある主な循環器疾患，呼吸器疾患，内分泌代謝疾患の知識と歯科治療における注意点について解説する．

循環器疾患

循環器疾患の種類

　循環器とは，血液を生産・分解したり身体の中を循環させたりするための器官の総称である．具体的には，心臓や血管の他にも骨髄，脾臓，腎臓などのさまざまな臓器が含まれる．血液の循環は生命維持の根幹であるため，循環器の機能障害は生命の危機に直結しやすい．歯科治療において気をつけなければならない主な循環器疾患を表1に示す．近年では，循環器疾患を有する歯科治療患者も増えており，かかりつけ医と連携して多様な循環器疾患に適切に対処することが必要になっている．

表1　歯科治療で気をつける主な循環器疾患

1．高血圧症		5．その他の心疾患	①心不全 ②感染性心内膜炎 ③肥大型心筋症 ④その他の心筋症
2．虚血性心疾患	①狭心症 ②心筋梗塞		
3．不整脈	①心房細動 ②房室ブロック ③心室性期外収縮 ④その他の不整脈	6．脳血管疾患	①脳梗塞 ②くも膜下出血 ③脳出血 ④脳動脈瘤
4．心臓弁膜症	①僧帽弁狭窄症 ②僧帽弁閉鎖不全症 ③大動脈弁狭窄症 ④大動脈弁閉鎖不全症	7．動脈・静脈の疾患	①動脈硬化 ②動脈瘤 ③静脈瘤 ④深部静脈血栓症

高血圧症

　現在のガイドライン(日本高血圧学会：高血圧治療ガイドライン2009；2014年に改訂予定)では，収縮期血圧≧140mmHg または拡張期血圧≧90mmHg の少なくともどちらかに当てはまる場合を高血圧としている．日本では，4,000万人もの人が高血圧といわれている[1]．つまり，ほぼ3人に1人の割合になる．歯科治療に訪れる患者に高血圧の人が多いのもうなずける．自覚症状のない患者も多いため，初診時の血圧測定は大切である．

　高血圧は，さまざまな心血管系の病気を引き起こす(図1)．とくに，脳卒中(脳の出血や梗塞)の最大の危険因子とされている．高血圧症患者の歯科治療を行うときに配慮すべき事柄を表2に示す．歯科治療を始めてもよい条件として，血圧がきちんとコントロールされていることが不可欠である．収縮期血圧≧180mmHg または拡張期血圧≧110mmHg では，脳卒中やその他の心血管病変発症リスクが高くなるため，歯科治療を行うべきではない[1]．また，治療中も適宜血圧測定を行い，治療可能域を超えるようであれば，治療を中断または中止する．治療を中止しても異常高血圧が改善しない場合は，薬剤の使用や内科(循環器内科)への連絡を考慮する．

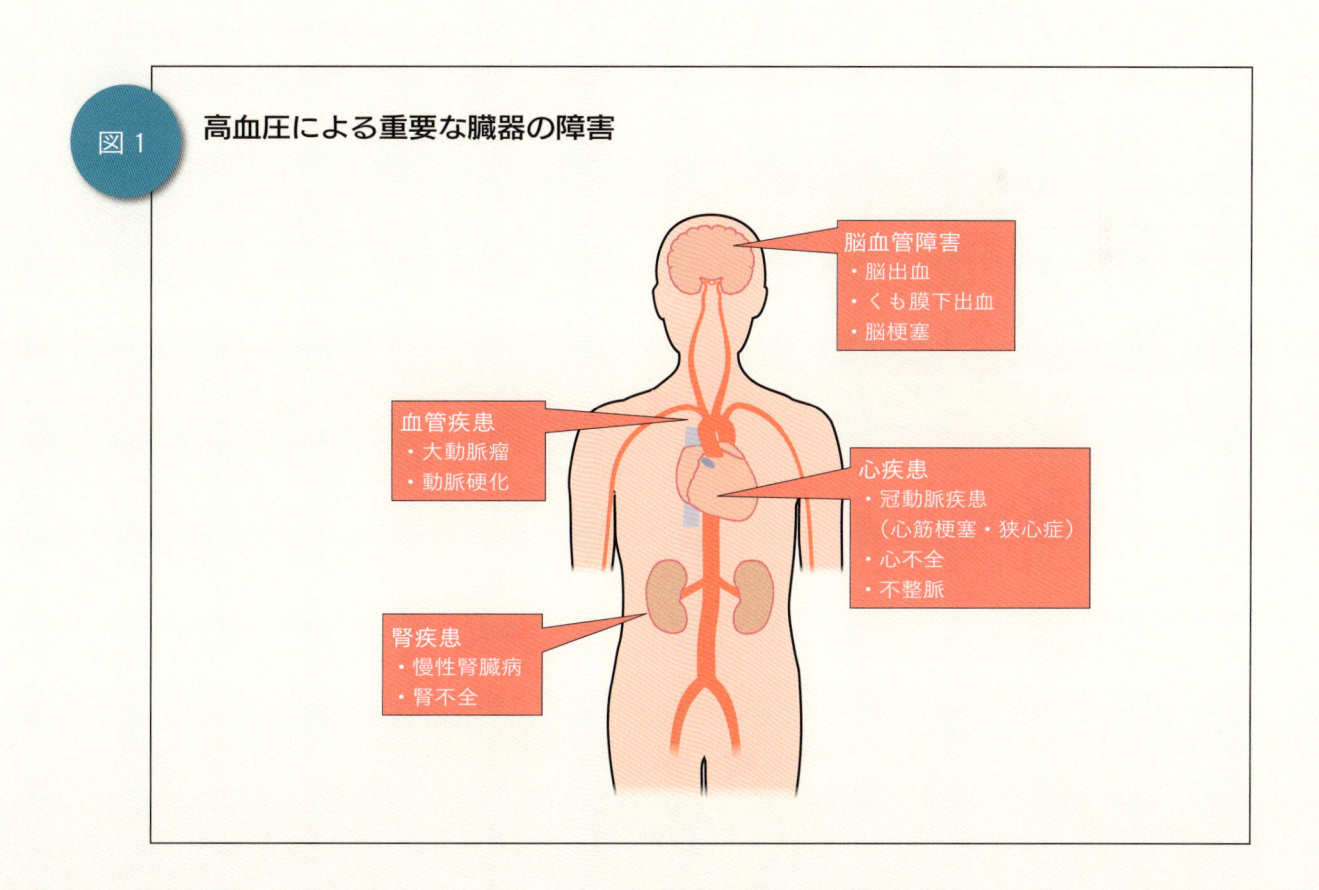

図1　高血圧による重要な臓器の障害

脳血管障害
・脳出血
・くも膜下出血
・脳梗塞

血管疾患
・大動脈瘤
・動脈硬化

心疾患
・冠動脈疾患
　(心筋梗塞・狭心症)
・心不全
・不整脈

腎疾患
・慢性腎臓病
・腎不全

表2 高血圧症患者の歯科治療

	するべきこと	注意点と対処法
治療前日まで	●血圧測定	➡収縮期血圧≧180mmHg または拡張期血圧≧110mmHg ならば歯科治療の前に血圧コントロールが必要.
	●血圧コントロール	
	●降圧薬の確認	➡内科または循環器内科へのコンサルテーション.
	●臓器障害の有無の確認	
治療前（当日）	●降圧薬の服用	➡治療当日の朝も降圧薬を服用するように指示する.
	●血圧測定	➡収縮期血圧≧180mmHg または拡張期血圧≧110mmHg ならば治療中止.
	●不安・緊張の緩和	➡強い不安や緊張により血圧が上昇することがある. ➡精神安定薬の投与や精神鎮静法を考慮する.
治療中	●局所麻酔への配慮	➡痛みによる血圧の上昇を避けるため，確実な麻酔効果を得ることが必要.
	●局所麻酔薬に含まれる血管収縮薬への配慮	➡血管収縮薬による血圧の変動に注意する. ・アドレナリンを含有するカートリッジ（1.8ml）を2本以上使用するときはアドレナリンを希釈する[*1]. ・フェリプレシンを含有するカートリッジ（1.8ml）は3本まで使用できる[*2]. ・β遮断薬を服用している患者では，アドレナリンによる異常な血圧上昇が起こりうるので希釈して使用する[*3].
	●血圧測定	➡局所麻酔後や痛み刺激時の血圧確認.
	●治療時間の短縮	➡長い治療時間による血圧上昇を避ける.
	●治療中の異常高血圧に対処する	➡ニフェジピン10〜20mgの内服. ※ニトログリセリン舌下スプレー1回1噴霧または硝酸イソソルビドスプレーを口腔内に1噴霧：血圧低下の効果はあるが，高血圧は薬剤の適応とはなっていないことに留意. ➡症状が改善しない場合は，内科または循環器内科に連絡する.
治療後	●血圧測定	➡血圧上昇または過度な血圧低下がないか確認する.
	●疼痛管理	➡痛みによる血圧の上昇を避けるため，治療内容に応じた十分な鎮痛薬を処方する.

> 歯科治療を行うには血圧がきちんとコントロールされていることが不可欠である．収縮期血圧≧180mmHg または拡張期血圧≧110mmHg では歯科治療を行うべきではない．

[*1] 血圧コントロールが良好な高血圧症患者には，アドレナリンは40μgまで使用できる[2]（1/80,000アドレナリンを含有するカートリッジ1.8ml 中のアドレナリン量は22.5μg）．
[*2] フェリプレシンは0.18単位まで使用できる[2]（歯科用シタネスト-オクタプレシン®カートリッジ1本は0.054単位のフェリプレシンを含有する）．
[*3] β遮断薬服用者に使えるアドレナリンは20μgまでである[2].

虚血性心疾患

1）虚血性心疾患とは何か？

　虚血性心疾患は，冠動脈の狭窄や収縮（攣縮）によって血流が遮られ，心筋細胞に十分な酸素と栄養が供給されなくなることで発症する病態である．狭心症や心筋梗塞などがこれに含まれる．狭心症の場合，血液の供給不足は一時的で心筋のダメージも可逆的である．症状は数分〜十数分で治まる．

図2 動脈硬化による心筋梗塞の発症

a 冠動脈：心筋に血液や酸素を供給している
虚血→壊死

b アテローム動脈硬化
血小板　赤血球　血管壁　血液の流れ　プラーク（アテローム）

c プラークの破綻
プラークの破綻→血小板の凝集（血管の内側が傷つく）

d 血栓の形成
血液が流れない
血小板（一次）血栓→凝固（二次）血栓

心筋に血液や酸素を供給している冠動脈が虚血状態になり，心筋が壊死に至った状態を心筋梗塞という．

虚血性心疾患の原因としては，冠動脈内のプラーク（アテローム）によるアテローム動脈硬化がとくに重要である．

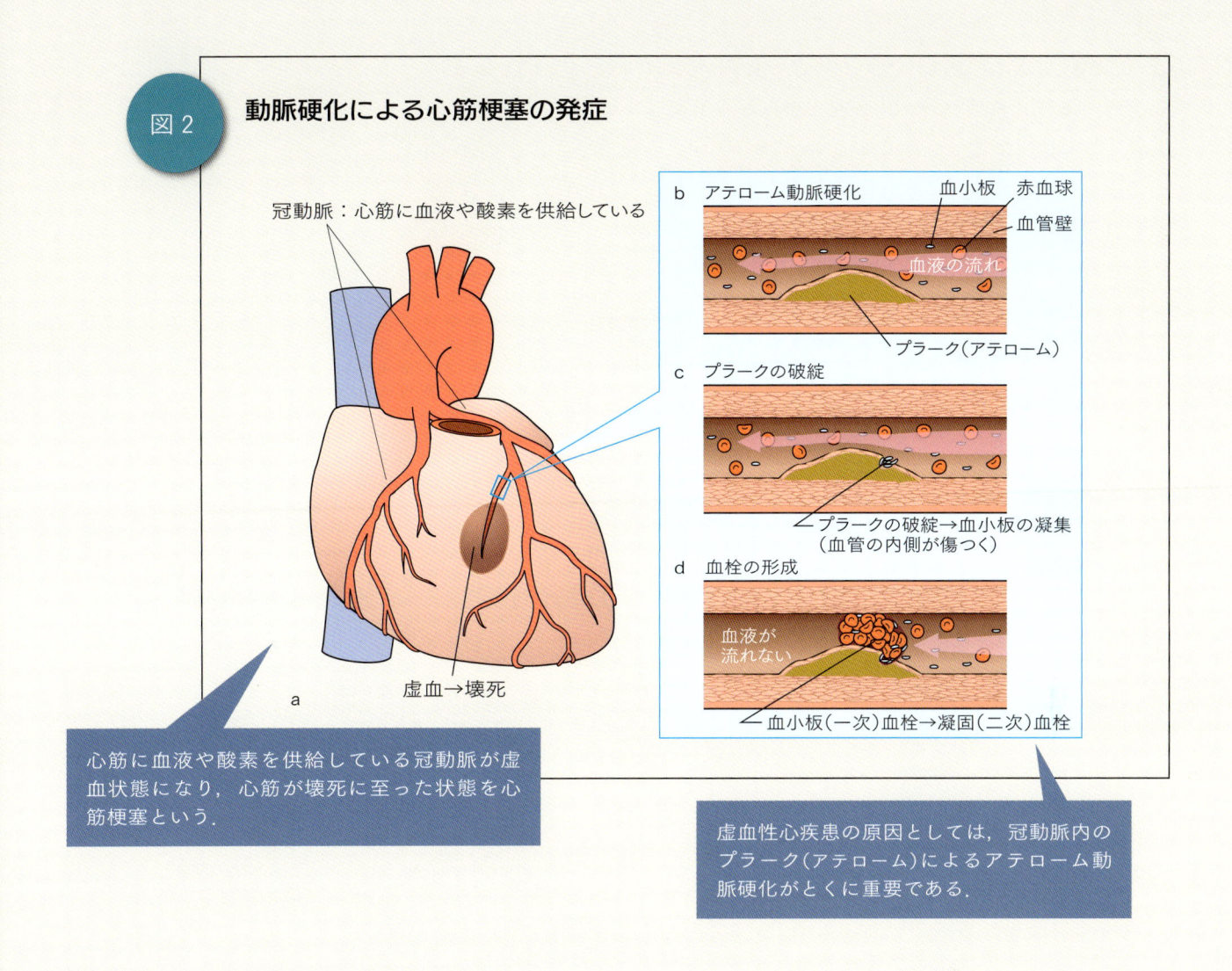

高度な虚血によって心筋が壊死に至るものを心筋梗塞という（図2a）．

2）虚血性心疾患の症状

典型的な症状は，胸が圧迫されるような，締め付けられるような不快感である．重症であれば強い痛みを訴え，痛みは腹や背中，肩，腕，顎，歯まで広がる．また，顔面は蒼白になり，冷汗や嘔気・嘔吐を認める．糖尿病を合併している場合や高齢者，女性では，心筋梗塞に陥っても胸部不快感などの症状を訴えないこともあり，注意が必要である．

3）虚血性心疾患の原因

虚血性心疾患の原因として重要なのがアテローム動脈硬化である．コレステロールが血管壁に入るとマクロファージなどがそれを貪食する．それらが蓄積することによってできた冠動脈内のプラーク（アテローム）によって血液の流れが悪くなる（図2b）．プラークを囲む膜（内膜）が薄い場合は，

この膜が破れることがある．ケガなどで血管が傷付いたときと同じように，血管内の傷付いたプラークにも血小板などが集まってきて血栓を作る（図2c）．ただし，血管外へと出血しているわけではないので，血栓は血管の中に作られてしまう．この血栓によって血管内がふさがれると，血流が遮断され心筋への血液供給がストップしてしまう（図2d）．このような状態に陥ると，早急に血栓を薬剤で溶解するか，機械的に血管内を拡げてやらないと，心臓は致命的なダメージを負ってしまう．

表3　虚血性心疾患患者の歯科治療

	するべきこと	注意点と対処法	
治療前日まで	●虚血性心疾患の病態を確実に把握する	○心筋梗塞 ○狭心症　・労作性狭心症 　　　　　・安静狭心症（冠攣縮性狭心症など）	→自院での治療が可能か否か左記の項目から総合的に判断しなければならない． →内科または循環器内科へのコンサルテーションが必要． （予定している歯科治療の内容と使用予定薬剤の情報を提供すること）
	●発症時期と狭心症発作の頻度を確認する	○心筋梗塞発症から3か月以内の治療は避けることが望ましい（ただし，歯科治療の可否は症状によって異なるため，治療可能な時期に対する明確な基準の制定は困難である）． ○狭心症発作の頻度と最終発作の時期を確認する．	
	●発症時に行われた治療の確認	○血行再建治療の施行の有無．	
	●使用している薬剤の把握 ●薬剤使用量変更の検討	○抗凝固薬・抗血小板薬の効果は適正範囲か． ○硝酸薬・β遮断薬・Ca拮抗薬の使用の有無．	
	●心機能の評価	○再狭窄・残存狭窄の有無． ○冠動脈他枝の狭窄の有無． ○NYHA心機能分類（図3参照）．	
	●合併症の有無を確認する	○心不全，不整脈など．	
治療前（当日）	●バイタルサインの確認	→普段以上の血圧・心拍数および呼吸異常がみられるときは治療を中止する．	
	●常用薬・予防薬の使用	→治療前の薬剤使用指示と確認（硝酸薬などの予防的使用は内科・循環器内科の指示に従う）．	
	●不安・緊張の緩和	→強い不安や緊張による血圧上昇や心拍数増加は心筋虚血を増長する． →精神安定薬の投与や精神鎮静法を考慮する．	
治療中	●局所麻酔への配慮	→痛みによる血圧上昇や心拍数増加は心筋酸素消費量を増加させるため，確実な麻酔効果を得る． →血管収縮薬（アドレナリン）による血圧・心拍数の変化を避けるためアドレナリンは希釈して使用する*．	
	●心筋虚血発作に対処する	→歯科治療の中止． →酸素投与と経皮的酸素飽和度（SpO$_2$）のチェック． →次のいずれかの薬剤を使用する． ・ニトログリセリン舌下スプレー（1回1噴霧） ・硝酸イソソルビドスプレーの口腔内噴霧（1回1噴霧） ・ニフェジピン20mgの内服 →症状改善のいかんにかかわらず内科または循環器内科に連絡する． →症状が持続するときは重篤な虚血に陥っている可能性が高い→救急車の手配が必要	
治療後	●バイタルサイン・体調の確認	→異常がある場合は内科または循環器内科に連絡する．	
	●疼痛管理	→痛みによる血圧上昇や心拍数増加は心筋虚血を増長する． →治療内容に応じた十分な鎮痛薬を処方する．	

＊　一般の歯科医院で治療可能な患者（NYHA II度まで；図3）であれば，アドレナリンは40μgまで使用できる[2]．

4）虚血性心疾患の対処法

狭心症や心筋梗塞の既往がある患者の歯科治療における注意点を表3に示した．虚血性心疾患の患者は，発作による心筋のダメージや受けた治療法，現在の症状などによって歯科治療時のリスクがまったく異なってくる．したがって，かかりつけ医へのコンサルテーションは必須であり，ハイリスク症例では自院での治療を控えることも重要な選択肢である（図3）．

近年，冠インターベンション治療が普及し，血管を拡げるステントを留置している患者が増えている．このステントは金属でできているため，血小板を刺激し血栓ができる．さらに血管平滑筋細胞が増殖して再狭窄をきたす．そのため薬剤溶出ステントが使用されるようになった．これによって再狭窄は防げるようになったが，患者は抗血小板薬を飲み続ける必要がある．とくにアスピリンを中止してはならない．

図3　NYHA心機能分類

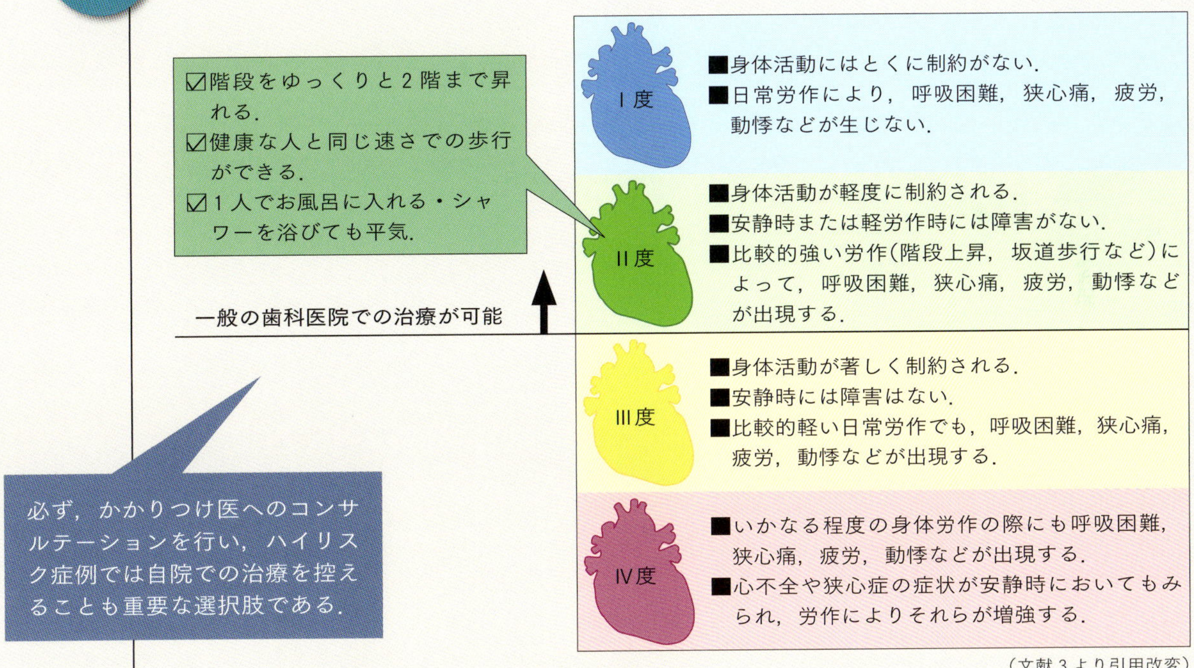

- ☑階段をゆっくりと2階まで昇れる．
- ☑健康な人と同じ速さでの歩行ができる．
- ☑1人でお風呂に入れる・シャワーを浴びても平気．

一般の歯科医院での治療が可能

必ず，かかりつけ医へのコンサルテーションを行い，ハイリスク症例では自院での治療を控えることも重要な選択肢である．

Ⅰ度
- ■身体活動にはとくに制約がない．
- ■日常労作により，呼吸困難，狭心痛，疲労，動悸などが生じない．

Ⅱ度
- ■身体活動が軽度に制約される．
- ■安静時または軽労作時には障害がない．
- ■比較的強い労作（階段上昇，坂道歩行など）によって，呼吸困難，狭心痛，疲労，動悸などが出現する．

Ⅲ度
- ■身体活動が著しく制約される．
- ■安静時には障害はない．
- ■比較的軽い日常労作でも，呼吸困難，狭心痛，疲労，動悸などが出現する．

Ⅳ度
- ■いかなる程度の身体労作の際にも呼吸困難，狭心痛，疲労，動悸などが出現する．
- ■心不全や狭心症の症状が安静時においてもみられ，労作によりそれらが増強する．

（文献3より引用改変）

抗血栓療法が必要な循環器疾患

1）血栓ができやすい疾患

血液の流れが停滞すると血栓を生じやすくなる．血栓が血流に乗って移動し，重要臓器の血管を塞いでしまうと，脳梗塞や肺塞栓症などの命にかかわる血栓塞栓症を引き起こす．このような血栓塞栓症を予防するために，血栓を生じやすい病態を有する患者は，抗凝固薬や抗血小板薬などを服用している（表4）．

2）心房細動

血栓ができやすい代表的な疾患の1つとして，心房細動が挙げられる．心房細動では，心房が効果的な収縮をしていないので，心房内の血液の流れが滞り，心房内に血栓ができやすくなる[4]．もしも，血栓が剥がれて流れ出すと，動脈の流れに乗った血栓が脳血管で詰まって脳梗塞を引き起こすなどの重篤な事態に陥る（図4）．

表4　**抗血栓療法が必要な主な循環器疾患**

抗血栓療法が必要な主な循環器疾患
● 虚血性心疾患
● 脳梗塞
● 心房細動
● 僧帽弁膜症
● 大動脈弁疾患
● 人工弁置換術後・弁形成術後
● 閉塞性動脈硬化症
● 深部静脈血栓症

血栓形成を抑える薬剤を使用している患者に観血処置を行う際は，出血リスクと抗血栓作用のバランスをつねに考慮する．

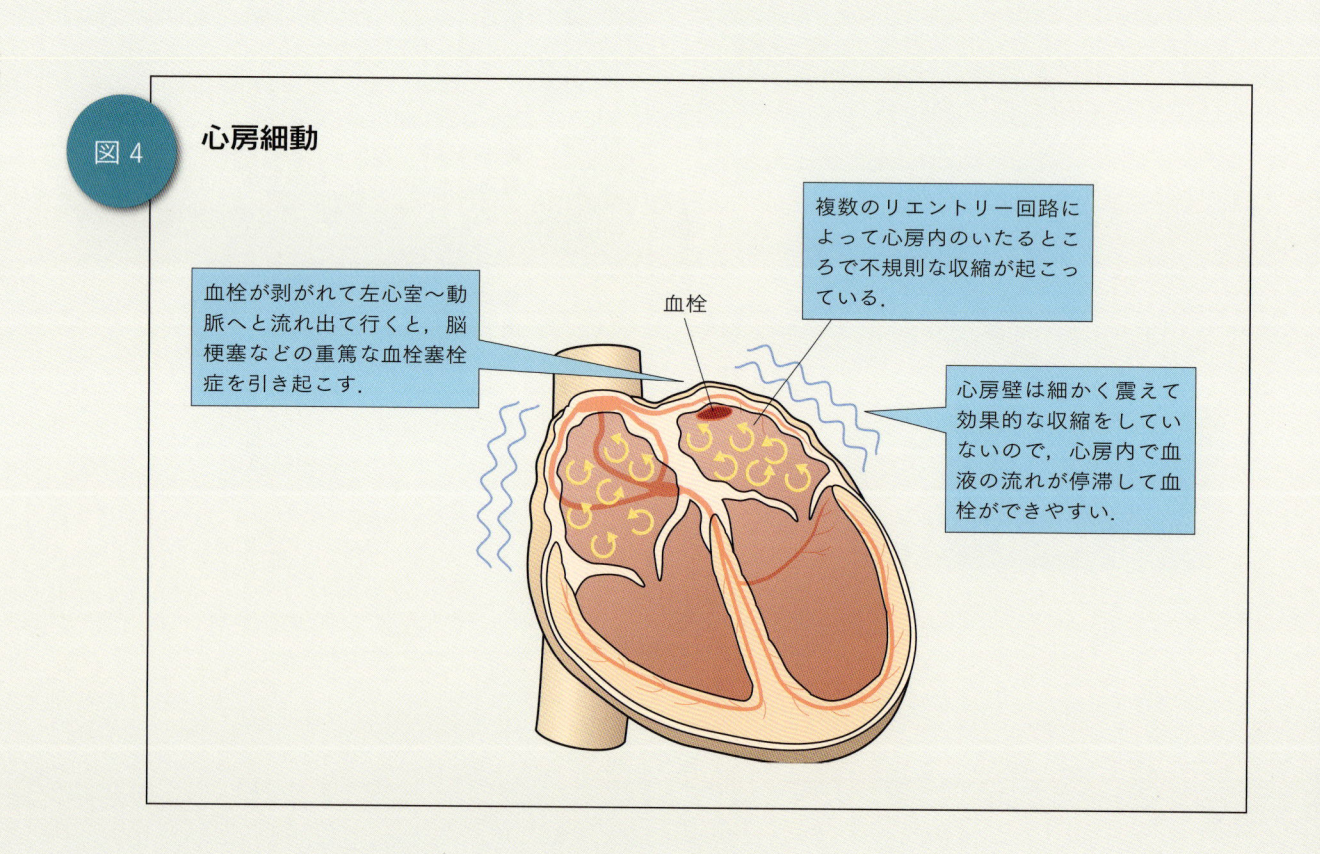

図4　**心房細動**

- 血栓が剥がれて左心室〜動脈へと流れ出て行くと，脳梗塞などの重篤な血栓塞栓症を引き起こす．
- 血栓
- 複数のリエントリー回路によって心房内のいたるところで不規則な収縮が起こっている．
- 心房壁は細かく震えて効果的な収縮をしていないので，心房内で血液の流れが停滞して血栓ができやすい．

3）抗血栓療法と歯科治療

　血栓形成を抑えるための薬剤を使用している患者の観血的処置では，出血リスクと抗血栓作用のバランスをつねに考慮しなければならない．表5に示すように，抗血栓作用が適切な治療域にコントロールされている状態では，抗凝固薬・抗血小板薬の投与を中断・減量することなく観血的な歯科処置を行えることが多い[5～7]．しかし，薬剤を中断しなければ，出血リスクは多少なりとも高くなるので，確実な止血処置が必要となる．また，抗血栓療法を行っている医療機関との綿密な打ち合わせも欠かすことはできない．

表5　抗凝固薬・抗血小板薬と歯科治療

抜歯などの観血的処置の前に抗凝固薬・抗血小板薬を中止・減量するべきか？

- 抗凝固薬（ワルファリン）の中止・減量 → INR[*1]が低下して重篤な血栓塞栓症が生じるリスク↑
- ワルファリンを継続したまま抜歯をしたときの出血リスク → 抗凝固療法における至適治療域[*2]にINRがコントロールされていれば，ワルファリンを中断・減量しなくても出血リスクは変わらない
- ワルファリン継続下で抜歯した後の鎮痛薬の使用 → NSAIDs（非ステロイド性抗炎症薬）やCOX-2（cyclooxygenase-2）阻害薬を使用すると術後の出血リスクが増加する
- ワルファリン継続下で抜歯した後の抗菌薬の使用 → 単回投与ならば影響はないが，一定期間投与すると出血リスクが増加する

↓

- 適切にINRがコントロールされていれば抗凝固薬は中断・減量しない
- 観血的処置を行う前にはINRを測定する（72時間以内のINR2.0～3.5が推奨される）
- 外科的侵襲は最低限とし，適切な局所止血処置[*3]をする
- NSAIDsやCOX-2阻害薬を使用する時は，術後の出血リスクが増加することに配慮し，慎重な術後管理を行う
- 術後の抗菌薬投与は必要最小限とする

- 抗血小板薬（アスピリンなど）の中止 → 心血管イベント（重篤な血栓塞栓症）が生じるリスク↑
- 抗血小板薬を継続したまま抜歯をしたときの出血リスク → アスピリンの1日服用量が100mg以下であれば，出血リスクは変わらない

↓

- 低用量のアスピリン（≦100mg／日）は中断せずに観血的処置を行う
- 外科的侵襲は最低限とし，適切な局所止血処置[*3]をする

[*1] INR (International Normalized Ratio；国際標準比)：血液凝固因子の指標となるPT (Prothrombin Time；プロトロンビン時間)は，使用された試薬（組織トロンボプラスチン）によって測定値にばらつきが生じる．これを補正するために標準試薬をもとに比であらわした値がINRで，正常値は1.0．
[*2] ワルファリンによる至適治療域は，70歳未満：INR2.0～3.0，70歳以上：INR1.6～2.6．
[*3] 適切な止血処置として，①酸化セルロースまたはコラーゲンスポンジの填塞，②縫合，③ガーゼによる圧迫止血，④サージカルパックや止血シーネによる圧迫が推奨される．

4）新しい抗凝固薬

　直接トロンビン阻害薬ダビガトランが，2011年に市販され，ワルファリンに替わる抗凝固薬として注目されている．ダビガトランは，ワルファリン療法にともないくつかの問題点を克服し，出血性合併症の発生も少ないとされている．ダビガトラン服用患者の観血的歯科治療の可否については，まだエビデンスがない．半減期が短いため，治療24時間前までの投与中止を考慮してもよい[7]が，いずれにしても，かかりつけ医へのコンサルテーションが必須である．

心臓弁膜症

　右心には三尖弁と肺動脈弁，左心には僧帽弁と大動脈弁がある（図5，6）．これらの弁の動きが悪くてきちんと閉じなかったり，弁が狭くなって血液の流れが悪くなったりすることを心臓弁膜症という．とくに，左心の弁に機能障害があると循環動態に影響がでやすい．僧帽弁あるいは大動脈弁の

図5　僧帽弁疾患と歯科治療

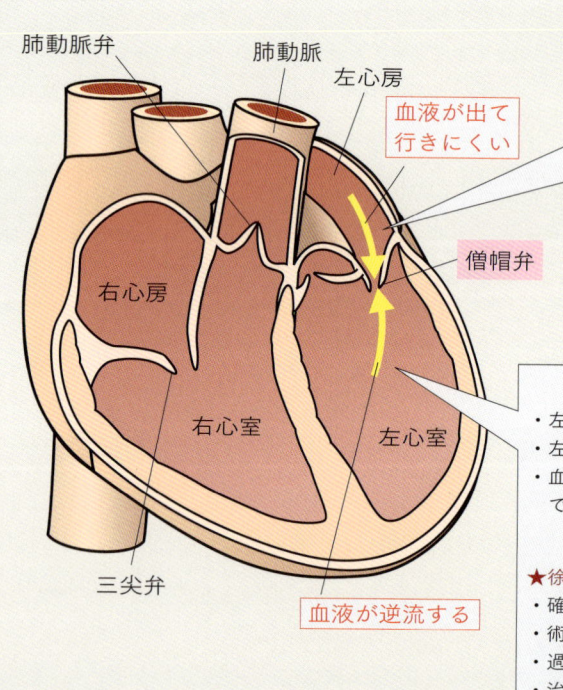

【僧帽弁狭窄症】
・左心房 ➡ 左心室への血液流入が制限される．
・左心室が拡張している時間が短くなる（頻拍になる）と，さらに流入量が減る．

［歯科治療時の注意点］
★頻拍を避ける……不安や緊張，疼痛を抑える．
・軽度の鎮静（ジアゼパムなどの服用）．
・確実な局所麻酔効果．
・血管収縮薬による頻拍を避ける……局所麻酔薬の使用量に注意し，アドレナリンは希釈する．
・術後の十分な鎮痛薬．

【僧帽弁閉鎖不全症】
・左心室が収縮した時に左心室 ➡ 左心房への血液逆流が起こる．
・左心室の収縮時間が長くなる（徐脈になる）と逆流量が増える．
・血圧が上昇すると動脈に拍出されるときの抵抗が増加するので逆流量が増える．

［歯科治療時の注意点］
★徐脈と血圧上昇を避ける……ストレスと疼痛を抑える．
・確実な局所麻酔効果．
・術後の十分な鎮痛薬．
・過度な鎮静は交感神経機能を抑えるので避ける．
・治療時間が長くならないように配慮する．
・徐脈を引き起こす神経性ショックに注意．

> **図6** 大動脈弁疾患と歯科治療
>
> 【大動脈弁閉鎖不全症】
> - 左心室が拡張したときに大動脈➡左心室に血液が逆流する．
> - 拡張期の時間が長くなる（徐脈になる）と逆流量が増える．
> - 血圧が上昇すると逆流量が増える．
> - 虚血性心疾患をともなっていることがある……血圧が下がりすぎると冠動脈の血流量が減り心筋虚血を招く．
>
> ［歯科治療時の注意点］
> ★徐脈と血圧の変動を避ける……不安や緊張，ストレス，疼痛を抑える．
> - 確実な局所麻酔効果．
> - 術後の十分な鎮痛薬．
> - 過度な鎮静は交感神経機能を抑えるので避ける．
> - 治療時間が長くならないように配慮する．
> - 血圧低下と徐脈を引き起こす神経性ショックに注意．
>
> 【大動脈弁狭窄症】
> - 左心室が収縮したときに左心室➡大動脈に血液が拍出されにくい．
> - 収縮時間が短い（頻拍になる）と1回拍出量がさらに減少する．
> - 血圧が上昇すると動脈に拍出されるときの抵抗が増加するので拍出量が減る．
> - 虚血性心疾患をともなっていることがある……血圧が下がりすぎると冠動脈の血流量が減り心筋虚血を招く．
> - 頻拍や血圧上昇は心筋酸素消費量を増加させる．
>
> ［歯科治療時の注意点］
> ★脈拍数と血圧の変動を避ける（とくに頻拍と血圧上昇を避ける）
> - 適度な鎮静．
> - 確実な局所麻酔効果．
> - 血管収縮薬による頻拍を避ける……局所麻酔薬の使用量に注意し，アドレナリンは希釈する．
> - 術後の十分な鎮痛薬．
> - 治療時間が長くならないように配慮する．
> - 血圧低下と徐脈を引き起こす神経性ショックに注意．

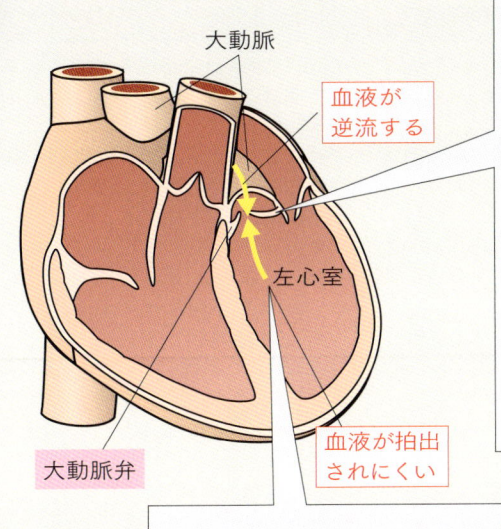

疾患があるときの歯科治療は，それぞれ図5，6に記載する項目に気をつけて行う．

その他の循環器疾患

歯科治療に際して注意が必要なその他の循環器疾患を表6に示す．肥大型心筋症では，患者本人にあまり自覚症状がないこともあるので，治療前の問診が大切である．脳動脈や大動脈が破綻すると死に直結するので，血圧のコントロールには十分配慮する．

近年，ペースメーカーを装着している患者も多くなっている．電気メスなどの機器の使用にも注意が必要である．

表6　その他の気をつけるべき循環器疾患

疾患名	疾患について	歯科治療時の注意点
肥大型心筋症	《病態》 ● 主に左心室の心筋が肥大し，心室の内腔が狭くなることもある． ● 心筋の弾力性が低下し拡張期に拡がりにくくなる． ● 心室中隔上部の肥大が著明な場合は，左室流出路（大動脈への出口）が狭くなり血液が拍出されにくくなる（閉塞性肥大型心筋症）． 《合併症》 ● 心室頻拍やその他の頻拍性不整脈が主な原因で突然死することがある． ● それまで無症状であっても突然死は起こる． ● 心房細動を合併すると血栓を形成して脳梗塞を起こしやすい． ● 感染性心内膜炎を起こしやすい． ● 心不全に至ることがある．	《歯科治療前に必要な情報：以下の項目に当てはまる場合は突然死のリスクが高くなる》 ● 年齢（小児～青年期はリスクが高い） ● 発症時期（小児期の発症はリスクが高い） ● 若年者で突然死した家族歴 ● 心室壁の厚さ（20mm以上はリスクが高い） ● 左室流出路狭窄 ● 心室頻拍の既往（ホルター心電図検査をすることが必要） ● 失神の経験 ● 労作時，運動時の血圧低下，胸部不快感 《突然死のリスクが高くない場合も次の点に注意する》 ● 頻拍を避ける➡局所麻酔薬中のアドレナリンは禁忌． ● 抗凝固薬は原則として中断や減量はしない． ● 感染性心内膜炎の予防として抗生剤を投与する．
拡張型心筋症 拘束型心筋症		一般の歯科医院で歯科治療中の全身管理を行うのは非常に困難
くも膜下出血 脳出血	● 頭蓋骨と脳の間には，外側から硬膜，くも膜，軟膜があり，くも膜下出血はくも膜と軟膜の間の出血である． ● くも膜下出血は脳動脈瘤の破裂によることが多い． ● 脳の中の血管が破れて出血した状態が脳出血である． ● いずれも高血圧症が主要な原因となる． ● 血圧がコントロールされていなければ脳出血の再発率は高い． ● 脳出血にともなって，半身麻痺，うつ，痙攣が発症することがある．	● 治療前に血圧のコントロールができていることが非常に重要． ● 治療中は血圧の上昇を抑えるように，不安や緊張，ストレス，疼痛などに配慮する． ● 服用中の薬剤（降圧薬，抗てんかん薬，抗うつ薬など）に配慮する． ● 脳動脈瘤の有無を確認する． ● 歯科治療中に突然の激しい頭痛，吐き気，血圧上昇がみられたら，くも膜下出血発症のサインなので，すぐに119番通報する．
大動脈瘤	● 大動脈の一部が瘤（こぶ）のように拡大し突出している状態． ● 破裂しない限り症状はないことが多いが，破裂すると大出血を起こし救命は困難である． ● 腹部大動脈瘤で腹痛や腰痛がある場合は，破裂の前兆のこともある．	● 治療前に血圧のコントロールができていることが非常に重要． ● 治療中は血圧の上昇を抑えるように，不安や緊張，ストレス，疼痛などに配慮する． ● 服用中の薬剤（降圧薬，抗生剤など）への配慮． ● 合併症（動脈硬化，虚血性心疾患，弁疾患など）の有無． ● 外科的治療後で人工血管が入っている場合は，感染予防のために抗生剤を投与する．

局所麻酔薬中の血管収縮薬の希釈

　高血圧症や心機能障害のある患者では，局所麻酔薬中の血管収縮薬（アドレナリン）による心臓への負担増加に配慮しなければならない．アドレナリンを含有する歯科用局所麻酔薬カートリッジの中には，通常は1/80,000（12.5μg/ml）のアドレナリンが入っている．アドレナリンによる局所麻酔薬の鎮痛作用持続時間は，1/200,000にアドレナリンを希釈しても著しい差はないといわれている[2]．ただし，上顎の治療では問題ないが，下顎では作用時間が短縮することがあるので注意する[9]．図7のように，アドレナリンを含有していない局所麻酔薬と一定の割合で混合することで，アドレナリンの濃度を調節することができる．

感染性心内膜炎の予防

　歯科治療によって生じる一時的な菌血症は，感染性心内膜炎の主要な発症原因の1つである．表7のような心疾患をもつ患者の歯科治療では，しっかりと予防対策を講じないといけない．歯科治療における感染性心内膜炎予防のための抗菌薬投与については賛否両論ある．アメリカ心臓協会のガイドラインでは，抗菌薬予防投与の対象は，とくにリスクの高い心疾患だけでよいとしている[10]．しかし，わが国では，感染性心内膜炎になりやすい疾患および病態すべてに対する予防が推奨されており，かかりつけ医と相談のうえ，抗菌薬の予防投与を行うべきである[11]．

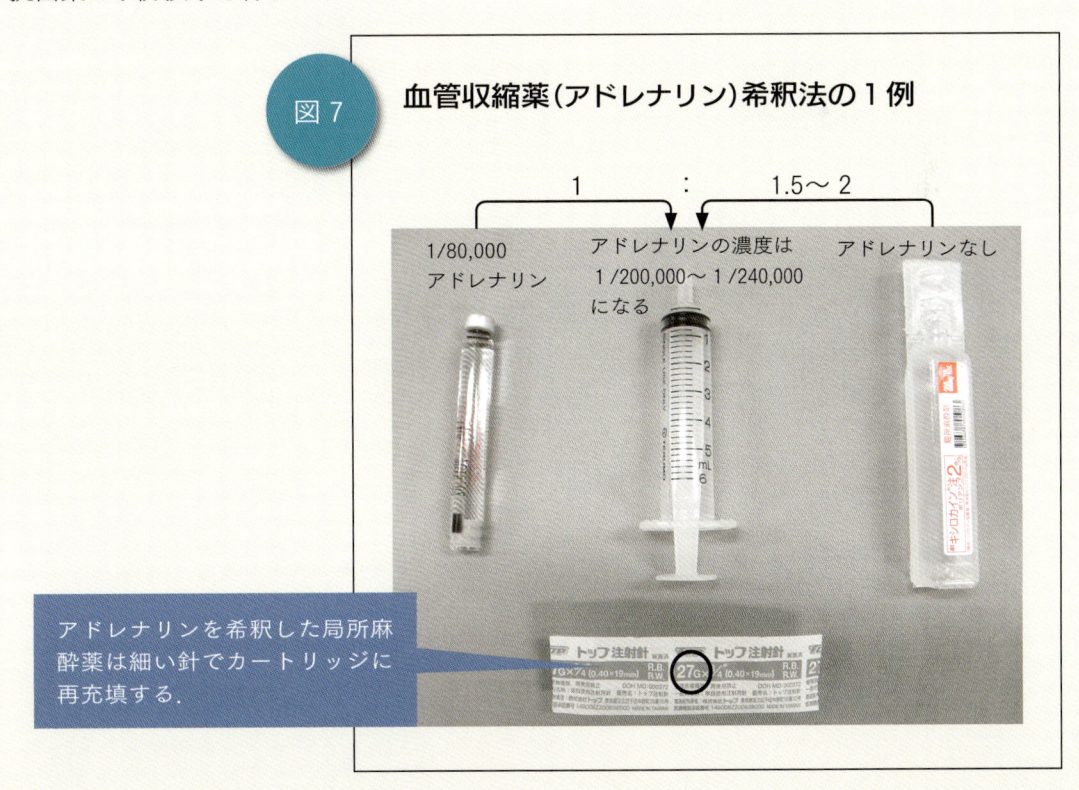

図7　血管収縮薬（アドレナリン）希釈法の1例

1 : 1.5～2

1/80,000 アドレナリン　　アドレナリンの濃度は1/200,000～1/240,000になる　　アドレナリンなし

アドレナリンを希釈した局所麻酔薬は細い針でカートリッジに再充填する．

表7　感染性心内膜炎の予防

[感染性心内膜炎とは]

心内膜（弁膜や大血管の内膜を含む）が何らかの原因で傷付くと，その部位を修復するために血小板とフィブリンが沈着し，非細菌性血栓性心内膜炎（NBTE：nonbacterial thrombogenic endocarditis）を生じる．歯科治療などによる一過性の菌血症でNBTEに菌などが付着すると，疣腫（ゆうしゅ）とよばれる感染巣が形成される．これにより心組織が破壊され，疣腫から遊離した血栓が脳などの梗塞を起こす．このような全身性敗血症の状態を感染性心内膜炎という．

気をつけるべき心疾患 （予防が必要な心疾患）	● 心臓弁膜症および人工弁置換術後 ● 先天性心疾患 ● 感染性心内膜炎の既往 ● 閉塞性肥大型心筋症 ● 心臓ペースメーカーや植込み型除細動器が入っている患者	
予防法	● 日ごろから口腔内を清潔に保つ	→ 定期的な口腔衛生指導
	● 治療前の口腔内消毒	■ ポビドンヨード含嗽剤などによる含嗽
	● 治療前の抗菌薬投与	■ 予防投与が必要な処置 　● 観血的治療 　● 歯周治療（スケーリングを含む） 　● 根管治療など ■ 投与する薬剤・量 　● アモキシシリン 　　成人：2gまたは30mg/kg，小児：50mg/kg 　　（ペニシリン系にアレルギーがない場合，治療1時間前に経口投与する） 　● 循環器専門医へのコンサルテーションが必要である

歯科治療によって生じる一時的な菌血症は，感染性心内膜炎の主要な発症原因の1つである．ここに示すような心疾患をもつ患者の歯科治療では，しっかりと予防対策を講じないといけない．

呼吸器疾患

歯科治療で気をつける呼吸器疾患

　酸素を体内に取り入れ，二酸化炭素を排出する呼吸器は，生命を維持するための重要な器官である．歯科治療で気をつけなければいけない主な呼吸器疾患は，喘息と慢性閉塞性肺疾患(COPD：Chronic Obstructive Pulmonary Disease)である．これらの呼吸器疾患は，適切にコントロールされていれば歯科治療を行ってもよい．しかし，急激に重症化すると命にかかわる事態を引き起こすこともあるので，正しい対処法の知識が必要である．

喘息

1）喘息とは何か？

　アレルギーなどのさまざまな原因で気管支が狭窄して空気の通りが悪くなり，呼吸困難を起こす疾患が喘息である．気管支を取り巻く気管支平滑筋が収縮し，気管支粘膜の浮腫によって内腔が狭くなる．さらに，痰や剥離した粘膜上皮によって気道が塞がれてしまう(図8)．喘息が重症化すると，気道が閉塞して窒息死に至ることもある．

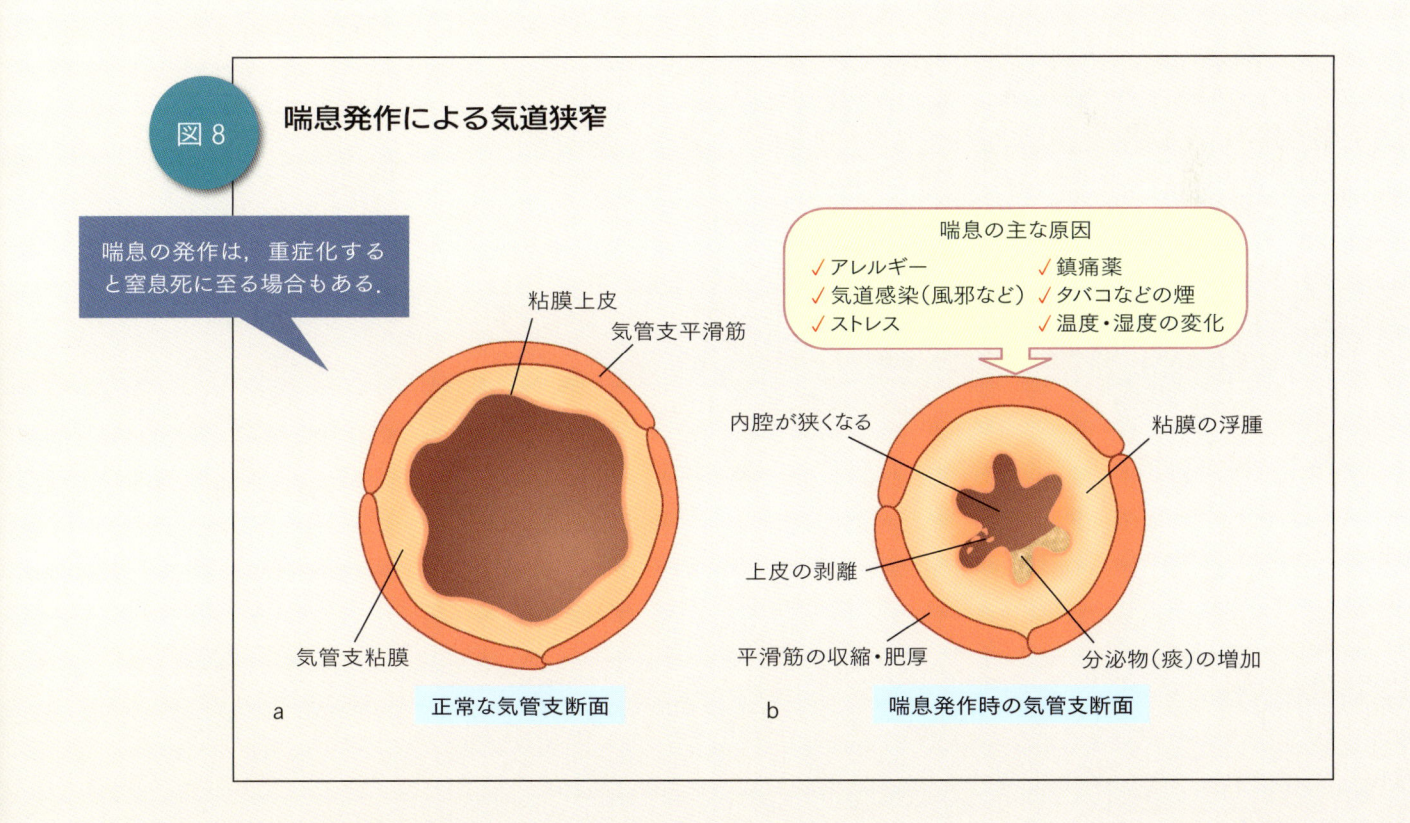

図8　喘息発作による気道狭窄

喘息の発作は，重症化すると窒息死に至る場合もある．

喘息の主な原因
- ✓ アレルギー
- ✓ 気道感染(風邪など)
- ✓ ストレス
- ✓ 鎮痛薬
- ✓ タバコなどの煙
- ✓ 温度・湿度の変化

a 正常な気管支断面
- 粘膜上皮
- 気管支平滑筋
- 気管支粘膜

b 喘息発作時の気管支断面
- 内腔が狭くなる
- 粘膜の浮腫
- 上皮の剥離
- 平滑筋の収縮・肥厚
- 分泌物(痰)の増加

2) 喘息の治療薬

　喘息患者の気管支は，発作を起こしていないときでも慢性的な炎症状態にある．喘息の治療は，狭くなった気管支を拡げ，炎症を抑えることが主体となる．表8に喘息の治療に使われる薬剤を示す．気をつけなければいけないのは，喘息発作時の呼吸困難を改善するために使用する薬剤（表8中に赤字で示した薬剤）と発作が起こらないように日常的に使用する薬剤は異なるということである．また，歯科治療に使われる薬剤（抗生物質や局所麻酔薬中のアドレナリンなど）と相互作用を示す薬剤もあるので注意しなければならない．

3) 喘息患者の歯科治療

　発作が起こりやすい時期や頻繁に起こっているときの歯科治療は避けるべきである．重篤な発作は命を脅かすので，発作の重症度も考慮して自院での治療が可能か否かを判断しなければならない．

　歯科治療を行う場合は，治療当日も喘息治療薬を通常通り使用してもらう．発作時に使用する吸入薬を患者が持っていれば，歯科治療時も持参してもらう．患者が来院したら体調確認を行い，異常があるときは歯科治療を行わない．診療室内の室温や粉じんなどの環境にも配慮すべきである．

　治療後の疼痛が予想される場合は，鎮痛薬の処方が必要になる．喘息患者は，アスピリンや非ステロイド性抗炎症薬（NSAIDs：Non-Steroidal Anti-Inflammatory Drugs）で発作が起こることがあるので注意が必要である．そのため患者自身が服用できる鎮痛薬を知っているかどうか確認しておく必要がある．服用可能な鎮痛薬がわからない場合は，アスピリン喘息が完全に否定できない限り，酸性のNSAIDsを使ってはならない．現在，わが国で使われている多くの鎮痛薬は酸性NSAIDsである．また，テオフィリンを服用している患者では，マクロライド系あるいはニューキノロン系抗生物質でテオフィリン中毒が起こることがあるので投与を避ける．

　もしも喘息発作が起きたら，楽に呼吸がしやすい体位（坐位など）を患者にとってもらい，発作時に使用するβ遮断薬の吸引を行う．症状にかかわらず，かかりつけ医に連絡を取る．症状の改善がみられない場合は，救急搬送が必要である（表9）．

Chapter 3
全身疾患をもつ患者の歯科治療

表8 喘息治療に使われる主な薬剤

一般名	主な商品名	注意事項	作用
プロカテロール塩酸塩水和物	●*メプチンエアー® ●*メプチンキッドエアー® ●*メプチン®クリックヘラー® ●メプチン®吸入液	●*発作発現時に吸入する. ●交感神経刺激作用があるので，高血圧・心疾患・甲状腺機能亢進症・糖尿病の患者には慎重に使用する. ●アドレナリンの作用が増大するため併用に注意する. （以下ベロテック®のみ） ●他のβ₂刺激薬吸入剤が無効な場合に限る（他のβ₂刺激薬吸入剤に比べて強い気管支拡張作用があるため）. ●アドレナリンとの併用禁忌.	気管支平滑筋のβ₂受容体を活性化することによって気管支平滑筋を弛緩させる（気管支拡張作用）.
サルブタモール硫酸塩	●*サルタノール®インヘラー ●ベネトリン®吸入液 ●ベネトリン®錠 ●ベネトリン®シロップ		
フェノテロール臭化水素酸塩	●*ベロテック®エロゾル ●ベロテック®錠 ●ベロテック®シロップ		
テオフィリン	●テオドール®錠 ●テオドール®シロップ ●テオドール®ドライシロップ ●テオドール®顆粒	●てんかん・痙攣を誘発することがある．とくに発熱している小児は痙攣を誘発しやすい. ●甲状腺機能を亢進させることがある. ●心刺激作用（β受容体刺激作用）があるため，血管収縮薬（アドレナリン）との併用に注意する. ●マクロライド系またはニューキノロン系抗生物質との併用でテオフィリンの中毒症状（悪心，嘔吐，頭痛，痙攣，頻脈など）が起こることがある.	主に，フォスフォジエステラーゼを阻害してサイクリックAMPの濃度を高め，気管支を拡張させる．気管支に対する抗炎症作用もある.
フルチカゾンプロピオン酸エステル（アドエア®にはサルメテロールキシナホ酸塩も含まれる）	●フルタイド®ディスカス® ●フルタイド®ロタディスク® ●フルタイド®エアゾール ●アドエア®ディスカス® ●アドエア®エアゾール	●感染症の症状が増悪することがある. ●糖尿病の症状が増悪することがある. （ソル・コーテフ®） ●**発作時に筋肉注射または静脈注射するか，ネブライザーで吸入する. （ソル・メドロール®） ●***発作時に静脈注射する.	副腎皮質ホルモン（ステロイド）として気道の炎症を抑える（抗炎症作用，抗アレルギー作用）．アドエア®およびシムビコート®は長時間作動型のβ₂受容体刺激作用がある.
ヒドロコルチゾンコハク酸エステルナトリウム	●**ソル・コーテフ®注射用		
コハク酸メチルプレドニゾロンナトリウム	●***ソル・メドロール®		
ブデソニド（シムビコート®にはホルモテロールフマル酸塩水和物も含まれる）	●パルミコート®タービュヘイラー® ●シムビコート®タービュヘイラー®		
モメタゾンフランカルボン酸エステル	●アズマネックス®ツイストヘラー®		

発作時に使用する薬剤（赤字）と発作の予防のために使用する薬剤（黒字）は違うことに注意する.

99

表9

喘息患者の歯科治療

	注意すること・確認すること	対処法	
治療前	●喘息発作が起こる時期	●発作が起こりやすい時期の歯科治療はできるだけ避ける. ●季節の変わり目は温度変化が大きいため発作が起こりやすい場合もある.	➡自院での治療の可否を判断する. 判断が難しい場合は，かかりつけ医にコンサルテーションする.
	●喘息発作が起こる頻度	●週に1回以上発作が起こる場合は，コントロールが十分にできていないと考えられる. ●頻繁に発作が起こっている時期は歯科治療を行うべきではない.	
	●最終発作はいつか	●歯科治療が可能となる発作後の期間には明確な基準はないが，最終発作から2週間以内の治療は避けた方がよいと考えられる.	
	●喘息発作の症状・重症度	●強い呼吸困難や気管支拡張薬でもなかなか改善しない発作，入院加療が必要な発作があれば，全身管理が行える総合病院歯科に治療を依頼する.	
	●喘息治療に使われている薬剤	●内服薬があれば歯科治療当日も必ず飲んでもらう. ●発作時に使う吸入薬があれば歯科治療時に持参してもらう.	
	●アスピリン喘息[*1]の既往	●非ステロイド性抗消炎薬(NSAIDs: Non-Steroidal Anti-Inflammatory Drugs)が喘息発作を誘発することがあるので，鎮痛薬の服用経験と服用時の症状の有無を確認しておく. 鎮痛薬を必要とする治療の前に，かかりつけ医にコンサルテーションしておくことが望ましい.	
	●体調	●風邪は喘息発作の誘因となるので，風邪症状があるときの歯科治療は避ける.	
治療中	●診療室内の環境	●冷気や室内のほこり・切削による粉じんなども発作の原因となるので気をつける.	
	●治療時間	●長時間の治療によるストレスも好ましくないので，適切な治療計画による短時間の治療を心がける.	
	●喘息発作が起きたら	●発作時に使用するβ₂刺激薬を吸入させる(表8参照). ●重症の発作では，吸入した薬剤が気管支まで十分到達できないので，静脈注射による治療が必要になる. ●症状の重さにかかわらず，かかりつけ医に必ず連絡をする. 必要ならば，症状の改善後にかかりつけ医を受診してもらう. ●症状の改善がみられない場合は救急搬送が必要になる.	
治療後	●鎮痛薬の処方	●アスピリン喘息および鎮痛薬服用の既往を確認しておくこと. ●アスピリン喘息が完全に否定できなければ，酸性NSAIDs(COX-2選択的阻害剤を除く)を投与してはならない. ●比較的安全に使用できる鎮痛薬 ・塩基性NSAIDs[*2](シメトリド・無水カフェイン：キョーリンAP2® 配合顆粒，エモルファゾン：ペントイル®) ・漢方薬(葛根湯など) ・COX-2選択的阻害剤(セレコキシブ：セレコックス® 錠)は使用可能だが，慎重に投与すべきである. ・アセトアミノフェン(カロナール® など)は少量(1回の使用量が300mgまで)ならば使用可能である. ●アスピリン喘息は，薬剤服用後1～2時間以内に発作が起こるので，鎮痛薬服用後2時間くらいは状態を観察することが望ましい.	
	●抗生物質の処方	●テオフィリンを服用しているときは，マクロライド系またはニューキノロン系の抗生物質は避ける(表8参照).	

[*1] アスピリン喘息：アスピリンやNSAIDsの服用によって起こる喘息発作で，重症化すると死に至ることもある.
[*2] 使用可能な塩基性NSAIDs：塩酸チアラミド(ソランタール®)やエピリゾール(メブロン®)も比較的安全に使用できると考えられていたが，薬剤添付文書には禁忌の記載が追加されているので使用は避けた方がよい.

慢性閉塞性肺疾患(COPD：Chronic Obstructive Pulmonary Disease)

1) COPDとは何か？

　従来，肺気腫，慢性気管支炎と別々に呼ばれていた疾患の総称である．両疾患は，その原因や治療法が同じであり，両者がいろいろな割合で合併していることも多いため，慢性閉塞性肺疾患(COPD)と一括して呼ばれるようになった(図9)．

2) COPD患者の歯科治療

　COPD患者の歯科治療における注意事項を表10に示した．まず，自院での歯科治療が可能かどうか呼吸機能を評価することが必要である．Hugh-Jones呼吸不全の分類(図10)に基づいて評価するとよい．健常者並みのペースで歩行ができる状態ならば，体調や使用している薬剤に注意して歯科治療を行うことができる．

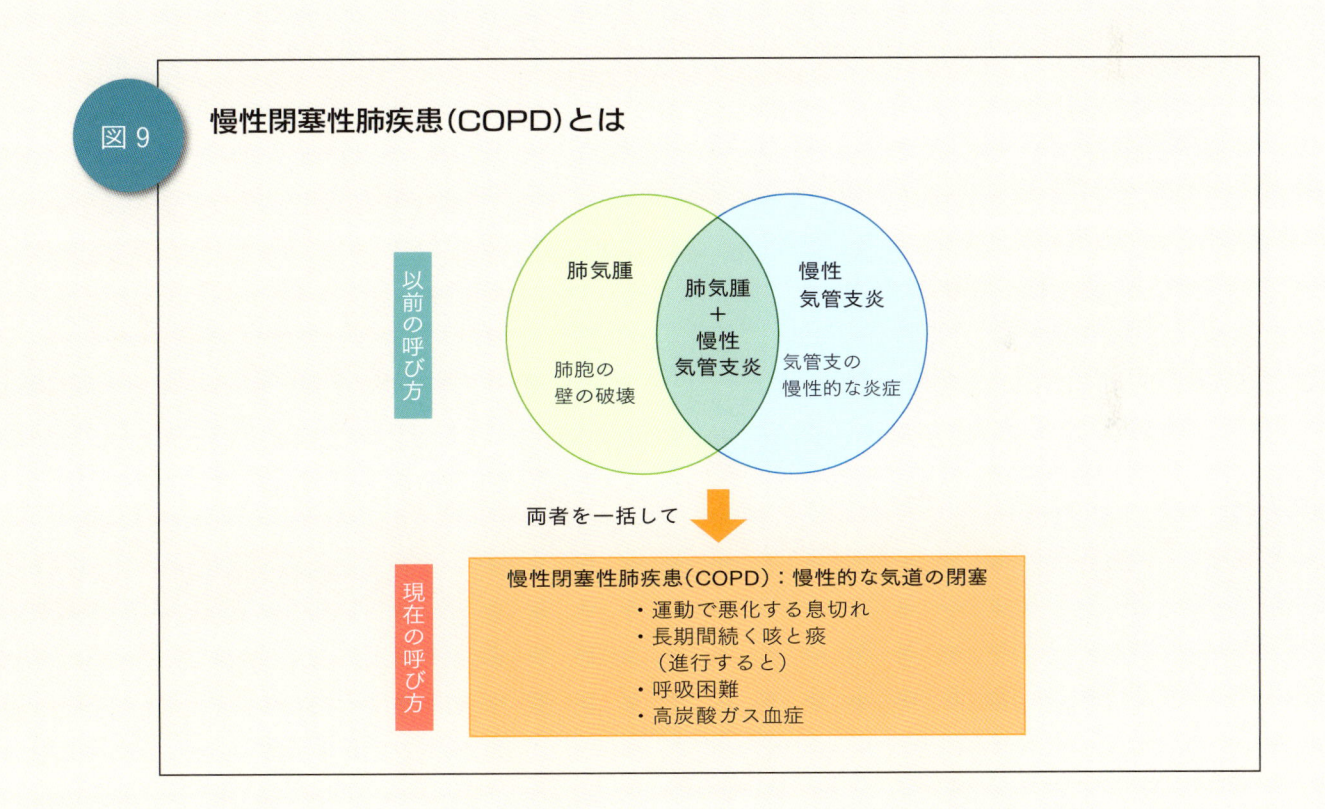

図9　慢性閉塞性肺疾患(COPD)とは

以前の呼び方
- 肺気腫：肺胞の壁の破壊
- 肺気腫＋慢性気管支炎
- 慢性気管支炎：気管支の慢性的な炎症

両者を一括して

現在の呼び方
慢性閉塞性肺疾患(COPD)：慢性的な気道の閉塞
- 運動で悪化する息切れ
- 長期間続く咳と痰
  （進行すると）
- 呼吸困難
- 高炭酸ガス血症

表10

COPD 患者の歯科治療

まずは，患者の呼吸機能を評価し，自院での歯科治療の可否を判断する．

	注意すること・確認すること	対処法
治療前	●症状の重症度	●かかりつけ医（呼吸器科）にコンサルテーションする．
	●通常の経皮的酸素飽和度（SpO_2）	●SpO_2は健常者の正常値よりも低いことがある．
	●呼吸機能の評価	●Hugh-Jones 呼吸不全の分類 I 度または II 度までなら自院での治療は可能． ・I 度：階段昇降，歩行が健常者並みにできる． ・II 度：階段昇降は健常者なみにできないが，歩行は同年代の健常者並みにできる．（自分のペースなら歩けるが，健常者並みには歩けない場合は III 度以上になる．）
	●使用している薬剤	●喘息の治療に使用する薬剤と共通するものが多い（表8参照）．
	●気道感染症はないか	●風邪症状などがあるときは，急激に呼吸状態が悪化することがあるので歯科治療は避ける．
治療中	●SpO_2モニタリング	●通常よりも低いときは，歯科治療を中断または中止する．
	●治療時の体位	●呼吸がしやすい体位（坐位または半坐位）で治療することが望ましい．
	●鎮静は必要か	●経口の鎮静薬や精神鎮静法で呼吸抑制を起こすことがあるので，できるだけ避けた方がよい．
	●喀痰の多い患者	●喀痰の排泄を妨げないように，治療の継続時間（うがいの回数）に配慮する．
	●不用意に酸素を投与しない	●高濃度酸素投与が CO_2 ナルコーシス* を引き起こすことがある．酸素投与が必要な場合は，通常の SpO_2 が保てる程度の低濃度（低流量）酸素にとどめ，かかりつけ医に連絡する．
治療後	●鎮痛薬の処方	●鎮痛薬の投与によって呼吸抑制が起こることがある．

*CO_2 ナルコーシス：高炭酸ガス血症によって意識障害をともなう中枢神経の抑制症状が起こること．
補足：通常は，CO_2の濃度によって呼吸中枢がコントロールされており，血液中の CO_2 が高くなると呼吸中枢が刺激されるようになっている．しかし，COPD 患者はつねに CO_2 が高い状態に身体が慣れており，酸素不足のみが呼吸中枢を刺激するようになっている．このような状態の患者に高濃度の酸素を投与すると，酸素が十分にあると認識した呼吸中枢が自発呼吸をやめてしまう．そのため CO_2 がどんどん蓄積されて血液中の CO_2 濃度が著しく上昇し，CO_2 ナルコーシスを引き起こしてしまう．

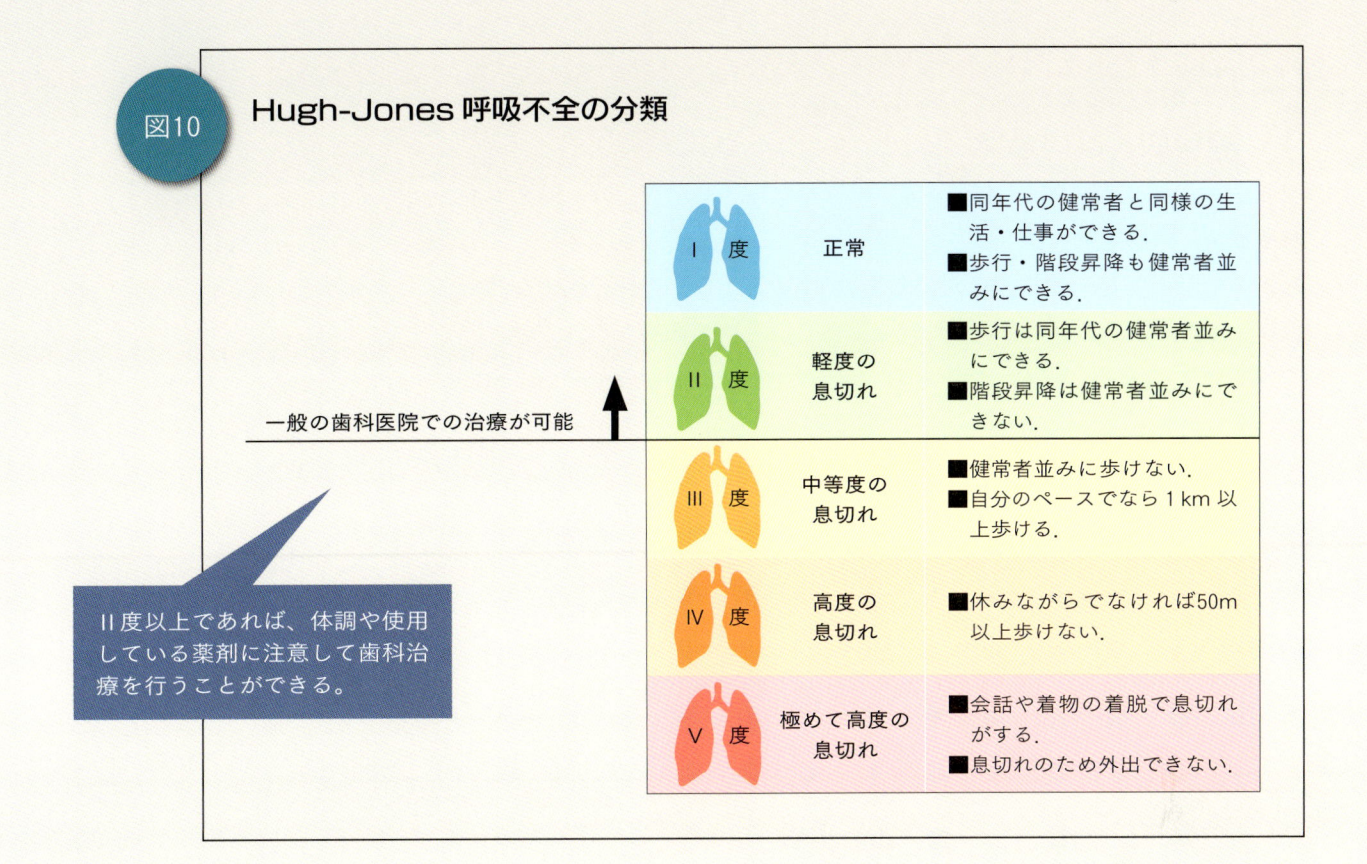

図10 Hugh-Jones 呼吸不全の分類

I度	正常	■同年代の健常者と同様の生活・仕事ができる． ■歩行・階段昇降も健常者並みにできる．
II度	軽度の息切れ	■歩行は同年代の健常者並みにできる． ■階段昇降は健常者並みにできない．
III度	中等度の息切れ	■健常者並みに歩けない． ■自分のペースでなら1km以上歩ける．
IV度	高度の息切れ	■休みながらでなければ50m以上歩けない．
V度	極めて高度の息切れ	■会話や着物の着脱で息切れがする． ■息切れのため外出できない．

一般の歯科医院での治療が可能：II度以上

II度以上であれば、体調や使用している薬剤に注意して歯科治療を行うことができる。

内分泌代謝疾患

歯科治療で気をつける内分泌代謝疾患

ホルモンを分泌する内分泌臓器は，生体の恒常性や代謝機能を正常に保つために欠かすことができない．表11に歯科治療で気をつけるべき主な内分泌代謝疾患を示す．これらの内分泌代謝疾患患者の歯科治療は，適切にコントロールされている状態で行わなければならない．また，さまざまな全身的合併症への配慮が必要である．

表11 歯科治療で気をつける主な内分泌代謝疾患

歯科治療で気をつける主な内分泌代謝疾患
1．糖尿病
2．脂質異常症
3．甲状腺機能亢進症
4．甲状腺機能低下症
5．骨粗鬆症

糖尿病

1）糖尿病とは何か？

　インスリンの分泌が不足していたり，インスリン分泌は足りていても肝臓や筋肉，脂肪組織などでのインスリンの作用が十分な効果を発揮していなかったりすると，ブドウ糖が組織内に取り込まれなくなり慢性的な高血糖状態となる．高血糖は血管や神経を障害し，免疫を抑制する．このような代謝異常に基づく病態が糖尿病である．糖尿病は，血糖値やブドウ糖と結合したヘモグロビン（HbA1c）の測定などによって診断される（表12）[12]．

2）糖尿病が引き起こす全身の合併症

　著しい高血糖や低血糖は，意識障害をきたし，昏睡に陥ることもある．また，長期間高血糖状態が持続すると，全身にさまざまな合併症が起こる（図11）．

表12　血糖コントロールの指標

検査項目		診断区分	検査値	
血糖値	早朝空腹時血糖値	正常型	100mg/dl 未満	
		正常型（正常高値）	100〜109mg/dl	
		境界型	110〜125mg/dl	
		糖尿病型	126mg/dl 以上	
	75g経口ブドウ糖負荷試験（2時間値）	正常型	140mg/dl 未満	
		境界型	140〜199mg/dl	
		糖尿病型	200mg/dl 以上	
	随時血糖値[*1]	糖尿病型	200mg/dl 以上	
HbA1c（グリコヘモグロビン）		正常者の基準値	HbA1c（NGSP）[*2]	4.6〜6.2%
			HbA1c（JDS）[*2]	4.3〜5.8%
		糖尿病型	HbA1c（NGSP）[*2]	6.5% 以上
			HbA1c（JDS）[*2]	6.1% 以上

[*1] 随時血糖値：食事と採血時間との時間関係を問わずに測定した値．
[*2] HbA1c（JDS）：これまで日本で使用されてきた日本糖尿病学会（JDS）の値．
HbA1c（NGSP）：日本以外の多くの国で使用されている値．
2010年以降は日本でもNGSP値が使用されるようになり，2013年1月の時点では両者が併記されている．
NGSP値(%)＝JDS値(%)×1.02＋0.25%．
NGSP値5.3〜10.2%の範囲では，JDS値(%)＝NGSP(%)－0.4%．

3）糖尿病と歯周病

　歯周病は，糖尿病の慢性合併症のなかでも網膜症，腎症，神経障害，大小血管障害に次ぐ主要な合併症である．血糖コントロールが不良な糖尿病患者では，歯周組織の血管障害や代謝異常，口腔内の乾燥，免疫機能低下によって歯周病が重症化する．逆に，歯周病の重症化は，血糖コントロールに影響を与えるともいわれている（図12）．このような背景から，日本糖尿病協会では，日本歯科医師会との相互の連携を強化するために歯科医師登録医制度を設けている[13]．

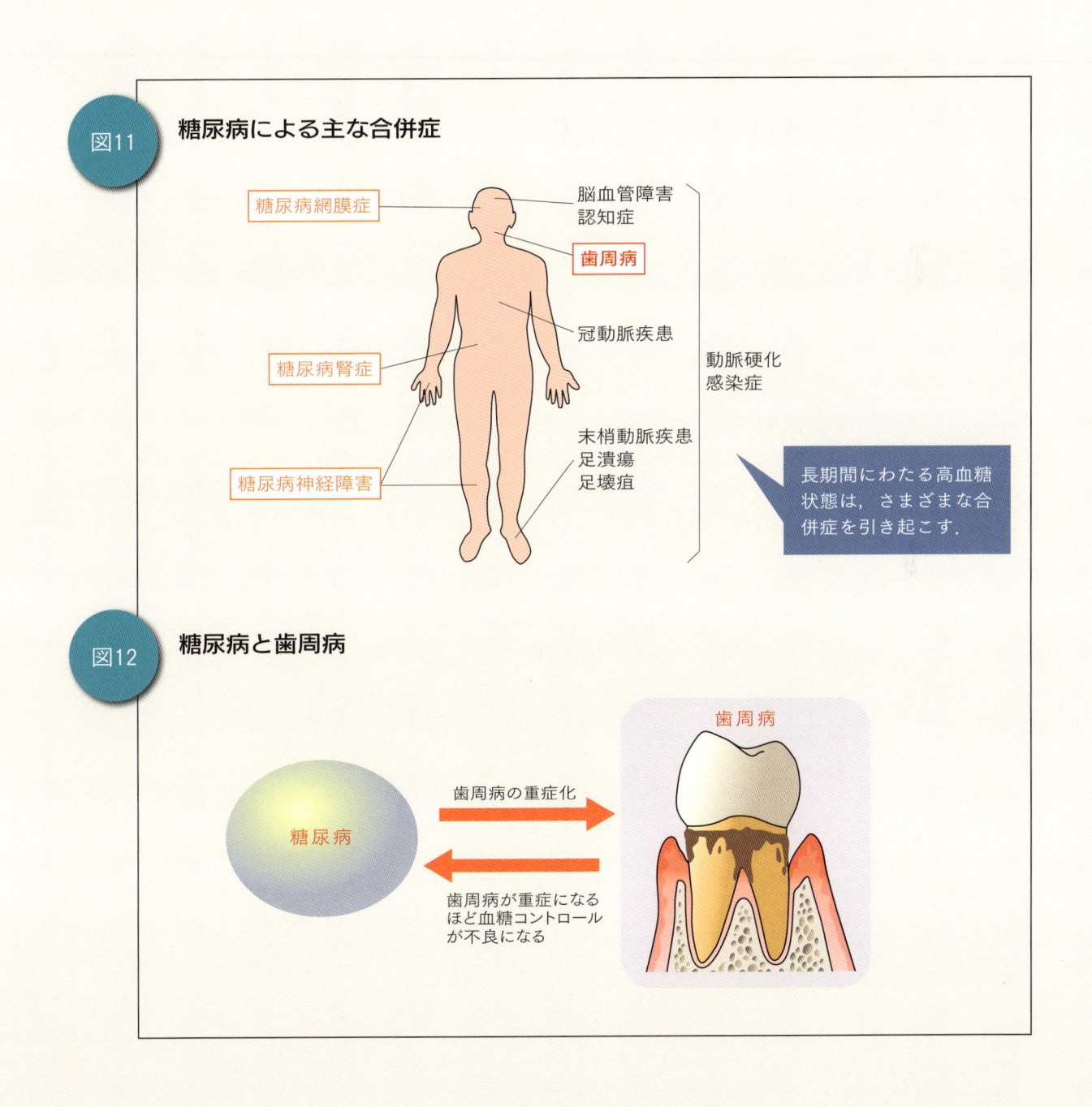

図11　糖尿病による主な合併症

- 糖尿病網膜症
- 脳血管障害
- 認知症
- 歯周病
- 冠動脈疾患
- 糖尿病腎症
- 糖尿病神経障害
- 末梢動脈疾患
- 足潰瘍
- 足壊疽
- 動脈硬化
- 感染症

長期間にわたる高血糖状態は，さまざまな合併症を引き起こす．

図12　糖尿病と歯周病

糖尿病 →（歯周病の重症化）→ 歯周病
歯周病 →（歯周病が重症になるほど血糖コントロールが不良になる）→ 糖尿病

4）糖尿病患者の歯科治療

図13に糖尿病患者の歯科治療時の注意点を示した．血糖コントロールや合併症の有無について，かかりつけの内科に十分コンサルテーションしておくことが必要である．血糖コントロールが不良な患者に対して，不用意に観血的処置を行うと，思わぬ重症感染症を引き起こし，壊疽などの重篤な事態に陥ることもある．

糖尿病患者の歯科治療中に，交感神経の刺激症状（発汗，動悸，顔面蒼白など）や意識レベルの低下などがみられた場合は，迅速に対処しなければ

図13 糖尿病患者の歯科治療時の注意点

- 合併症の有無を確認しておく．
- 血糖コントロールが不良な患者の観血的処置（根管治療やスケーリングなども含む）では十分な感染症対策をする．
- 普段の血糖コントロールが良好でも，発熱や下痢，嘔吐があるときは，高血糖や糖尿病ケトアシドーシス*になることがあるので，歯科治療は行わない．
- う蝕や口腔内の炎症で食事が十分摂れていないときは，高血糖も低血糖も起こりうる．
- 急に発汗や動悸，顔面蒼白がみられる場合は，低血糖になっている可能性がある．
- 患者に異変が起きた場合は，血糖値を測定して低血糖か高血糖の鑑別をすることが望ましい．
- 低血糖の対処法
  - ブドウ糖またはブドウ糖を多く含む飲料水を摂らせる．
  - 経口摂取が困難な場合は，口唇と歯肉の間にブドウ糖や砂糖を塗りつける．
  - 専門医のいる医療機関に搬送する．
- 高血糖の対処法
  - インスリンや血糖降下薬が使用可能であれば投与する．
  - 脱水は症状を悪化させるので，できるだけ水分を補給する．
  - 専門医のいる医療機関に搬送する．意識障害がある場合は，救急車の出動要請が必要となる．

まずは，血糖コントロールや合併症の有無について十分な情報を得ておくことが重要．

*糖尿病ケトアシドーシス：糖尿病でインスリンが不足した状態では，ブドウ糖の代わりに脂肪の代謝が亢進し，ケトン体が作られる．ケトン体が血液中に蓄積し，体液が酸性（アシドーシス）になっている状態をケトアシドーシスという．初期には吐き気や腹痛がみられ，症状が進むと意識障害や昏睡に至る．

ならない．とくに，インスリンを使用している患者では低血糖のリスクが高い．意識障害は高血糖でも低血糖でも起こりうるため，血糖値の測定が必要になる．血糖値測定は，測定用のセットがあれば，比較的容易に行うことができる（図14）．専門医のいる医療機関へ搬送するまでの間，できだけ適切な対処を行うことが望ましい（図13）．

図14 血糖値の測定方法

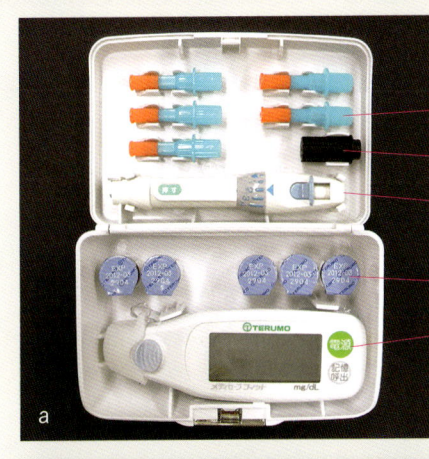

a 血糖測定セット（テルモ社メディセーフフィット®）
- （穿刺）針
- テスト用チップ
- 採血用穿刺器具（穿刺ペン）
- 測定用チップ
- 血糖計

b ①電源を入れる
②測定用チップのフィルムシールをはがす

c ③測定用チップを血糖計の先に押し込む

d ④チップケースを引き抜く

e ⑤穿刺ペンの先に針を取り付ける
⑥指の側面を穿刺する

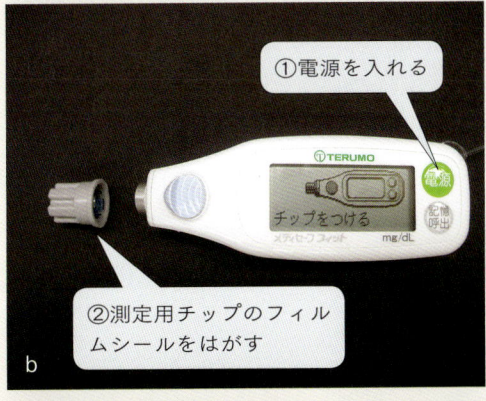

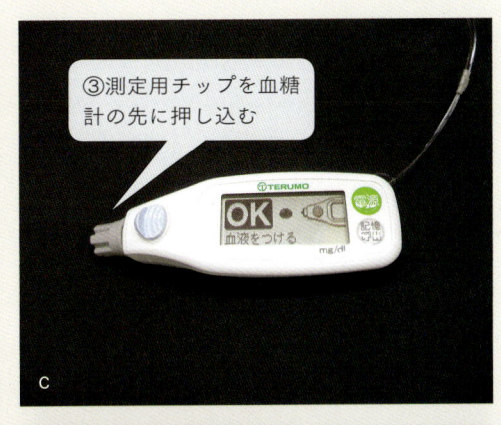

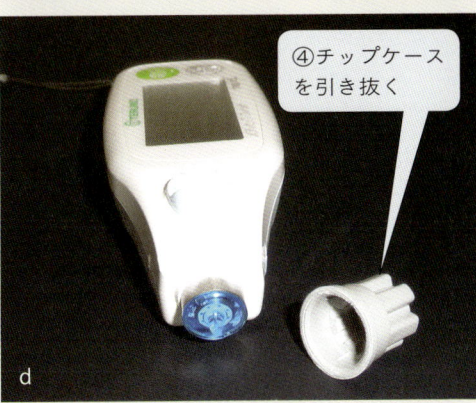

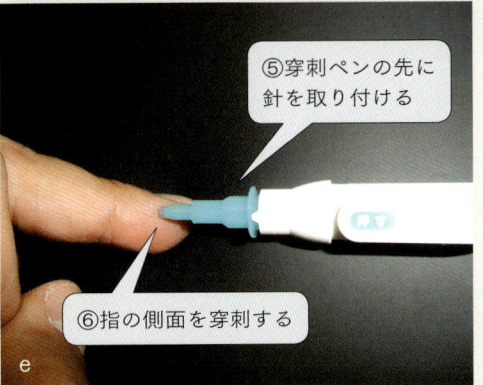

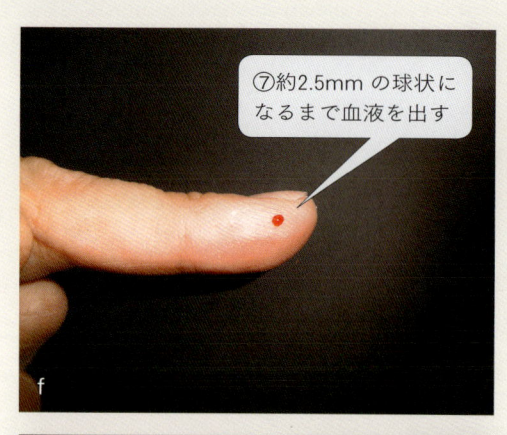

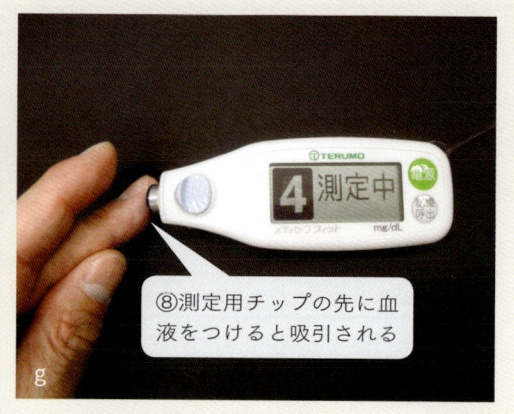

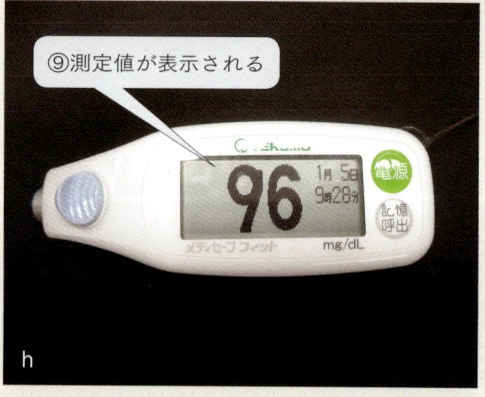

⑦約2.5mmの球状になるまで血液を出す

f

⑧測定用チップの先に血液をつけると吸引される

g

⑨測定値が表示される

h

血糖値測定用のセットがあれば，比較的容易に血糖値を測ることができる．

脂質異常症

　歯科治療において，脂質異常症の直接的な影響は少ない．しかし，脂質異常症は動脈硬化の主たる要因であり，とくに虚血性心疾患の三大危険因子の1つとされている（図15）．したがって，血液検査でLDLコレステロールや中性脂肪が著しく上昇している場合は，即時の治療は避け，心疾患や脳血管疾患の有無を確認したうえで歯科治療にあたらなければならない．

甲状腺機能亢進症・低下症

　甲状腺機能亢進症あるいは甲状腺機能低下症の患者の歯科治療は，図16に示すような項目に注意して行う[14]．甲状腺ホルモンの増加は代謝を亢進させるので，バセドウ病のような甲状腺機能亢進症では頻脈や発汗，体温上昇，高血糖などの症状がみられる．うつ病になったり，体重が減少した

りすることもある．甲状腺ホルモンは，多すぎても少なすぎても身体の不調をきたすため，歯科治療を行う前に甲状腺機能がコントロールされていることを確認しておかなければならない．とくに，甲状腺機能亢進症の患者の場合には，甲状腺クリーゼが発症すると死に至ることもあるので，コントロール不良例の治療は避けるべきである．

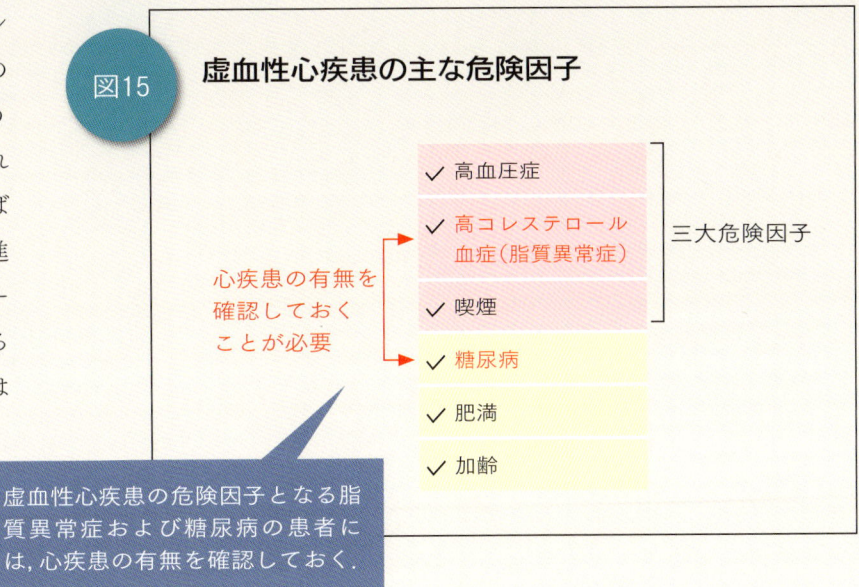

図15 虚血性心疾患の主な危険因子

- ✓ 高血圧症
- ✓ 高コレステロール血症（脂質異常症） 〉三大危険因子
- ✓ 喫煙
- ✓ 糖尿病
- ✓ 肥満
- ✓ 加齢

心疾患の有無を確認しておくことが必要

虚血性心疾患の危険因子となる脂質異常症および糖尿病の患者には，心疾患の有無を確認しておく．

図16 甲状腺機能が亢進・低下している患者の歯科治療

甲状腺の役割
- 甲状腺で作られる甲状腺ホルモンは，脳や心臓，胃腸の働きを活性化し，エネルギーの産生，代謝や体温の調節に関係している．
- したがって，甲状腺ホルモンは多すぎても少なすぎても身体の機能を正常に保てなくなる．

甲状腺機能亢進症患者の歯科治療
- 甲状腺機能がコントロールされていることが重要であり，かかりつけ医にコンサルテーションすることが必要である．
- コントロール不良な患者は，治療のストレスや疼痛で甲状腺クリーゼ*を発症することがある．
- 鎮静薬の投与や精神鎮静法は甲状腺クリーゼを避けるために有用である．
- 治療中は血圧や脈拍のモニタリングを行い，急な血圧上昇や頻脈に注意する．
- β遮断薬を服用している場合は，局所麻酔薬中のアドレナリンによって異常な血圧上昇をきたすことがあるため使用量に注意する．

甲状腺機能低下症患者の歯科治療
- 甲状腺機能がコントロールされていることが望ましく，かかりつけ医にコンサルテーションすることが必要である．
- 鎮静により呼吸が抑制されることがあるので，鎮静薬の投与や精神鎮静法は行わない．
- 治療中は血圧や脈拍のモニタリングを行い，血圧低下や徐脈に注意する．

*甲状腺クリーゼ：甲状腺機能が急激に亢進した状態で，発熱，高度な頻脈，不整脈，意識障害，昏睡などの症状があらわれ，死に至ることもある．一般の歯科医院で治療することは困難なので，救急搬送が必要になる．

参考文献

1. 日本高血圧学会高血圧治療ガイドライン作成委員会．高血圧治療ガイドライン2009．日本高血圧学会 2009；1-96．
2. 古屋英毅，金子譲，海野雅浩，池本清海，福島和昭，城茂治．歯科麻酔学 第6版．東京：医歯薬出版，2009；180-410．
3. The Criteria Committee of the New York Heart Association. Nomenclature and Criteria for Diagnosis of Diseases of the Heart and Great Vessels. 9th ed. Boston, Mass: Little, Brown & Co；1994：253-256．
4. 循環器病の診断と治療に関するガイドライン(2006-2007年度合同研究班報告)．心房細動治療(薬物)ガイドライン(2008年改訂版)．Circulation Journal 2008；72, Supplement IV, 1581-1638．
5. 日本有病者歯科医療学会・日本口腔外科学会・日本老年歯科医学会．科学的根拠に基づく抗血栓療法患者の抜歯に関するガイドライン2010年版．東京：学術社，2010．
6. 松野智宜，天笠光雄，金子明寛，北原和樹，浅田洸一，佐藤田鶴子．「抗血栓療法患者における抜歯のガイドライン」に関する報告．歯科薬物療法 2010；29(1)：34-53．
7. 今井裕，矢郷香．抗血栓療法患者に対する抜歯時の対応について．科学的根拠に基づくガイドラインの作成にあたり．日歯科医師会誌 2010；63(9)：941-949．
8. 循環器病の診断と治療に関するガイドライン．「心房細動における抗血栓療法に関する緊急ステートメント」．http://www.j-circ.or.jp/guideline/pdf/statement.pdf(2013年10月25日閲覧)．
9. 横山武志，友田三保，西山友貴，神原哲也，松下三二，藤本正司，鬼頭英介，山川治，真鍋雅信．歯科領域におけるデキストラン含有局所麻酔薬の有用性．日口腔診断会誌 1999；12(2)：353-358．
10. Wilson W, Taubert KA, Gewitz M, Lockhart PB, Baddour LM, Levison M, Bolger A, Cabell CH, Takahashi M, Baltimore RS, Newburger JW, Strom BL, Tani LY, Gerber M, Bonow RO, Pallasch T, Shulman ST, Rowley AH, Burns JC, Ferrieri P, Gardner T, Goff D, Durack DT. Prevention of infective endocarditis: Guidelines from the American Heart Association. Circulation 2007；116(15)：1736-1754．
11. 循環器病の診断と治療に関するガイドライン(2007年度合同研究班報告)．感染性心内膜炎の予防と治療に関するガイドライン(2008年改訂版)．http://www.j-circ.or.jp/guideline/pdf/JCS2008_miyatake_h.pdf(2013年10月25日閲覧)．
12. 日本糖尿病学会糖尿病治療ガイド編集委員会．糖尿病治療ガイド2012-2013．東京：文光堂，2012；8-93．
13. 日本糖尿病協会．歯科医師登録医制度について．http://www.nittokyo.or.jp/shikatourokui_10001.html(2013年10月25日閲覧)．
14. 金子譲・監修．福島和昭，原田純，嶋田昌彦，一戸達也，丹羽均・編．歯科麻酔学第7版．東京：医歯薬出版，2012；62-396．

Chapter 4

安全な歯科治療のために必要な準備

イザというとき慌てない！
必ず習得しておきたい歯科医院のための救命救急処置

はじめに

　安全安心な歯科医療を提供するには，歯科治療を始める前に患者の全身状態を十分把握しておくことが大切である．近年では，アレルギーをもつ小児が増えており，重篤なショックに至らないような配慮が必要になることがある．また，発症頻度の高い過換気症候群は，若い女性に多くみられる．すなわち，歯科治療前の全身状態の把握は，高齢者だけではなく若年者に対しても重要である．さらに，全身的偶発症が発生した場合に備えて，酸素投与や適切な薬剤を使うための準備も必要になる．

　本章では，患者の全身状態を評価するための効果的な問診票と問診に加えて，治療前に確認すべきバイタルサインについて説明する．また，酸素や薬剤投与の適応と適切な投与法についても解説する．

歯科治療前の全身状態の評価：適切な問診と問診票

　歯科治療中の全身的偶発症の発生を予防するためにまず行わなければならないのは，初診時に患者の全身状態を十分に把握することである．的確な問診と検査を行うことで，自分の歯科医院で治療をしても大丈夫かどうかを判断しなければならない．判断に迷うときには，他医療機関の専門医にコンサルトすることが必要である(図1)．「たぶん大丈夫だろう」で治療をしてしまうと，取り返しのつかない事態を招くことがある．

全身状態を評価するための問診票

　初診患者の歯科診療は，問診票を記入してもらうことから始まる．問診票に効果的な質問項目を設けることで，リスクの高い患者をスクリーニングすることができる．図2に，全身状態を評価するための問診票の例を示した．また，それぞれの質問項目から得られる情報をもとに，考慮しなければならないことを表1に記載した．

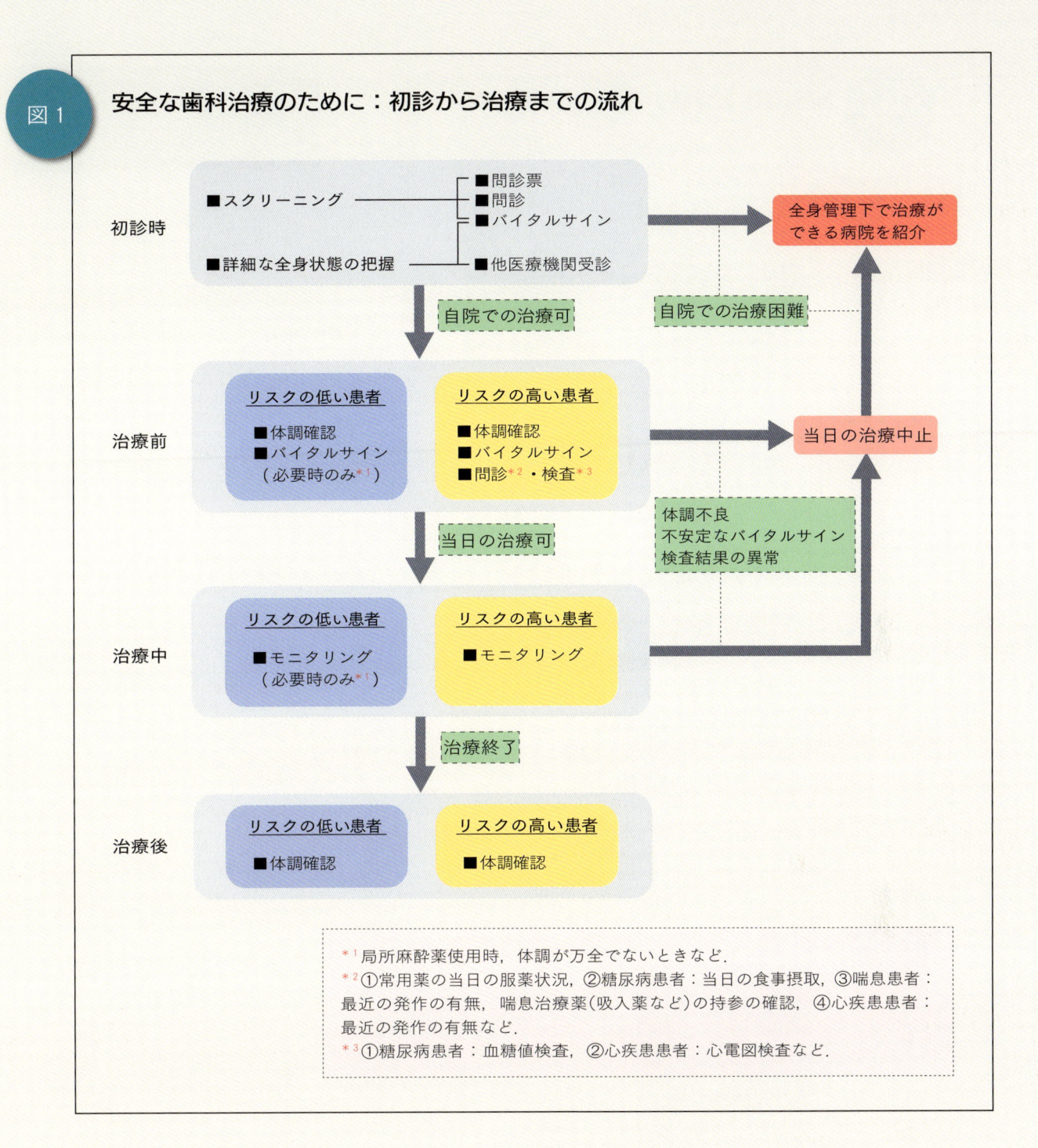

Chapter 4
安全な歯科治療のために必要な準備

図1 安全な歯科治療のために：初診から治療までの流れ

初診時
- ■スクリーニング
  - ■問診票
  - ■問診
  - ■バイタルサイン
- ■詳細な全身状態の把握
  - ■他医療機関受診

→ 自院での治療困難 → 全身管理下で治療ができる病院を紹介

自院での治療可 ↓

治療前
- リスクの低い患者
  - ■体調確認
  - ■バイタルサイン（必要時のみ*1）
- リスクの高い患者
  - ■体調確認
  - ■バイタルサイン
  - ■問診*2・検査*3

→ 体調不良／不安定なバイタルサイン／検査結果の異常 → 当日の治療中止

当日の治療可 ↓

治療中
- リスクの低い患者
  - ■モニタリング（必要時のみ*1）
- リスクの高い患者
  - ■モニタリング

→ 当日の治療中止

治療終了 ↓

治療後
- リスクの低い患者
  - ■体調確認
- リスクの高い患者
  - ■体調確認

---

*1 局所麻酔薬使用時，体調が万全でないときなど．
*2 ①常用薬の当日の服薬状況，②糖尿病患者：当日の食事摂取，③喘息患者：最近の発作の有無，喘息治療薬（吸入薬など）の持参の確認，④心疾患患者：最近の発作の有無など．
*3 ①糖尿病患者：血糖値検査，②心疾患患者：心電図検査など．

113

イザというとき慌てない！
必ず習得しておきたい歯科医院のための救命救急処置

図2　全身状態を評価するための問診票例

> 主訴や歯科治療についての希望などは，各歯科医院の現在の様式を使用する．

問診票

生年月日（昭和・平成）_____年_____月_____日（_____歳）　性別　1．男性　2．女性
ふりがな
お名前
住所　〒_____
電話　（　　　）_____－_____　　　携帯　（　　　）_____－_____
E-mail
身長 _____cm　　体重_____kg　　平熱（普段の体温）_____℃

下記の質問にわかる範囲でお答え下さい．
□タバコは吸われますか？　　1．吸わない　　2．吸っていた（_____前まで）
　　　　　　　　　　　　　　3．今も吸っている（1日_____本　　喫煙年数_____年）
□お酒は飲まれますか？　　　1．飲まない　　2．ときどき飲む（週に_____回）　3．毎日飲む
□歯科治療中に気分が悪くなったことは　1．ない　　2．ある（具体的な状況_____）
　ありますか？
□健康診断を受けたことはありますか？　1．ない　　2．ある（_____年_____月頃）
　　　　　　　　　　　　　　　　　　　健康診断で指摘されたこと（_____）
□最近血圧を測ったことはありますか？　1．ない　　2．ある（_____／_____mmHg）
□気になる身体の症状がありますか？　　1．ない　　2．ある（動悸・めまい・視力低下・聴力低下・
　　　　　　　　　　　　　　　　　　　手足のしびれ・その他_____）
□歯以外で痛いところはありますか？　　1．ない　　2．ある（頭・あご・首・肩・うで・胸・おなか・
　　　　　　　　　　　　　　　　　　　腰・あし）
□アレルギーはありますか？　　　　　　1．ない　　2．ある（_____）
□今までにかかった病気はありますか？　1．ない　　2．ある（高血圧症・心臓病・糖尿病・肝臓病・
　　　　　　　　　　　　　　　　　　　腎臓病・喘息・血液疾患・脳卒中・精神疾患・
　　　　　　　　　　　　　　　　　　　その他_____）
□現在かかっている病気はありますか？　1．ない　　2．ある（_____）
□現在のんでいる薬はありますか？　　　1．ない　　2．ある（_____）

表1　問診票のチェックポイント

年齢	●高齢者（65歳以上）では，循環器系・呼吸器系疾患のリスクが増大する． ●高齢になるにしたがって薬物の代謝・排泄が低下し血中濃度が下がる時間が延長するため，投与量に注意が必要である． ●小児への薬物投与量は年齢をもとに計算することがある[*1]．
体重	●小児への薬物投与は体重あたりの量を計算して処方する場合もある[*1]（抗菌薬や解熱鎮痛薬など）． ●過度な肥満は循環器系疾患や呼吸器系疾患のリスク因子である．糖尿病を合併している場合もある．
喫煙によってリスクが増大する疾患	●歯周病 ●癌（肺，口腔など）：ブリンクマンインデックス（喫煙指数）＝1日の喫煙本数×喫煙年数…400〜600で肺癌が発生しやすくなり，1200以上で喉頭癌，咽頭癌や胃癌の危険性が高くなる． ●心疾患（狭心症・心筋梗塞・不整脈） ●脳卒中 ●慢性閉塞性肺疾患（肺気腫・慢性気管支炎） ●胃・十二指腸潰瘍
飲酒歴	●過度な飲酒は肝機能低下につながる．薬物投与量に影響するため，内科へのコンサルテーションが必要な場合もある．
歯科治療中の気分不良	●神経性ショックや過換気症候群を起こす可能性がある． ●局所麻酔に関連する場合は，局所麻酔薬アレルギー，アドレナリン過敏症などの可能性を考慮する． ●歯科治療に対して極度の緊張や恐怖心がある場合は，精神鎮静法を考慮する．

114

Chapter 4
安全な歯科治療のために必要な準備

健康診断の受診歴	●長期間健康診断を受けていない場合，患者本人が気付いていない基礎疾患があるかもしれない．
血圧（とくに高血圧症）	●高血圧症は，循環器系疾患，脳血管疾患の危険因子である． ●服用している降圧薬を把握しておかなければならない． ●平常時はコントロールされていても，歯科治療や小手術によって異常高血圧となることがある．
気になる身体症状	●動悸：さまざまな循環器系疾患で発生する不整脈による． 　　　　糖尿病や甲状腺機能亢進症に由来することもある． 　　　　長時間持続する場合は循環器専門医にコンサルトする．治療に際してもモニタリングが必要になる． ●めまい：脳血管疾患，糖尿病，重篤な心疾患が原因となっていることがある． ●視力低下：進行した糖尿病によるかもしれない（糖尿病性網膜症）． 　　　　脳腫瘍や脳梗塞などの脳血管疾患が原因となることもある． ●聴力低下：加齢，中耳炎，脳腫瘍，神経障害，薬の副作用，ウイルス感染症，メニエール病などの原因が考えられる． ●手足のしびれ：糖尿病，脳血管疾患，神経障害，甲状腺機能低下症，パニック障害などが原因となる． 　　　　治療中の体位にも気をつける必要がある．
身体の痛み	●虚血性心疾患の発作による痛みや不快感は，胸だけでなく上半身のいろいろな部位に広がっていく． ●首や肩の痛みによって引き起こされる非歯原性歯痛がある（筋筋膜痛）． ●頭痛が原因で歯や顎が痛むことがある（群発頭痛，片頭痛など）．その他にも，歯や顎の痛みをともなう頭痛は重篤な頭部の疾患に関連していることもあるので，精査が必要である．
アレルギー	●アレルギーのある薬物と同じ系統の薬を使用してはいけない． ●ラテックスアレルギーでは，グローブ，ラバーダム，エラスティクスゴムなどの歯科材料や器具の使用に注意する．（バナナ，キウイフルーツ，アボガド，クリ等にアレルギーがある場合は，ラテックスと交叉抗原性を示すこともあるので要注意である） ●最悪の場合はアナフィラキシーショックに至る．
既往歴で注意すること（専門診療科へのコンサルテーションが必要）	●高血圧症・心臓病：血圧のコントロールは良好か． 　　　　　　　　　服用している薬． 　　　　　　　　　痛み，ストレス，局所麻酔薬などの影響による術中異常高血圧症や虚血性心疾患の発症． ●糖尿病：血糖値のコントロールは良好か． 　　　　　創傷治癒不良，易感染性への配慮． ●肝臓病・腎臓病：代謝・排泄の機能低下を考慮した薬物投与量の調節（減量）． ●喘息：歯科治療中の発作に対応できる薬物（吸入薬など）の準備． 　　　　鎮痛薬の選択． ●血液疾患：観血的処置での出血傾向など． ●脳卒中：抗凝固薬の服用と休薬． 　　　　　半身麻痺などの後遺症． 　　　　　歯科治療中の循環動態の変動，意識レベル，麻痺の出現． ●精神疾患：疾患（障害）の種類． 　　　　　　障害の程度，コントロールは良好か． 　　　　　　服用している薬物． ●甲状腺機能異常：コントロールは良好か． 　　　　　　　　　歯科治療中の循環動態の変動． 　　　　　　　　　服用している薬物．
使用中薬物（専門診療科へのコンサルテーションが必要）	●抗凝固薬・抗血小板薬：出血傾向の評価と休薬の必要性． ●三環系抗うつ薬：アドレナリンで血圧上昇するため併用注意． ●抗精神病薬（ブチロフェノン系・フェノチアジン系など） 　　　：アドレナリンで重篤な血圧低下を起こすため併用禁忌（α遮断作用による）． ●ビスホスホネート系薬剤：抜歯等の外科的処置で顎骨壊死・顎骨骨髄炎のリスク上昇（休薬の判断が必要）． ●その他，服用している薬との相互作用に留意した処方が必要．
妊娠中の歯科治療	●歯科治療ができない時期はないが，妊娠初期および後期は応急処置のみの方が望ましい． ●治療中の体位[*2]や治療時間に配慮する． ●胎児への影響が少ない薬物を選択する．（抗生物質：ペニシリン系・セフェム系，鎮痛薬：アセトアミノフェン） ●エックス線写真撮影時の防護エプロン使用を徹底する．

[*1] 小児への薬物投与量は，必ず薬の使用説明書の指示に従うこと．
[*2] 仰臥位での治療は注意を要する．（仰臥位低血圧症候群：妊娠子宮が脊柱の右側にある下大静脈を圧迫し，心臓へ還る血液が減少するため，心拍出量が減少して低血圧となる．左側臥位にすることで，症状は速やかに回復する）

問診票にもとづいた問診

　問診票で何らかの全身疾患が疑われた場合には，問診によってさらに詳しい情報を入手しなければならない（図3）．

　心疾患がある場合は，歯科治療が適応か否かの基準が設けられている．NYHA（New York Heart Association：ニューヨーク心臓協会）の心機能分類でclass Ⅱ までが通常の歯科治療の対象になる（図3，表2）[1,2]．

　ただし，心血管病の発症リスクを抑えるためには，すでにわかっている循環器疾患だけに気をつけておけば十分というわけではない．糖尿病や慢性腎臓病も心血管病変のリスク因子となる．その他の心血管病のリスク因子は，高齢（65歳以上），喫煙，高血圧，肥満（BMI ≧25）[3]，メタボリックシンドローム，脂質異常症などである[4]．複数のリスク因子がある場合には，既知の心疾患がなくても，心機能評価の問診を行うべきである．

図3　初診時の全身状態評価表および記入例

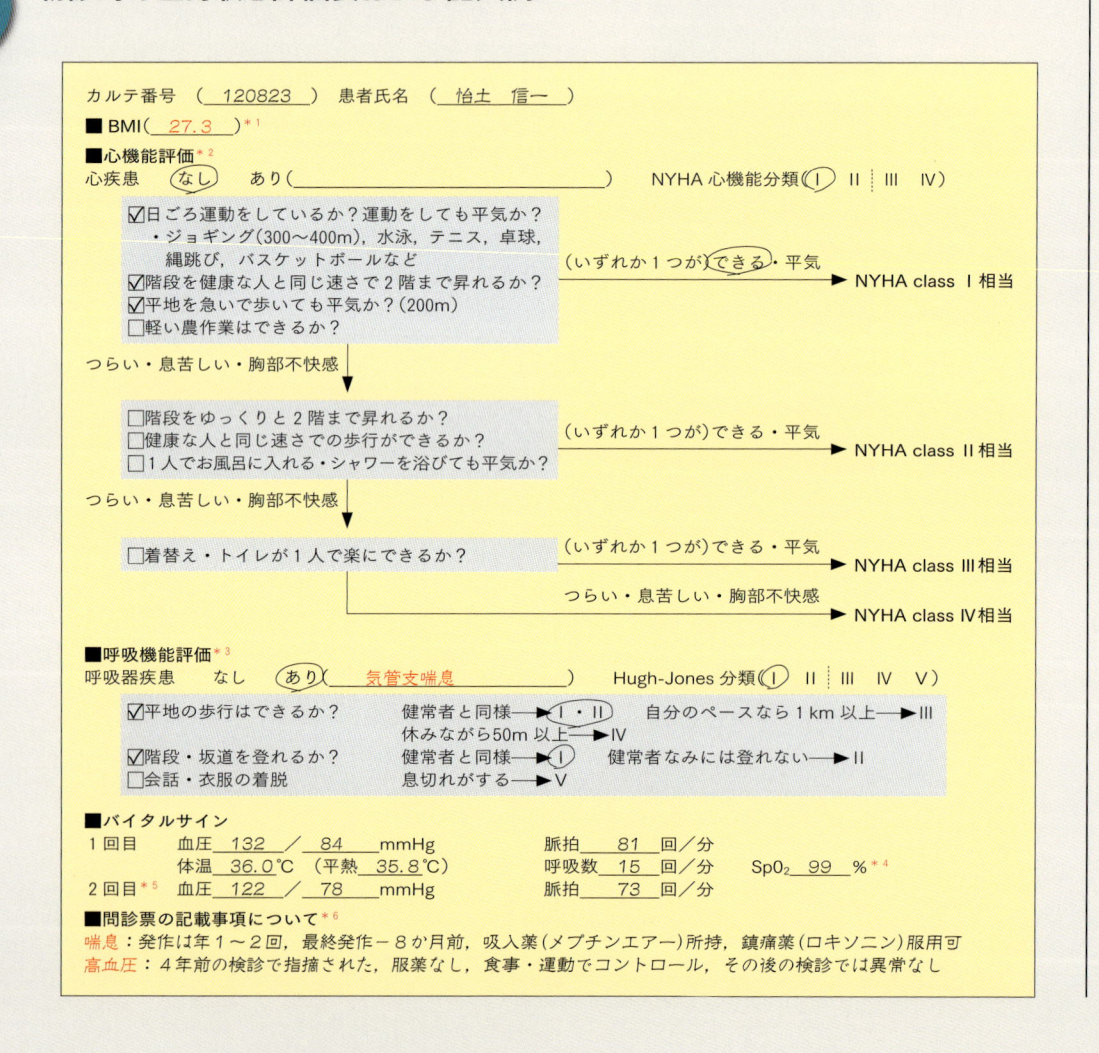

■BMI（ 27.3 ）*1
■心機能評価*2
心疾患　（なし）　あり（　　　　　　　　　　　）　　NYHA 心機能分類（Ⅰ）Ⅱ Ⅲ Ⅳ）

☑日ごろ運動をしているか？運動をしても平気か？
・ジョギング（300～400m），水泳，テニス，卓球，縄跳び，バスケットボールなど
☑階段を健康な人と同じ速さで2階まで昇れるか？
☑平地を急いで歩いても平気か？（200m）
□軽い農作業はできるか？
（いずれか1つが（できる）・平気）　→ NYHA class Ⅰ相当

つらい・息苦しい・胸部不快感 ↓

□階段をゆっくりと2階まで昇れるか？
□健康な人と同じ速さでの歩行ができるか？
□1人でお風呂に入れる・シャワーを浴びても平気か？
（いずれか1つが）できる・平気　→ NYHA class Ⅱ相当

つらい・息苦しい・胸部不快感 ↓

□着替え・トイレが1人で楽にできるか？
（いずれか1つが）できる・平気　→ NYHA class Ⅲ相当
つらい・息苦しい・胸部不快感　→ NYHA class Ⅳ相当

■呼吸機能評価*3
呼吸器疾患　なし　（あり）　気管支喘息　　Hugh-Jones 分類（Ⅰ）Ⅱ Ⅲ Ⅳ Ⅴ）
☑平地の歩行はできるか？　健常者と同様→Ⅰ・Ⅱ　自分のペースなら1km以上→Ⅲ
　　　　　　　　　　　　　　　　　　　　休みながら50m以上→Ⅳ
☑階段・坂道を登れるか？　健常者と同様→Ⅰ　　　健常者なみには登れない→Ⅱ
□会話・衣服の着脱　　　　息切れがする→Ⅴ

■バイタルサイン
1回目　血圧　132 ／ 84 mmHg　　脈拍　81 回／分
　　　　体温　36.0℃（平熱 35.8℃）　呼吸数　15 回／分　　SpO₂　99 ％*4
2回目*5　血圧　122 ／ 78 mmHg　　脈拍　73 回／分

■問診票の記載事項について*6
喘息：発作は年1～2回，最終発作－8か月前，吸入薬（メプチンエアー）所持，鎮痛薬（ロキソニン）服用可
高血圧：4年前の検診で指摘された，服薬なし，食事・運動でコントロール，その後の検診では異常なし

Chapter 4
安全な歯科治療のために必要な準備

> 患者に記入してもらった問診票をもとに，全身状態を評価するための問診を行う．
> *[1] BMI(Body Mass Index)は，受付などで計算して記入する．
> 〈BMI＝体重(kg)÷身長(m)の二乗〉
> 肥満は，心血管病のリスク因子の1つである．日本肥満学会による「肥満度の判定基準」では，普通体重：18.5≦〜＜25，肥満1度：25≦〜＜30，肥満2度：30≦〜＜35，肥満3度：35≦〜＜40，肥満4度：40≦となっている[3]．
> *[2] NYHA(New York Heart Association：ニューヨーク心臓協会)心機能分類に基づく評価が有用である(表2参照)[1]．歯科医院において治療が可能なのは，class II までである．class III では，緊急時以外の処置は行わない．class IV は，歯科治療の適応とはならない[2]．
> *[3] Hugh-Jones(ヒュー・ジョーンズ)呼吸不全の分類に基づく評価(表3参照)[2]．III度以上であれば，歯科治療の適否を呼吸器科にコンサルトしておく．
> *[4] 経皮的酸素飽和度(表9参照)
> *[5] 血圧は少なくとも2回以上測定することが望ましい．
> *[6] 問診票で異常があった項目は，問診でさらに詳しい情報を記載する．

表2　NYHA心機能分類

> NYHA Functional Class は心不全の重症度を分類したものだが，心疾患を有する患者の手術・歯科治療の適応を判断するのに有用である．

I度	■身体活動にはとくに制約がない． ■日常労作により，呼吸困難，狭心痛，疲労，動悸などが生じない．
II度	■身体活動が軽度に制約される． ■安静時または軽労作時には障害がない． ■比較的強い労作(階段上昇，坂道歩行など)によって，呼吸困難，狭心痛，疲労，動悸などが出現する．
III度	■身体活動が著しく制約される． ■安静時には障害はない． ■比較的軽い日常労作でも，呼吸困難，狭心痛，疲労，動悸などが出現する．
IV度	■いかなる程度の身体労作の際にも呼吸困難，狭心痛，疲労，動悸などが出現する． ■心不全や狭心症の症状が安静時においてもみられ，労作によりそれらが増強する．

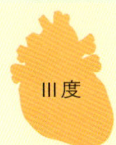

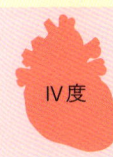

(文献1より引用改変)

既知の呼吸器疾患がある場合には，Hugh-Jones（ヒュー・ジョーンズ）呼吸不全の分類（表3）に基づく呼吸不全の評価が役に立つ．歯科治療に関する制限は明記されていないが，Ⅲ度以上であれば手術における危険度が高いとされている[2]．心機能および呼吸機能の評価によって歯科治療の適否を判断するために，問診票に平地歩行と階段登りの項目を加えておいてもよい．

表3　Hugh-Jones 呼吸不全の分類

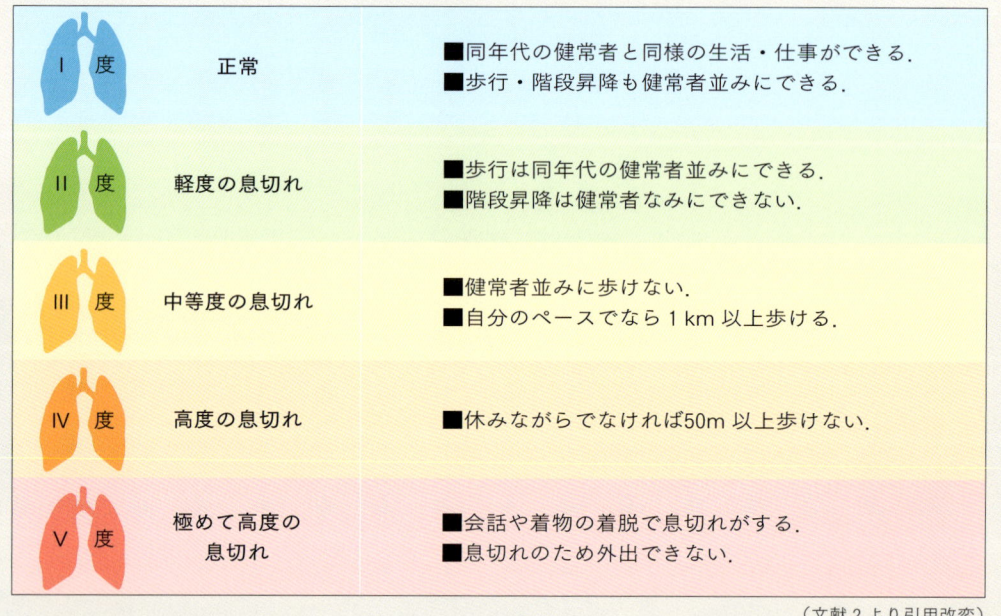

度	程度	内容
Ⅰ度	正常	■同年代の健常者と同様の生活・仕事ができる． ■歩行・階段昇降も健常者並みにできる．
Ⅱ度	軽度の息切れ	■歩行は同年代の健常者並みにできる． ■階段昇降は健常者なみにできない．
Ⅲ度	中等度の息切れ	■健常者並みに歩けない． ■自分のペースでなら1km以上歩ける．
Ⅳ度	高度の息切れ	■休みながらでなければ50m以上歩けない．
Ⅴ度	極めて高度の息切れ	■会話や着物の着脱で息切れがする． ■息切れのため外出できない．

（文献2より引用改変）

歯科治療前にするべき検査のポイント

バイタルサインの確認

1）バイタルサインとは何か？

問診票は，ハイリスク症例のスクリーニングとして有効である．しかし，そこに記入されていることは，あくまでも患者の自己申告でしかない．患者自身が気づいていない全身疾患が潜んでいることもあれば，身体に異常があっても，患者の自己判断で問診票に書かなかったことがあるかもしれない．

心拍数や呼吸，体温，血圧などのバイタルサインを確認することで，隠れていた身体の異常が発見されることは珍しいことではない．健常者と思われる患者でも，初診時のバイタルサインをチェックし記録しておくべきである．また，心拍数の増加や血圧の上昇は，歯科治療に臨む患者の緊張度を反映していることもある(図4)．

毎回の治療前にバイタルサインを測定して比較することは，体調や全身疾患の経時的変化を判断するのに有用となる．リスクの低い患者であっても，体調が万全でないときや局所麻酔が必要な処置の前には，バイタルサインを確認することが望ましい(図1)．

図4　バイタルサインとは

バイタルサイン(生命徴候)とは
- 生命を保持している状態を示す指標である．
- 一般に，心拍数(脈拍数)・呼吸(数)・体温・血圧の4つを指す．(歯科治療においては，経皮的酸素飽和度も含めることが望ましい)
- バイタルサインに異常があれば，何らかの全身的な異常が疑われる．

2) 心拍数(脈拍数)

心拍数の正常範囲は60～100回／分である[5,6]．心拍数の異常をきたす主な不整脈を表4，5に示した[5]．徐脈(＜60回／分)あるいは頻拍(＞100回／分)の場合，心電図検査などを施行しなければ，歯科治療が可能かどうかを判断することはできない．心拍数が正常範囲から外れていても，必ずしも異常とは限らないが，不整脈の正体がわからないまま歯科治療を行うことはできない．循環器専門医へコンサルトすることが必要である．

3) 呼吸

呼吸数(1分間あたりの呼吸の回数)は，30秒間に胸が上がる回数を数えて2倍すればよい[7]．呼吸数の年齢別の正常範囲を表6に示した[6,7]．歯科治療時の呼吸数の増加は，必ずしも重篤な異常とは限らない．しかし，その原因がわからずに治療を開始することは，避けるべきである．呼吸数だけでなく，呼吸の仕方(呼吸音やリズム，一回換気量の顕著な増減など)が正常でなければ，循環器系や呼吸器系，中枢神経系の異常も考えられる(図6)．逆に，呼吸数が減少している(徐呼吸という)場合は，全身状態が不良なことが多いので，歯科治療を中止して慎重に対応する必要がある．

表4　徐脈を呈する主な不整脈

不整脈の種類	解説	注意事項
洞徐脈	●正常な心電図波形（正常洞調律）で，心拍数が少ないもの． ●原因はさまざまで，必ずしも異常とは限らない． ・安静時は健康な人でも心拍数が60回／分未満になることもある． ・スポーツ選手は平常時でも心拍数が少ない（40回／分前後）． ●神経（原）性ショックによる徐脈は治療を要する． ●心筋梗塞にともなう徐脈は新たな心筋虚血を引き起こす．	●通常の人（スポーツ選手など以外）で，脈がとても遅い（＜50回／分）場合，あるいはリズムが不規則であれば，歯科治療をする前に循環器専門医へのコンサルテーションが必要である． ●徐脈による不安定な状態[*3]では，その原因が何であっても，すぐに循環器専門医などにコンサルトする．緊急通報が必要になることもある．
房室ブロック	●心房-心室間の伝導障害． ●危険性が低いものもある． ●次のような房室ブロックがみられる場合は歯科治療はできない（心臓ペーシング療法[*1]の適応となる）． ・モービッツⅡ型第2度房室ブロック：心房から心室へ正常に電気刺激が伝導しているうちに，突然，心室への伝導が脱落してしまう不整脈． ・第3度（完全）房室ブロック：心房からの電気刺激がまったく心室へ伝導されない．心房と心室は無関係に独立して収縮する． ・高度房室ブロック：心房から心室への伝導が3回のうち1回（またはそれ以下）しか伝わらない．	
心室調律	●心室に電気刺激が伝導されず[*2]，心室が自動能により独自の周期で収縮している．	

心拍数＜60回／分を徐脈という．
[*1] 電気刺激によって人為的に心収縮を引き起こし，心拍数をコントロールする治療．
[*2] 洞停止や洞房ブロック（洞結節と心房の間の伝導障害），房室ブロックなどの場合．
[*3] 徐脈による不安定な状態（意識レベル低下，胸痛，呼吸困難や血圧低下などのショック症状がみられる状態）のときは，＜50回／分になっていることが多い[9,10]．

図5　心臓の刺激伝導系

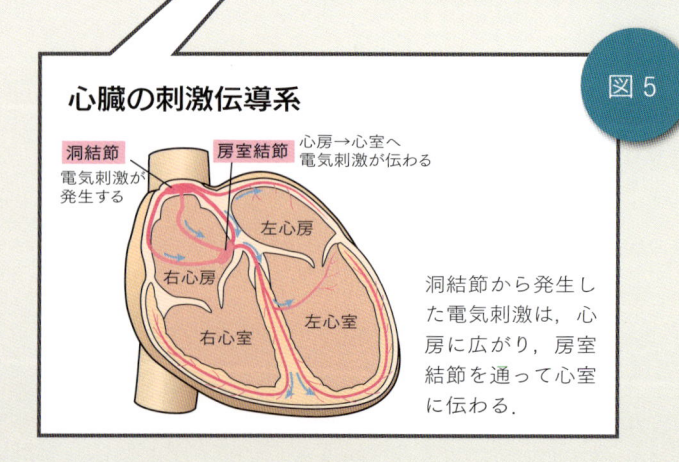

洞結節　電気刺激が発生する
房室結節　心房→心室へ電気刺激が伝わる
左心房／右心房／左心室／右心室

洞結節から発生した電気刺激は，心房に広がり，房室結節を通って心室に伝わる．

表5 頻拍を呈する主な不整脈

不整脈の種類	解説	注意事項
洞頻脈	● 正常な心電図波形（正常洞調律）で，心拍数が多いもの． ● 極度の緊張や不安により，心拍数が100回／分を超えることもある． ● 原因となる全身疾患は，呼吸器系疾患，甲状腺機能亢進症（バセドウ病），発熱，低血糖，貧血，広範な急性炎症，褐色細胞腫などである．	● 頻拍性不整脈は徐脈性のものに比べて危険性が高い場合が多い． ● 心室よりも上で起こった刺激による頻拍（上室性頻拍：洞結節，心房，房室結節などに由来する[*1]）は危険性が低く，心室性の頻拍は危険性が高い．しかし，心電図がなければ判別できないので，頻拍が持続する場合は循環器専門医にコンサルトする． ● 頻拍による不安定な状態[*2]では，その原因が何であっても迅速な治療が必要となる．すぐに循環器専門医などにコンサルトしなければならない．緊急通報が必要になることもある．
発作性上室性頻拍	● 心房と心室の間の刺激伝導路が2つある場合，それぞれの伝導路を往路，復路として，非常に短い時間で刺激が行き来するために発生する不整脈．	
心房細動（頻拍型）	● 心房の至る所で，多数の不規則な興奮が発生し，そのうちのいくつかが不規則に心室に伝わるため，心収縮のリズムも一定ではない．	
心房粗動（頻拍型）	● 250〜300回／分の規則的な心房の興奮．一定の割合で心室に伝導するため，心収縮は規則的． ● 1：1伝導の場合，危険性が高くなる．	
期外収縮の頻発	● 正常な心収縮のリズムよりも早いタイミングで起こった興奮による収縮．心房や心室など洞結節以外の場所から発生する． ● 頻発する心室性期外収縮は心室頻拍や心室細動に移行することもあり，危険性が高い．	
心室頻拍	● 連続する心室性期外収縮で150回／分以上だと危険性が高くなる．	● 脈が触れない場合は心停止である（無脈性心室頻拍）．
心室細動	● 心室のまったく無秩序な興奮で心臓のポンプ機能は失われている．	● 無脈性心室頻拍と同様，除細動の適応となる心停止である．

> 心拍数＞100回／分を頻拍という．小児の頻拍の基準は明確ではない．小児の正常心拍数は成人よりも多く，3か月〜2歳で100〜190回／分，2歳〜10歳で60〜140回／分である[6,11]．
> [*1] 図5参照
> [*2] 頻拍（脈）によって不安定な状態のときは，≧150回／分になっていることが多い[9,10]．
> 心拍出量＝1回拍出量×心拍数なので，心拍数が増えると心拍出量も増える．しかし，心拍数が150回／分よりも多くなると，1回拍出量が減ってくるため，逆に心拍数の増加にともなって心拍出量も減少する[5]．

表6　年齢別の正常呼吸数

年齢（歳）	呼吸数（回／分）
1〜3	24〜40
4〜5	22〜34
6〜12	18〜30
13以上[*1]	12〜16[*2]

（文献6，7より引用改変）

[*1] 文献7の原文では13〜18歳となっているが，成人の正常呼吸数も同様であるため，13歳以上とした．
[*2] 呼吸数が20回／分までを正常範囲とする見解もある．

図6　頻呼吸の原因

歯科治療における呼吸数増加の原因
- 歯科治療に対する不安，恐怖，興奮
- 疼痛
  - 歯科疾患に由来する痛み
  - 歯科以外の疾患などに由来する痛み
- 運動（急いで来院した直後など）
- 発熱
  - 歯科疾患に由来する場合
  - 歯科以外の疾患（風邪など）に由来する場合
- 循環器系（虚血性心疾患，心不全など）
- 呼吸器系（肺炎，肺水腫など）
- その他の全身疾患（敗血症など）

頻呼吸とは，呼吸数が正常値を超えている状態であるが，24回／分以上の呼吸数とする意見もある．

4）体温

　体温とは，身体の深部の温度（核心温度）であるが，直接は計れないので，この温度に近い値を示す部位で測定する．直腸温や口腔温も用いられるが，歯科医院で測定するには腋窩温か鼓膜温が適している（表7）．平熱よりも体温が上昇している場合は，微熱であっても感染症に罹患していることもある．とくに高齢者では感染症があっても体温上昇が少ない．体温上昇の原因が不明である場合には，侵襲的処置は避けるべきである．

表7 体温

分類		
分類	正常値	ほぼ36.0〜37.0℃の範囲[*1]
	微熱	37.0〜37.9℃
	中等度発熱	38.0〜38.9℃
	高熱	39.0℃以上
	低体温	35.0℃以下
歯科医院での測定に適した体温	腋窩温	●核心温度(身体の深部の温度)
	鼓膜温[*2]	●核心温度の指標 ●腋窩温に比べて0.2〜0.4℃程度高い
年齢による傾向	小児	成人よりも高い
	高齢者	低い
周期的変動	日差	●午前2〜6時にもっとも低い ●午後2〜10時にもっとも高い ●温度差は1℃以内
	月経周期	●排卵に一致して0.5〜1.0℃上昇 ●月経後期は高体温が持続 ●黄体ホルモン(プロゲステロン)の作用による
体温上昇の原因	高体温	●運動 ●高温環境(熱中症) ●日射病・熱射病
	発熱	●ウイルス・細菌感染症 ●敗血症 ●悪性腫瘍 ●膠原病

高体温は体温調節機構の不全によって起こる．発熱は，体温調節機構は完全であるが，外因性または内因性発熱物質により視床下部体温中枢の設定値が正常値より高くなっているために起こる．

[*1] 腋窩温での基準値．ただし，体温は生理的な影響や個人差が大きいので，平熱(各人の健康時の体温)を基準として異常の有無を判断する．
[*2] 耳式体温計で測定する鼓膜温は，視床下部の体温中枢に近い部位の温度を測定するため，測定のレスポンスが速く，より深部体温に近いといわれている．しかし，機種によっては，耳に挿入する角度や深さなどによって測定値にばらつきを生じやすいこともあるため，測定手技に十分習熟しておくことが必要である．

5）血圧

血圧は，血流が正常に保たれているかどうかを判断するための指標である．しかし，高血圧は，心血管病の発症に関わる因子の1つであり，脳卒中のもっとも重要な危険因子とされている．日本高血圧学会の高血圧治療ガイドライン2009では，収縮期血圧≧140mmHg または拡張期血圧≧90mmHg を高血圧としている．とくに，Ⅲ度高血圧（収縮期血圧≧180mmHg または拡張期血圧≧110mmHg）は脳卒中や心血管病の発症リスクが高いため，歯科診療においても緊急処置以外は内科医への紹介を優先するよう同ガイドラインに明記されている[4]（表8）．

6）経皮的酸素飽和度（SpO₂）

SpO₂は，動脈血のヘモグロビンの何％が酸素と結合しているかをあらわしている．すなわち，動脈血中に十分な酸素が含まれているかどうかを判断するための指標である．動脈血を採血しなくても，パルスオキシメータによって非侵襲的に連続測定することができる．SpO₂は，基本的なバイタルサインには含まれていないが，気道と治療部位が一致している歯科診療では呼吸器系のトラブルに関連する全身的偶発症が多いため，SpO₂は必須のバイタルサインとみなした方がよい．

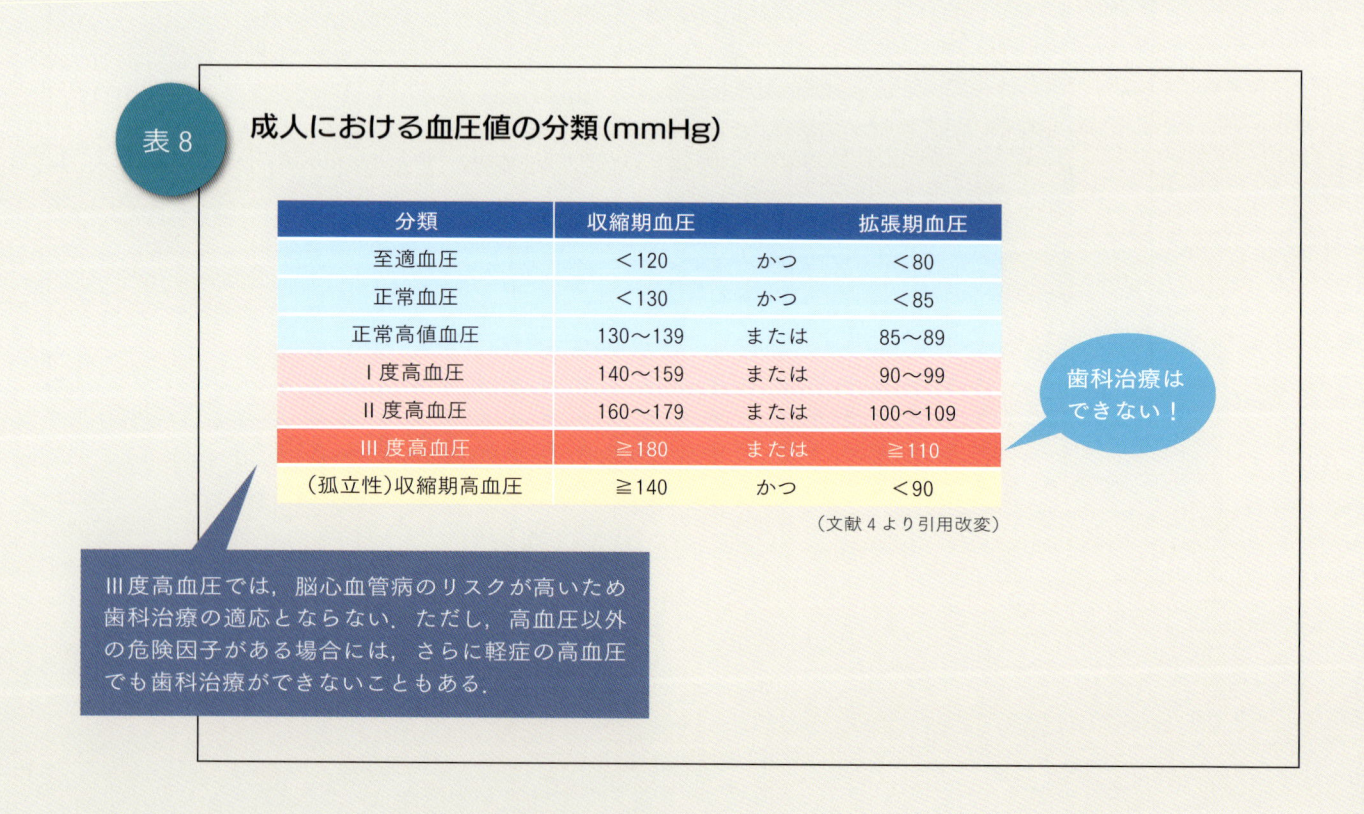

表8 成人における血圧値の分類（mmHg）

分類	収縮期血圧		拡張期血圧
至適血圧	<120	かつ	<80
正常血圧	<130	かつ	<85
正常高値血圧	130〜139	または	85〜89
Ⅰ度高血圧	140〜159	または	90〜99
Ⅱ度高血圧	160〜179	または	100〜109
Ⅲ度高血圧	≧180	または	≧110
（孤立性）収縮期高血圧	≧140	かつ	<90

（文献4より引用改変）

Ⅲ度高血圧では，脳心血管病のリスクが高いため歯科治療の適応とならない．ただし，高血圧以外の危険因子がある場合には，さらに軽症の高血圧でも歯科治療ができないこともある．

歯科治療はできない！

表9にSpO₂の測定値から考慮すべきことを示した．呼吸器疾患や循環器疾患をもつ患者では，治療前だけでなく治療中もモニタリングしておくべきである．

他医療機関へのコンサルテーション

患者が何らかの全身疾患を有している場合，自院での歯科治療が可能かどうかを判断しなければならない．また，治療が可能な場合でも，治療中に留意しなければならないことや投薬で注意すべきことなどを明確にしておく必要がある．そのためには，他医療機関の専門診療科へのコンサルテーションが必須となる（図1）．

コンサルテーションを依頼する場合には，予定している歯科治療の内容と治療時間，使用予定の局所麻酔薬などの薬剤と投与量，予測出血量，使用できるモニター，常備している緊急薬剤や設備などの詳しい情報を提供しておくことが望ましい．歯科治療に関する詳細な情報を伝えておかなければ，具体的な対処法の返答は期待できない．

表9　経皮的酸素飽和度（SpO₂）の測定値から考慮すべきこと

SpO₂（％）	測定値の解釈（考慮すべきこと）	
96〜99	正常値	
90〜95	何らかの急性疾患の存在が疑われる	
＜90	急性呼吸不全が疑われる	
普段（基準値）よりも3〜4％低下	慢性肺疾患・循環器疾患患者	慢性疾患の急性悪化を疑う
	歯科治療中	何らかの呼吸循環動態の悪化が疑われる

呼吸器または循環器専門医へのコンサルテーションが必要

（文献8より引用改変）

呼吸器疾患や循環器疾患をもつ患者では，治療中もモニタリングをすべきである．

歯科医院に必要なモニターの使い方

　生体機能を正常に維持するためには，全身の主要な臓器に十分な血液や酸素が供給されていなければならない．その指標になるバイタルサインを正確に測定するために，血圧計による非侵襲的な血圧測定法とパルスオキシメータを用いたSpO_2の測定法について解説する．

血圧計
1）血圧とは何か
　血管内を流れる血液が血管壁に与える圧力のことを血圧という．血圧は動脈にも静脈にもあるが，通常は動脈にかかる圧を指している(図7)．血圧を決める主な因子は，心臓から拍出される血液の量(心拍出量)と末梢血管における血液の流れにくさ(末梢血管抵抗)で，次の式で表すことができる．
〈血圧＝心拍出量 × 末梢血管抵抗〉
その他，循環血液量や血液粘稠度，血管の弾性なども血圧に影響を与える．

図7　収縮期血圧と拡張期血圧

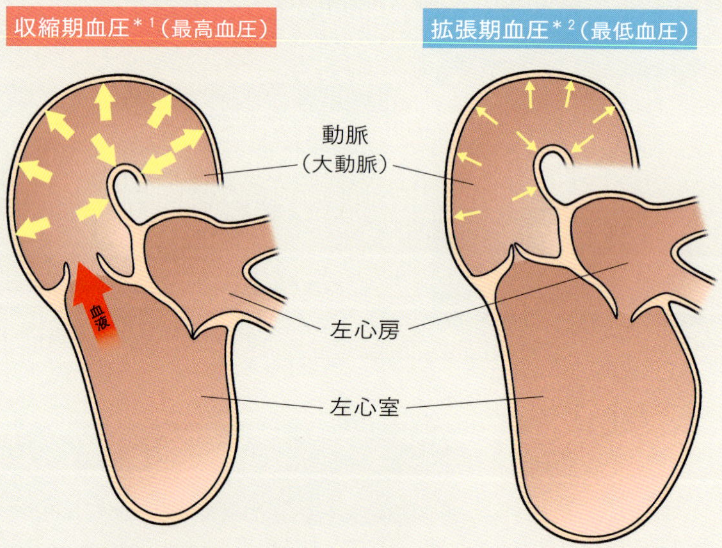

収縮期血圧*¹（最高血圧）　　拡張期血圧*²（最低血圧）

動脈（大動脈）
左心房
左心室

血圧：血液が血管壁に与える圧力
*¹ 収縮期血圧：心臓(左心室)の収縮によって血液が送り出され，血管にかかる圧がもっとも高くなる．
*² 拡張期血圧：血液を送り出した心臓は拡張し，血管への圧はもっとも低くなる．

2）血圧測定（コロトコフ法）の原理

非侵襲的に血圧を測定するもっとも一般的な方法は，上腕動脈をカフ（腕帯，マンシェット）で圧迫することによって生じる血流の変化を利用している．図8に示すように，収縮期血圧以上にカフ圧を上げると動脈が圧迫されて血流が途絶える．徐々に減圧していくと血液が心臓の拍動に合わせて断続的に流れ始め，血管音が発生する（コロトコフ音）．血液が断続的に流れると血管壁の振動も発生する．この振動はカフ内圧を変動させる（圧脈波）．コロトコフ音や圧脈波の変化によって血圧を測定することができる．

図8　血圧測定の原理

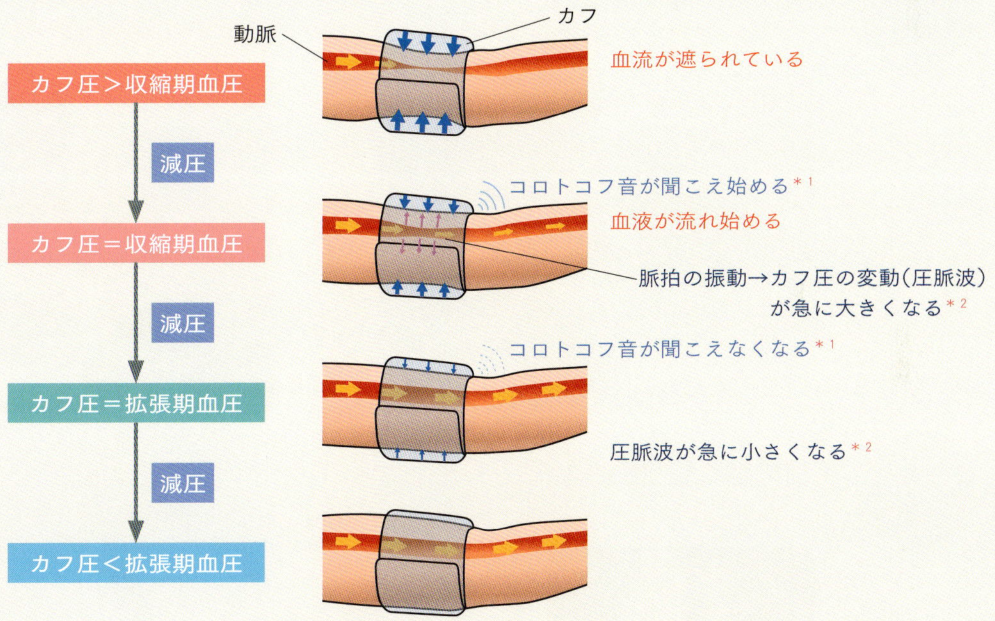

カフ圧＞収縮期血圧 → 血流が遮られている

↓減圧

カフ圧＝収縮期血圧 → コロトコフ音が聞こえ始める[*1]／血液が流れ始める／脈拍の振動→カフ圧の変動（圧脈波）が急に大きくなる[*2]

↓減圧

カフ圧＝拡張期血圧 → コロトコフ音が聞こえなくなる[*1]／圧脈波が急に小さくなる[*2]

↓減圧

カフ圧＜拡張期血圧

[*1] **リバロッチ・コロトコフ法**：コロトコフ音を聴診器またはカフに内蔵されたマイクロホンで確認することによって血圧を測定する．コロトコフ音が聞こえ始めたときのカフ圧が収縮期血圧，消失したときのカフ圧が拡張期血圧である．

[*2] **オシロメトリック法**：動脈の拍動によって発生するカフ内圧の振動を利用して測定する．圧脈波の振幅が急激に大きくなったときのカフ圧が収縮期血圧，急激に小さくなったときのカフ圧が拡張期血圧である．

3）血圧計のタイプ

　適切な血圧測定法は，日本高血圧学会が発表している「高血圧治療ガイドライン2009(JSH2009)」に記載されている[4]．医療施設における基本的な血圧測定は，水銀血圧計やアネロイド血圧計(アナログ時計のような文字盤と針で圧力を表す血圧計)を使用して聴診法で実施する．検定を受けて精度が保証された電子血圧計も使用することが認められている．最近では，水銀の環境への影響から，とくにヨーロッパでは水銀血圧計は使用されない傾向にある．さらに，水銀柱の精度管理，アネロイド血圧計の精度の問題などから，電子血圧計の使用が推奨されるようになってきている．

　多くの電子血圧計が，オシロメトリック法(図8)を採用している．図9のような上腕用の電子血圧計は，比較的安価で入手でき，特別な技術がなくても容易に血圧測定ができる．日本製であれば精度に大きな問題はない．手首血圧計(図10)は，長袖の服を着ていても容易に血圧が測定できるとい

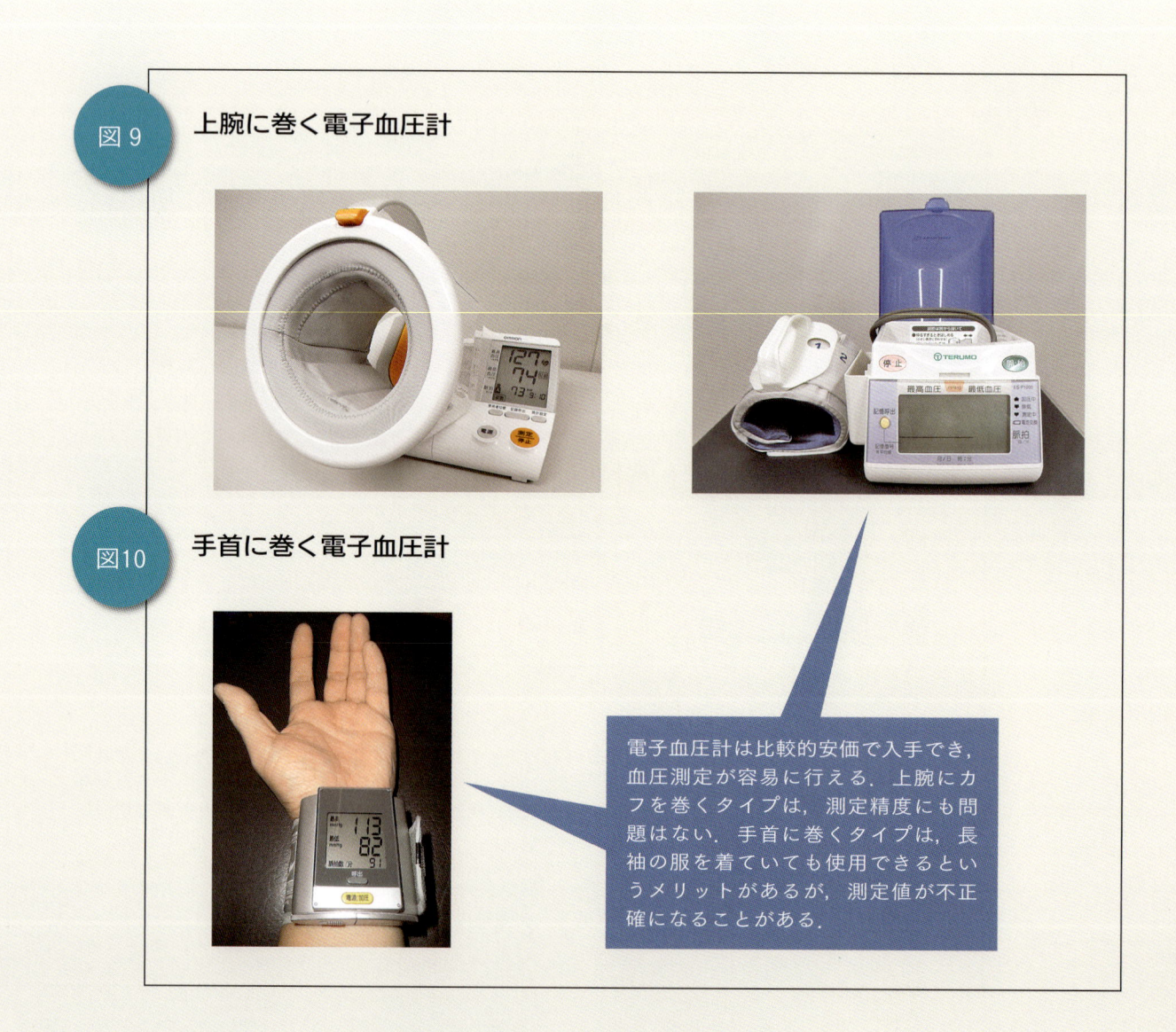

図9　**上腕に巻く電子血圧計**

図10　**手首に巻く電子血圧計**

> 電子血圧計は比較的安価で入手でき，血圧測定が容易に行える．上腕にカフを巻くタイプは，測定精度にも問題はない．手首に巻くタイプは，長袖の服を着ていても使用できるというメリットがあるが，測定値が不正確になることがある．

う利点がある．しかし，手首の動脈の圧迫が困難な場合は，測定値が不正確になることもある．指用の血圧計は不正確なため推奨されない[4]．

4）カフの選択と巻き方

カフを交換できるタイプの血圧計では，図11に示すような基準で患者の腕の大きさに合わせて適切なカフを選択する．しかし，市販の電子血圧計は，カフの選択ができないものも多い．通常，成人の血圧測定で用いられるカフ内のゴム囊の大きさは，幅13cm，長さ22〜24cmである．標準装備のカフを用いれば，小児などで腕が細い場合は血圧が低く表示され，極端に太い腕では血圧が高く表示されることもある．使用する血圧計で測定できる上腕周囲の大きさを確認しておかなければならない．ラテックスアレルギーの患者に使用する場合は，カフやエアー管にラテックスが使われていないことを確かめておく必要がある（図12）．

カフはゴム囊の中央部が測定する上腕動脈の直上にあたるように巻く．カフに動脈の位置が印してあれば（図11），その印を上腕動脈の位置に合わせる．印がない場合はゴム管の位置が腕の中央にくるようにする．カフの下端を肘窩（肘の内側）の2〜3cm上に合わせ，カフと皮膚の間に指が1〜

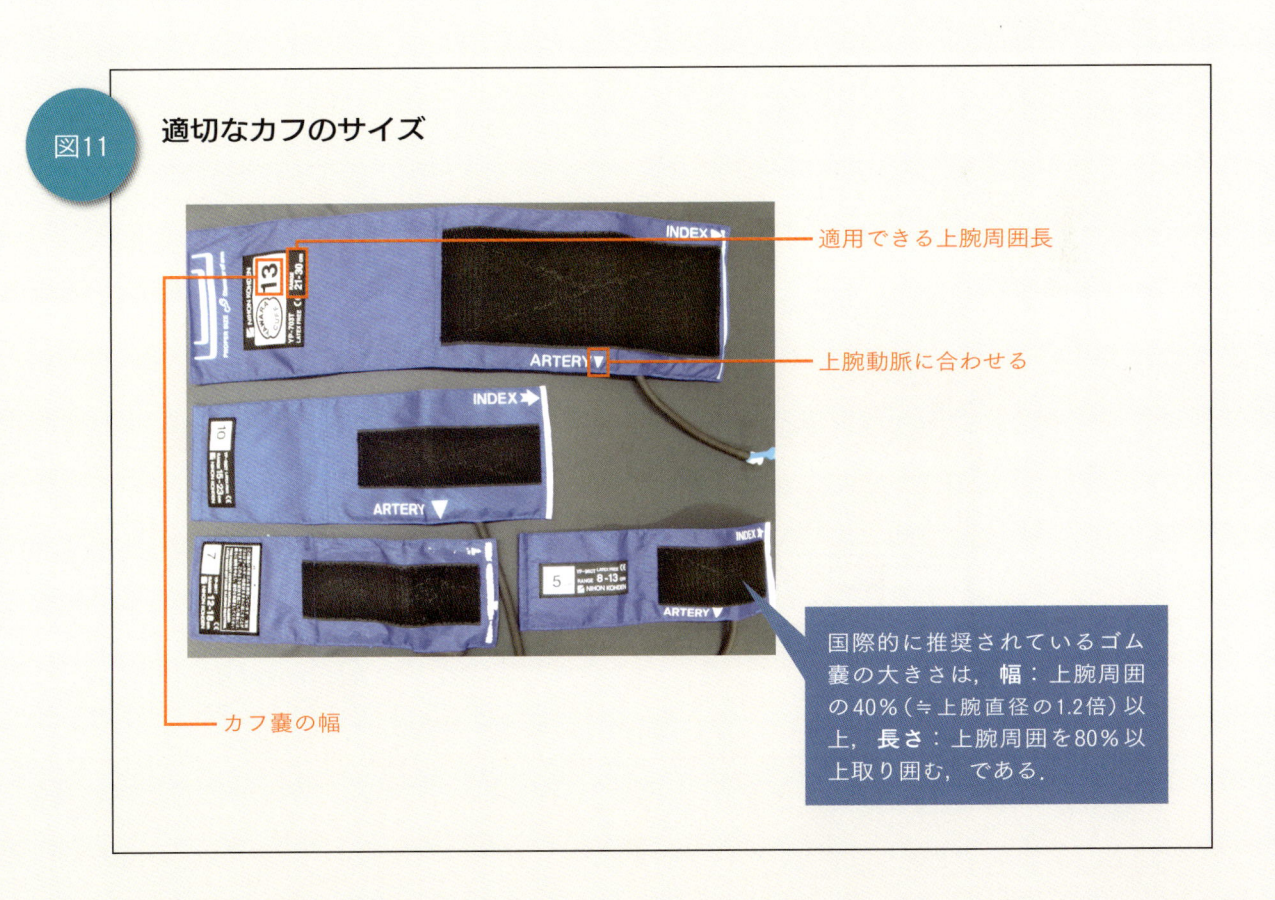

図11　適切なカフのサイズ

- 適用できる上腕周囲長
- 上腕動脈に合わせる
- カフ囊の幅

国際的に推奨されているゴム囊の大きさは，**幅**：上腕周囲の40％（≒上腕直径の1.2倍）以上，**長さ**：上腕周囲を80％以上取り囲む，である．

2本入る程度のゆとりをもたせて巻く(図13).
　カフは肌に直接巻くのが原則である．しかし，脱衣が困難な場合は，薄手のシャツ1枚ならばその上から巻いても測定は可能である(図14)．厚手のシャツや上着は，その上からカフを巻くと正確な測定値が得られない．また，袖を捲り上げると腕の血管を圧迫してしまうので注意する．

5) 血圧測定時の注意点

　歯科医院を訪れた患者は，緊張のために平常時よりも血圧が上昇していることがある．血圧測定は，安静な状態を保ちつつ，静かで適当な室温の環境で行うことが望ましい．測定前の喫煙や飲酒，カフェインの摂取も測定値に影響を及ぼすので注意する．

　背筋を伸ばして座り，カフが心臓と同じ高さになるようにする(図15a)．前かがみになると，腹圧の影響で血圧が上昇する(図15b)．測定回数は，1〜2分の間隔をあけて少なくとも2回行う．2回の測定値が著しく違う場合は，追加測定を行う．不整脈がある場合は，3回以上測定して不整脈の影響を除外することが必要である．また，初診時は左右両腕の血圧を測定し，大きな左右差がないことを確認する．一般に右腕で測定した血圧の方が5〜10mmHg 高いが，それ以上の左右差がある場合は動脈硬化などの血管狭窄病変が存在している可能性がある．

　血圧測定と同時に，脈拍数も測定し記録しておく．

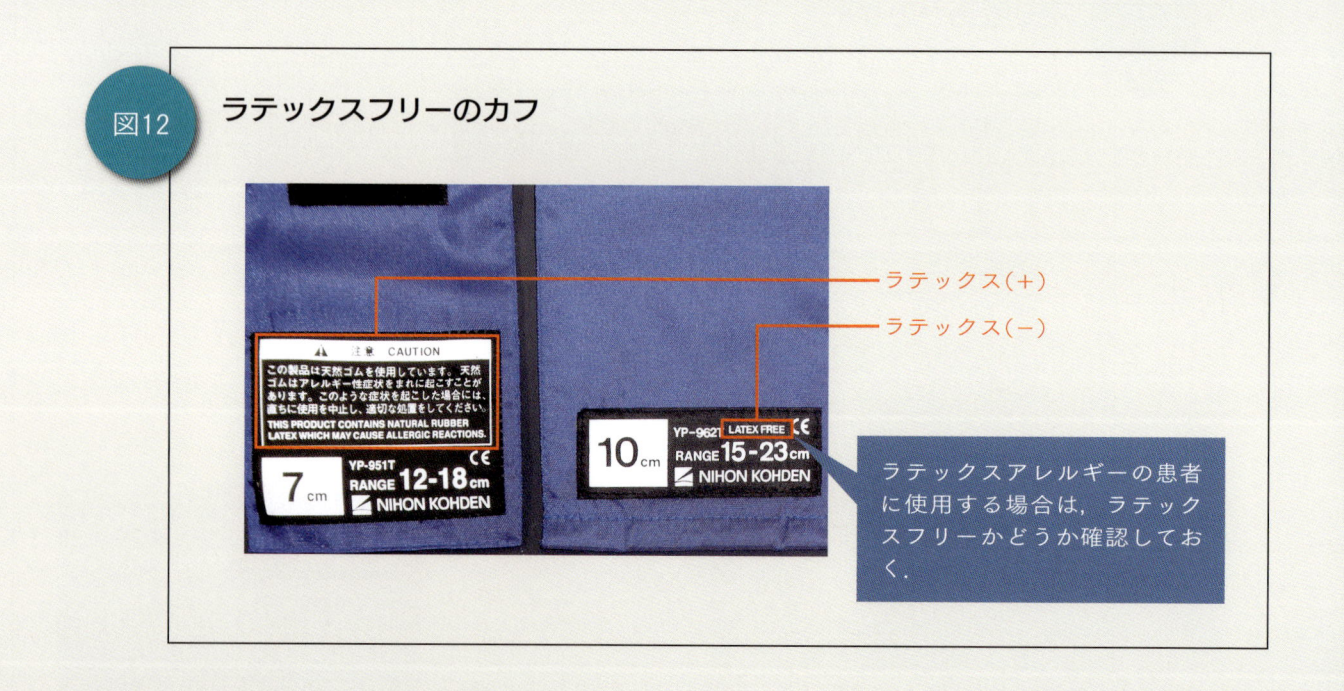

図12　ラテックスフリーのカフ

ラテックス(＋)
ラテックス(－)

ラテックスアレルギーの患者に使用する場合は，ラテックスフリーかどうか確認しておく．

Chapter 4
安全な歯科治療のために必要な準備

図13　カフの巻き方①

肘窩～カフ下端：2～3 cm

ゴム嚢が上腕動脈の直上
またはゴム管が腕の中央

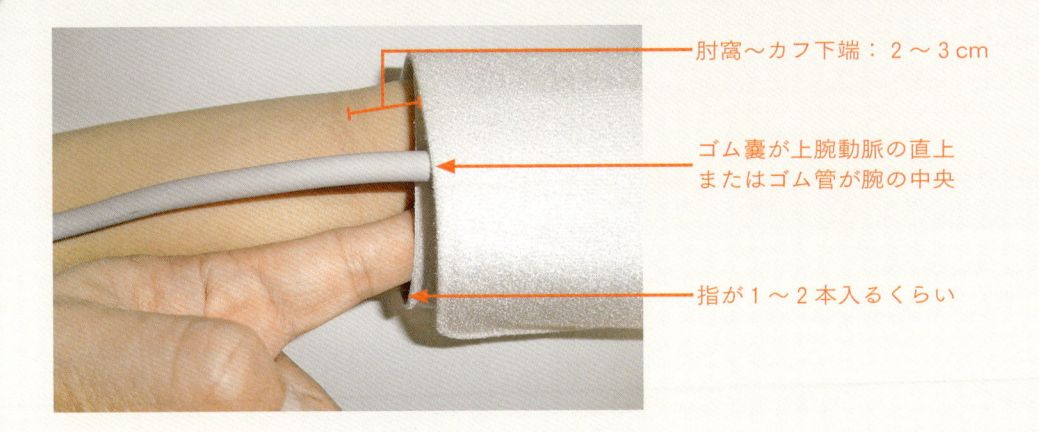

指が1～2本入るくらい

図14　カフの巻き方②

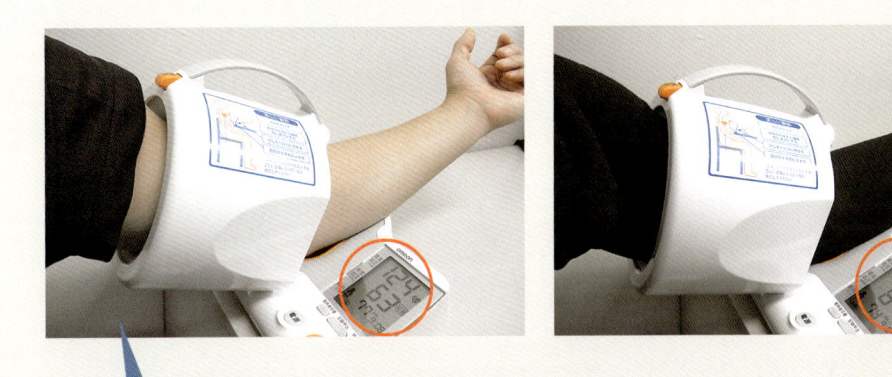

カフは肌に直接巻くのが原則だが，薄いシャツならば測定可能である．

図15　血圧測定時の姿勢

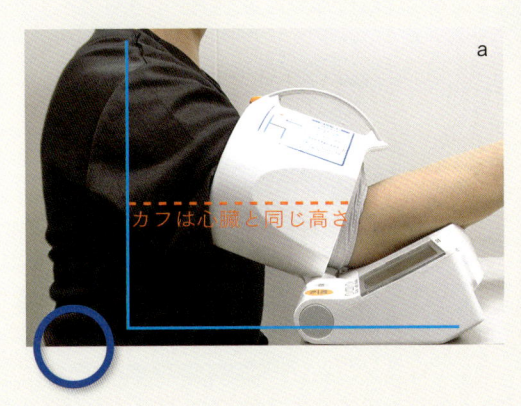

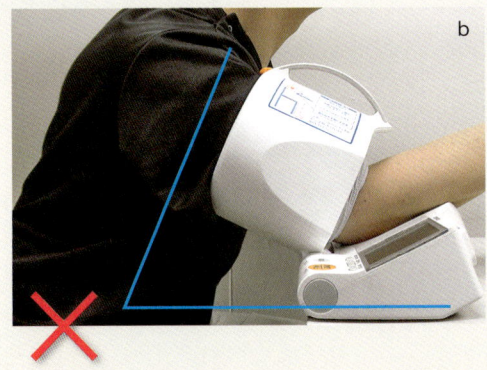

a　カフは心臓と同じ高さ

b

131

パルスオキシメータ

1) 動脈血はどうやって酸素を運搬するか

血液中に物理的に溶解している酸素はわずかである．主に，酸素は血液中のヘモグロビン(Hb)と結合して全身の組織に運ばれる．酸素と結合したHbを酸化Hbとよぶ．1分子の酸化Hbは，4分子の酸素と結合している状態がもっとも安定している．全身の各組織に酸素を供給したHbは還元Hbとなる．

動脈血酸素飽和度(SaO_2)は，酸素結合能をもつHbのうち何%が酸素と結合しているかを表している．SaO_2は動脈血を採血して分析することによって求められる．パルスオキシメータは非侵襲的にSaO_2を測定できる装置である．パルスオキシメータを使って測定したSaO_2を経皮的酸素飽和度(SpO_2)という[8]（表10）．

表10 パルスオキシメータを理解するために必要な用語

酸化ヘモグロビン	酸素と結合しているヘモグロビン（ヘモグロビン1分子は酸素4分子と結合できる）
還元ヘモグロビン	酸素を離したヘモグロビン
動脈血酸素飽和度（SaO_2）	（動脈血において）酸素結合能を有するヘモグロビンに対する酸化ヘモグロビンの占める割合(%)
経皮的酸素飽和度（SpO_2）	パルスオキシメータを用いて測定したSaO_2

2) SpO_2測定の原理

SpO_2は，図16～18のようにプローブを指尖などに装着して測定する．発光部から2波長（赤色光；660nm，赤外光；940nm）のLED光が発せられ，受光部に達した透過光の比率からSpO_2が計算される（図18a）．酸化Hbは赤外光をよく吸収するが，赤色光はあまり吸収しない．酸化Hbの豊富な動脈血が鮮紅色をしているのはこのためである．一方，還元Hbは赤外光を透過させ，赤色光をよく吸収するので，還元Hbの多い静脈血は暗赤色を呈している（図18b）．

受光部に達する透過光は，動脈，静脈，それ以外の組織を通過した光である．このうち動脈を通過した光だけが，動脈の拍動によって光の強さが変化する．したがって，非拍動性の成分を除去することにより，動脈血の情報だけを得ることができる．パルスオキシメータは，このようにして得られた2つの波長における吸光度の比から，動脈血中の酸素飽和度を算出している[12]．

図16 フィンガーチップパルスオキシメータ

指先に取り付けるセンサーに表示部も一体化された指先一体タイプ．

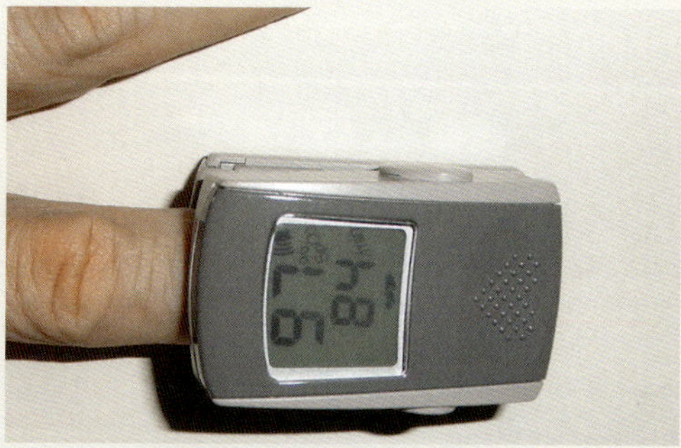

Chapter 4
安全な歯科治療のために必要な準備

図17 **小児用プローブの装着**

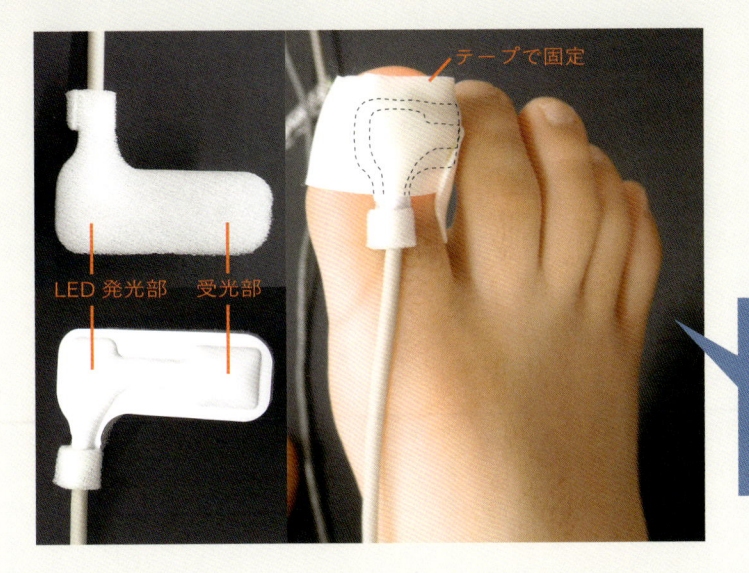

テープで固定
LED発光部　受光部

発光部と受光部が，測定部位である指を挟んで向かい合うようにしてテープなどで固定する．

図18 **SpO₂測定の原理**

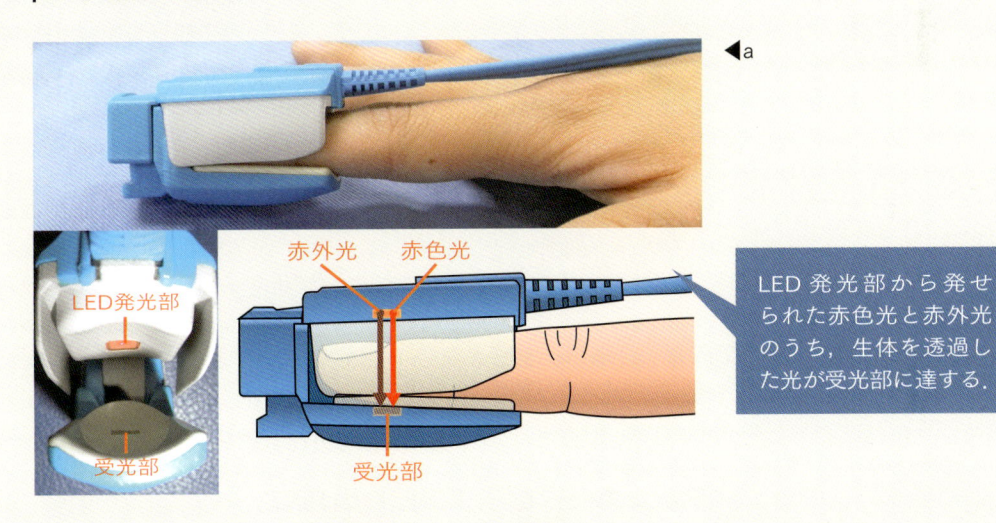

◀a

LED発光部
受光部
赤外光　赤色光
受光部

LED発光部から発せられた赤色光と赤外光のうち，生体を透過した光が受光部に達する．

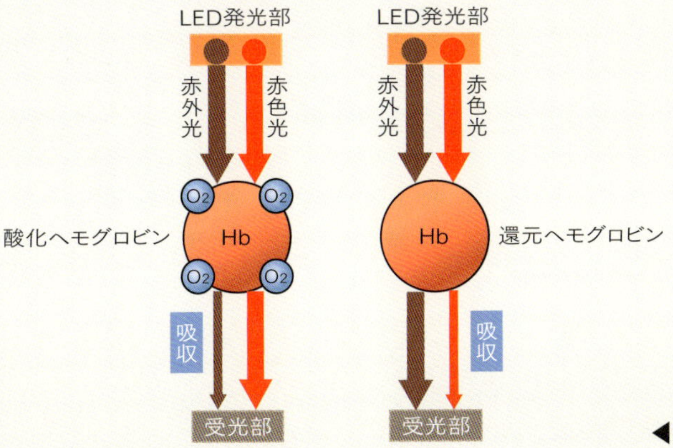

LED発光部　　　　　LED発光部
赤外光　赤色光　　　赤外光　赤色光
酸化ヘモグロビン Hb　　Hb 還元ヘモグロビン
吸収　　　　　　　　　吸収
受光部　　　　　　　　受光部

酸化ヘモグロビンと還元ヘモグロビンに対する赤色光と赤外光の吸光特性より，SpO₂が算出できる．

◀b

133

3）正しいプローブの装着の仕方

　血流が十分でない場合は，動脈血の脈動の信号が減少し，測定値に誤差が生じる原因となる．指の中心を通過する光を検出することで，大きな脈動の信号が得られる（図19a）．発光部と受光部が指の中心を挟んでいないと，脈動信号は減少してしまう．さらに，指を通らない光が受光部に回り込むこともあるため，正しい測定値が得られなくなる（図19b）．

　クリップ式のフィンガープローブでは，指をプローブの奥までしっかりと挿入する．指の挿入が浅く先端に隙間ができていると，組織を通らない光が回り込んで受光部に到達する．その場合，測定値が低く表示される（図20）[13]．

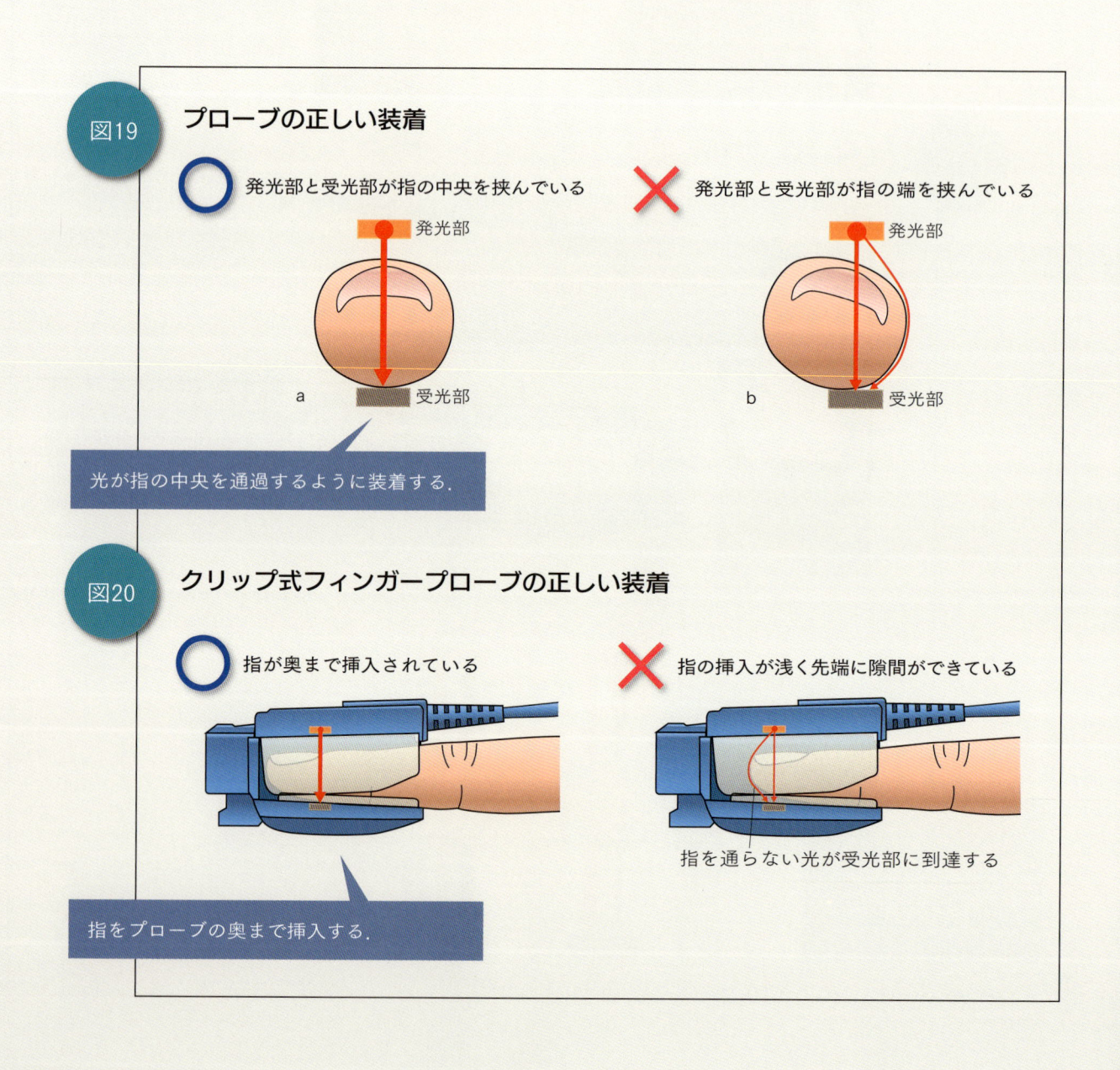

図19　プローブの正しい装着

○ 発光部と受光部が指の中央を挟んでいる　　× 発光部と受光部が指の端を挟んでいる

光が指の中央を通過するように装着する．

図20　クリップ式フィンガープローブの正しい装着

○ 指が奥まで挿入されている　　× 指の挿入が浅く先端に隙間ができている

指を通らない光が受光部に到達する

指をプローブの奥まで挿入する．

4）パルスオキシメータの誤差要因

パルスオキシメータに表示された値が異常に低い場合には，迅速な対応が必要となる．しかし，異常低値がつねに低酸素血症を示しているとは限らない（表11）[8,14]．モニターに異常値が表示された場合は，その原因を検索するとともに，つねに患者自身を観察することを忘れてはならない．

表11 歯科治療中に起こりやすいパルスオキシメータの誤差要因

	誤差要因	解説
1	プローブの不適切な装着	● プローブが外れたり装着位置がずれていたりすると，信号が減少し組織を通らない光が受光部に達する場合もある． ● 周囲の強い光の影響を受けることもある．
2	体動・振動	● ノイズの混入により計算値が影響を受ける．
3	腕の圧迫	● 血圧測定などで腕が圧迫されると，血流が阻害されて測定できなくなる．
4	末梢循環不全	● 血流が低下すると十分な情報が得られなくなる． ● プローブを装着する指を変えるか，指を温めて血流を促進する． ● ショック時には血圧が低下しているため，正確な測定ができないことがある．
5	マニキュア・汚れ	● マニキュアや指の汚れが光を吸収することがある． ● とくに青系統のマニキュアは赤色光を吸収するので，SpO_2が低く表示される[15]．
6	周辺機器の電磁波の影響	● 電気メス，テレビ，携帯電話など．
7	その他	● 異常ヘモグロビン（メトヘモグロビン血症など） ● 血液中の色素薬剤（メチレンブルーなど）

酸素の投与方法

人間や動物が生きていくために酸素は必要不可欠である．窒息などによって酸素が摂取できなくなると，短時間で死に至る．低酸素症に陥ると，たとえ数分間であっても何らかの障害を残す可能性がある．私たちが呼吸している大気には21％の濃度で酸素が含まれている．高濃度の酸素を吸入した場合，呼吸抑制や気道閉塞が生じても，低酸素症に至るまでに時間的余裕ができる．また，歯科治療中に呼吸が不十分になっても，高濃度の酸素を患者に吸入させることによって低酸素症を回避できる．酸素投与の適応と適切な投与法を理解し，全身的偶発症が発生した場合には，適切な酸素投与によって症状の改善を図らなければならない．

いつ酸素投与が必要なのか

　鎮静下に歯科治療を行う際は，薬剤の影響で呼吸抑制を生じる恐れがあるため，原則として鼻カニューレ（図21a）で酸素投与を行う．神経性ショックでは，仰臥位またはショック体位（仰臥位で足を持ち上げる体位）にすることで症状の改善が見込まれるが，酸素マスク（図21b）で酸素を投与すれば一層速やかに回復させることができる．その他の全身的合併症においても，過換気症候群以外は酸素を投与することが望ましい（表12）．酸素投与を行う際にはパルスオキシメータを装着し，SpO_2をモニターする必要がある．

図21　酸素投与法

酸素供給用経鼻カニューレ（鼻カニューレ；a），酸素マスク（b）．

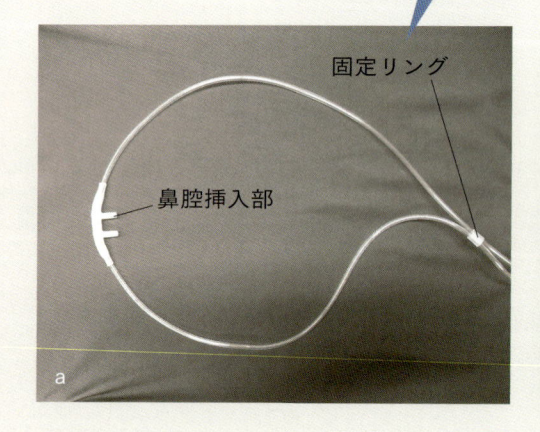

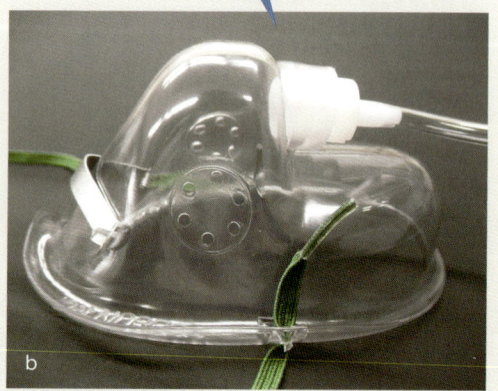

（a：固定リング，鼻腔挿入部）

表12　酸素投与が必要な時

適応	酸素投与法
静脈内鎮静法施行時 経口投与による鎮静時	鼻カニューレ
神経性ショック	酸素マスク
アナフィラキシーショック	酸素マスク バッグバルブマスク（重症時）
虚血性心疾患 （狭心症・心筋梗塞）	
局所麻酔薬中毒	
経皮的酸素飽和度の低下	
その他のショック	
心停止	バッグバルブマスク

過換気症候群を除いて，神経性ショックをはじめ，その他の全身的合併症においては酸素を投与することが望ましい．

鼻カニューレの付け方

　鼻腔挿入部を鼻腔の向きに合わせて挿入する(図22a)．チューブを両耳に掛けて顎の下にまわし，固定リングを徐々に締めて耳から外れないように調節する(図22b)．リングを締め付けすぎると，チューブで皮膚を痛めることがあるので注意する．歯科治療中は，患者が起きて動き回ることもないので，固定リングはあまりきつく締めなくても構わない．また，歯科治療中に限っては患者が起き上がることがなければ，チューブを頭の後に回しても差し支えない(図22c)．治療操作などによってカニューレがずれるのを防ぐために，チューブをテープで固定してもよい(図22d)．

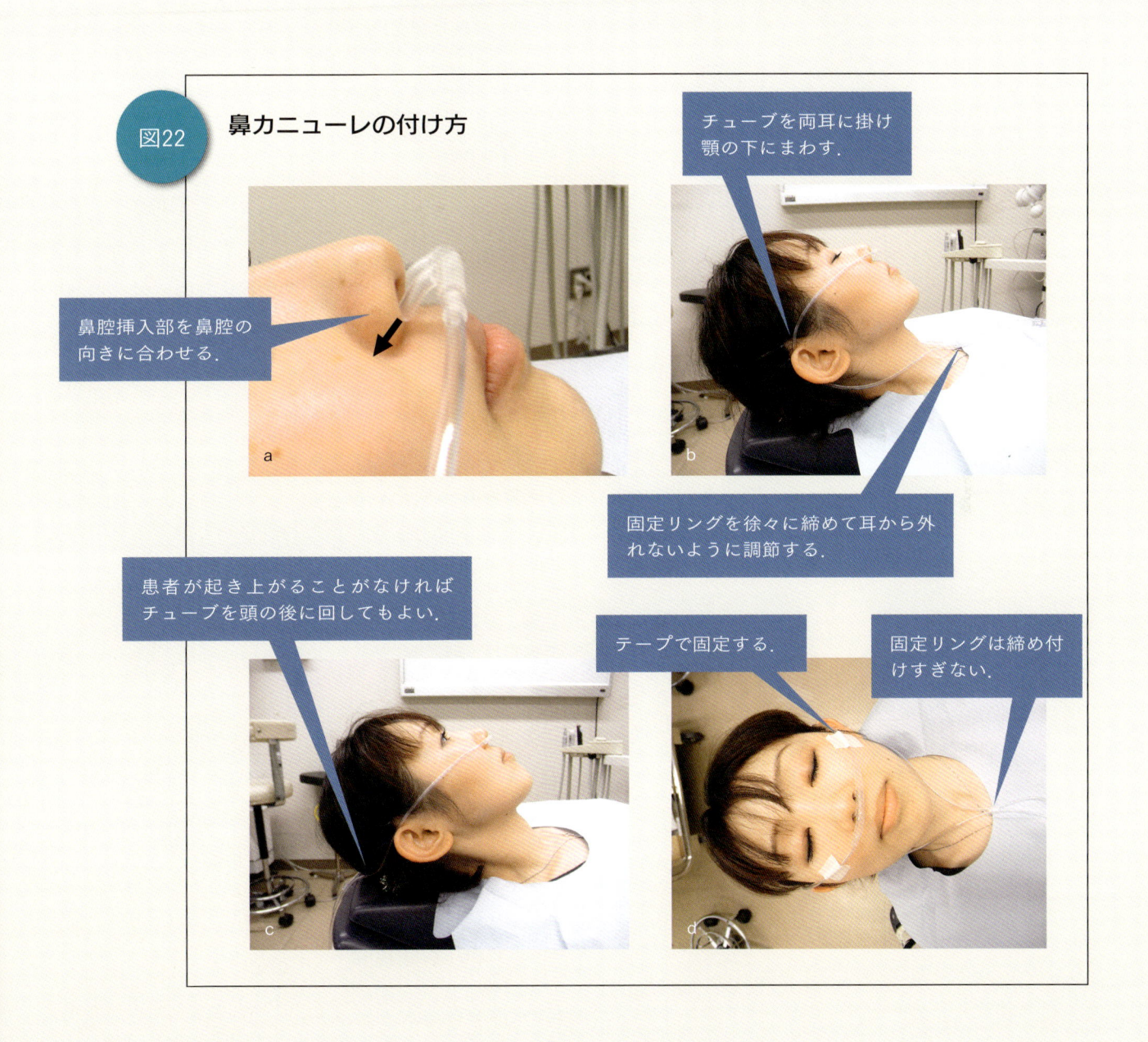

図22　鼻カニューレの付け方

- 鼻腔挿入部を鼻腔の向きに合わせる．(a)
- チューブを両耳に掛け顎の下にまわす．(b)
- 固定リングを徐々に締めて耳から外れないように調節する．
- 患者が起き上がることがなければチューブを頭の後に回してもよい．(c)
- テープで固定する．(d)
- 固定リングは締め付けすぎない．

酸素マスクの付け方

　鼻と口を両方覆うようにマスクを置く．目に当たらないように注意しなければならない．マスクと顔との隙間が空きすぎないように付属のゴムバンドなどで固定する（図23）．

図23　酸素マスクの付け方

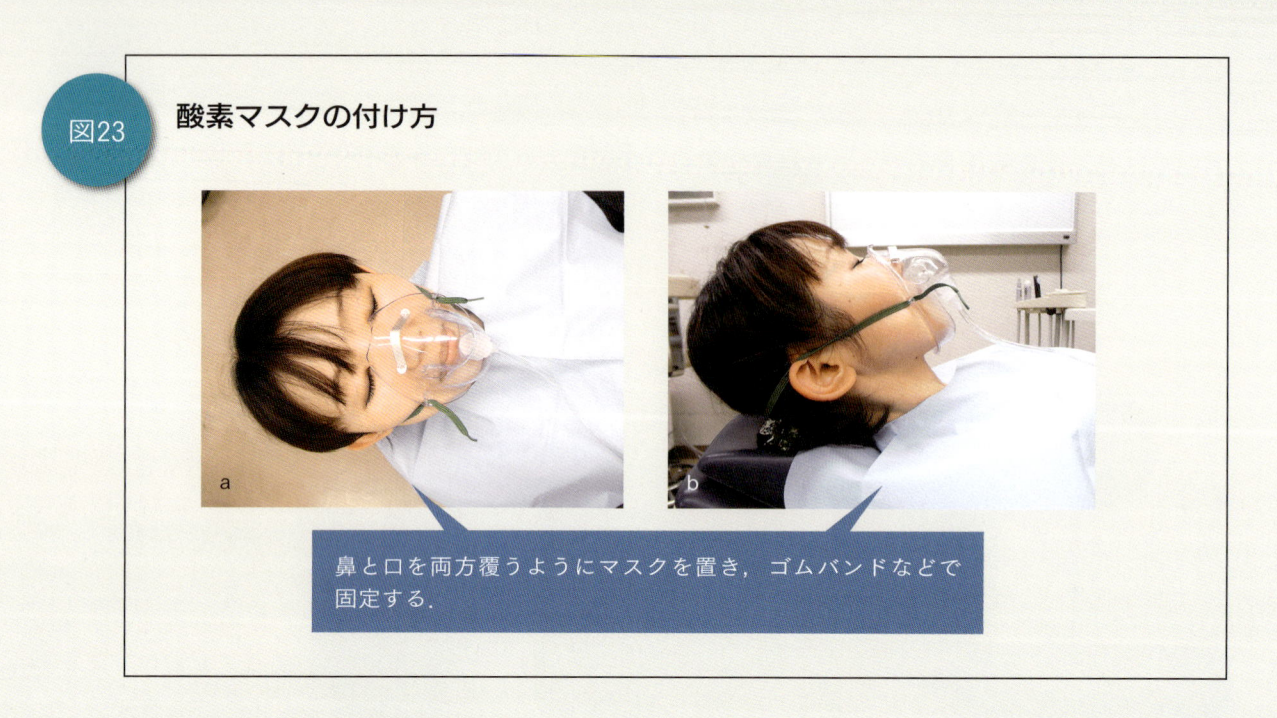

鼻と口を両方覆うようにマスクを置き，ゴムバンドなどで固定する．

酸素流量の調節

　酸素の流量は，1分あたり何リットル流すか（L／分）という単位で決められる．これを調節するための酸素流量計には，フロート式のものやダイヤル式のものなどがある（図24）．各々の酸素投与法における酸素流量と吸入する酸素濃度との関係は表13のようになる[16,17]．ただし，酸素濃度は1回換気量や吸気に要する時間によって変化する．たとえば，酸素流量が6L／分の場合，1秒間に流れる酸素（酸素濃度は100％）は100mLである．1秒間に500mLの息を吸えば，不足している400mLは大気（酸素濃度21％）を取り入れることになる．もし，1回換気量が少なければ，大気を取り込む量が減るので吸入気の酸素濃度は高くなる．また，1回換気量が同じならば，吸気の時間が長いほど100％酸素の供給量が多くなるので酸素濃度は高くなる．

図24　酸素流量計

酸素流量計には，酸素治療フローメータ（フロート式酸素流量計；a）やダイヤル式酸素流量計（b）がある．

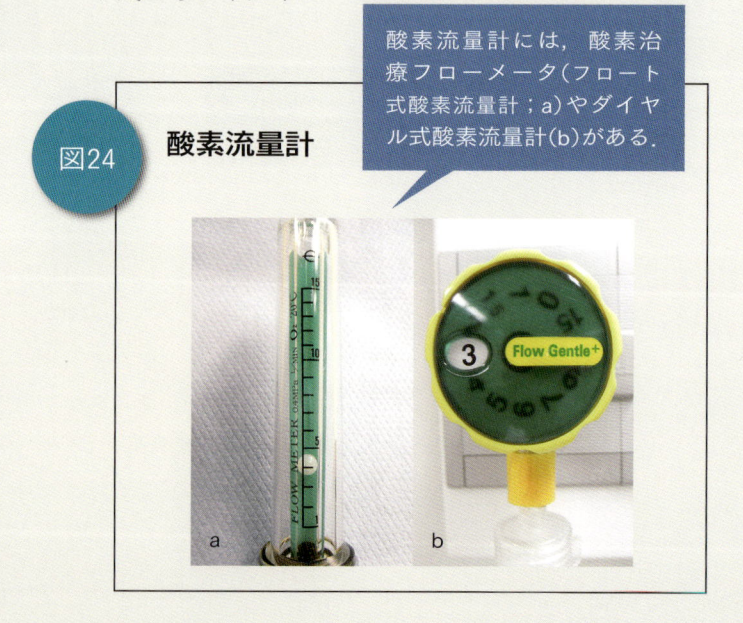

酸素流量のおおよその目安は，鼻カニューレでは3L／分前後である．酸素マスクではSpO₂が低下しないように調節しなければならない．鼻カニューレによる酸素供給は，鼻粘膜が乾燥するため5L／分くらいが限界であるとされている．しかし，実際は，4L／分以上の流量だと鼻の乾燥による痛みを訴える人もいるため加湿が必要となる．酸素マスクでも6L／分以上であれば加湿した方がよい．もちろん，乾燥を訴える患者には流量にかかわらず加湿をすべきである．酸素の加湿には，図25のような専用のボトルを使用する．加湿用の水は，衛生面を考慮して定期的に取り替えなければならない．歯科医院における酸素投与は頻回に行われるわけではないので，水は毎回取り替えることを勧める．

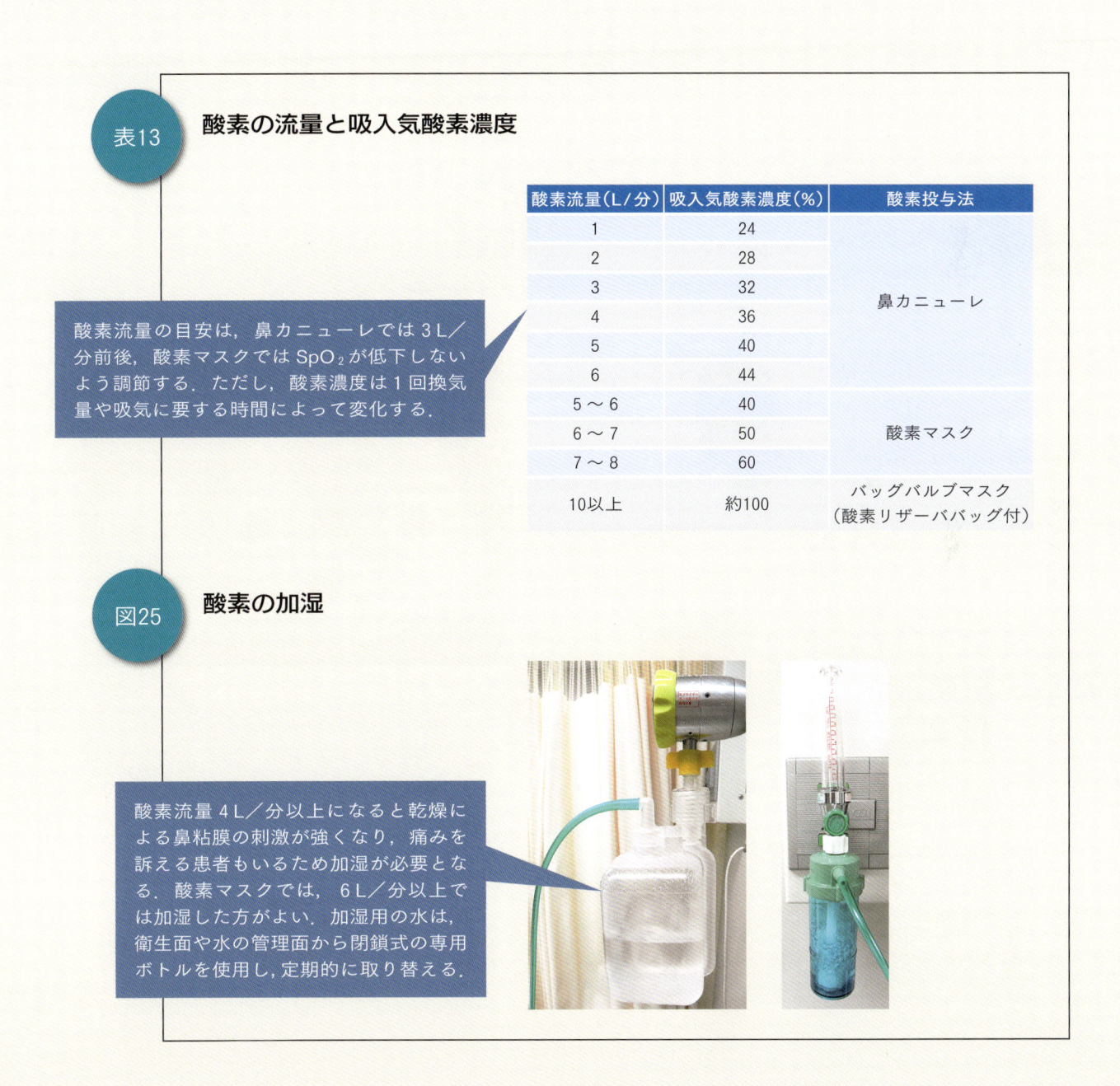

表13 **酸素の流量と吸入気酸素濃度**

酸素流量(L／分)	吸入気酸素濃度(%)	酸素投与法
1	24	鼻カニューレ
2	28	
3	32	
4	36	
5	40	
6	44	
5〜6	40	酸素マスク
6〜7	50	
7〜8	60	
10以上	約100	バッグバルブマスク（酸素リザーババッグ付）

酸素流量の目安は，鼻カニューレでは3L／分前後，酸素マスクではSpO₂が低下しないよう調節する．ただし，酸素濃度は1回換気量や吸気に要する時間によって変化する．

図25 **酸素の加湿**

酸素流量4L／分以上になると乾燥による鼻粘膜の刺激が強くなり，痛みを訴える患者もいるため加湿が必要となる．酸素マスクでは，6L／分以上では加湿した方がよい．加湿用の水は，衛生面や水の管理面から閉鎖式の専用ボトルを使用し，定期的に取り替える．

バッグバルブマスクの使用

　偶発症の発生により緊急に高濃度の酸素投与が必要な場合は，一般の歯科医院ではリザーバー付きバッグバルブマスク（Bag Valve Mask：BVM）を用いることを推奨する．BVM は，多くの歯科医院に備えられており，補助的に換気を行うこともできるからである．酸素リザーババッグを取り付けた BVM を使用し，10L／分以上の酸素を流すことで，100％に近い酸素濃度で換気が行える．ただし，酸素リザーババッグ（吸気に使用されなかった酸素が溜められておくバッグ）がつねに十分膨らんでいる状態でないと，吸気に大気が取り込まれることになり，吸入気酸素濃度が低下してしまう（図26）．マスクは，鼻と口を両方覆い，目に当たらない適切な大きさのものを選択する（図27）．人工呼吸のために BVM を使用するには，十分な練習が必要である．

図26　バッグバルブマスクによる酸素投与法

- 酸素リザーババッグ
- バッグ
- マスク
- 酸素チューブ

一般の歯科医院において緊急に高濃度の酸素投与が必要な場合は，酸素リザーババッグを取り付けたバッグバルブマスクの使用を推奨する．酸素リザーババッグは，つねに膨らんでいる状態でないといけない．

図27　マスクのサイズ

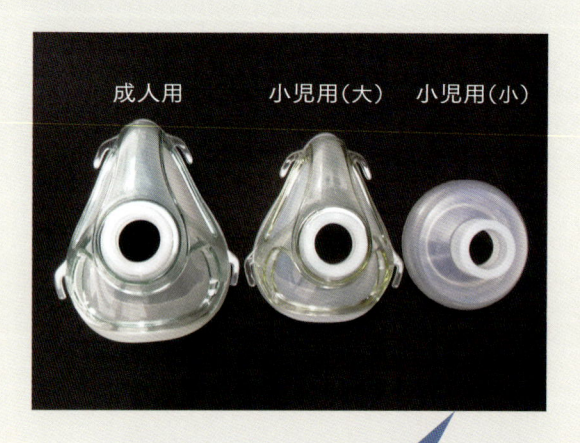

成人用　　小児用（大）　　小児用（小）

鼻と口を両方覆い，目に当たらない大きさのマスクを選ぶ．

酸素ボンベで酸素が投与できる時間

　酸素ボンベに入っている酸素量の計算法を図28に示す．たとえば，容積が3.4Lのボンベで圧力計が15MPaを指していれば，3.4×15×10＝510Lの酸素が入っていることになる．安全に酸素を投与するためには，酸素ボンベが完全に空にならないように配慮しなければならない．さらに，圧力計の誤差や読み取りの誤差を考慮して安全係数(0.8)が定められている．ボンベ内の酸素量に安全係数をかけると，510L×0.8＝408Lの酸素を安全に使うことができるという計算になる．酸素を5L／分の流量で投与しているとすると，408L÷5L／分＝81.6分は酸素を使うことができる．

図28　酸素ボンベの残量

酸素ボンベに入っている酸素の量

歯科医院内の気圧が1気圧だとすると，酸素ボンベ内の酸素量は

酸素の量(L)＝酸素ボンベの容積(L)× 酸素ボンベ内の圧力(気圧)

で表される．

酸素ボンベに取り付けられている圧力計の単位は「MPa(メガパスカル)」または「kgf/cm^2」である．

1気圧＝101325Pa＝0.101325MPa　または　1気圧＝1.0332kgf/cm^2　なので
1気圧≒0.1MPa≒1kgf/cm^2　とすると，酸素ボンベ内の酸素量は

酸素の量(L)＝酸素ボンベの容積(L)× 酸素ボンベ内の圧力(MPa)×10

または

酸素の量(L)＝酸素ボンベの容積(L)× 酸素ボンベ内の圧力(kgf/cm^2)

となる．

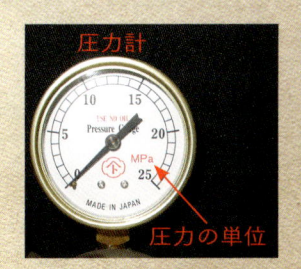

薬剤の投与方法

薬剤の投与が必要なとき

　緊急時に薬剤を投与する場合，もっとも迅速に効果が発現する静脈注射が一般的に選択される．だが，ショック状態の患者に正確な静脈注射をすることは，熟練した医師でも容易なことではない．ましてや，日常の診療で静脈注射を行わない歯科医師にとっては至難の業である．それゆえ，歯科治療中に起こった全身的偶発症に対して，一般の歯科医師が行える薬物

表14　備えておくべき救急薬剤と適応となる歯科治療中の全身的偶発症

薬剤名（一般名）	薬剤名（商品名）	適応となる全身的偶発症	投与量・投与経路
アドレナリン	アドレナリン注0.1%シリンジ「テルモ」ボスミン® など	気管支喘息[*1]	0.01mg/kg・皮下注
		アナフィラキシーショック	成人：0.3〜0.5mg・筋注 小児：0.01mg/kg・筋注
硫酸アトロピン	アトロピン注0.05%シリンジ「テルモ」アトロピン硫酸塩注射液 など	神経性ショック 極度の徐脈	成人：0.5mg・筋注 小児：0.01〜0.02mg/kg・筋注
ニトログリセリン錠[*2]	ニトログリセリン舌下錠0.3mg「NK」ニトロペン®舌下錠0.3mg など	心筋梗塞 狭心症	0.3mg 舌下投与
アスピリン[*3]（アセチルサリチル酸）	バイアスピリン®錠100mg バファリン[*4]	心筋梗塞 狭心症	160〜325mg（330mg）かみ砕いて服用（吸収が速くなる）
ジアゼパム錠	セルシン®錠2mg・5mg・10mg ホリゾン®錠2mg・5mg など	局所麻酔薬中毒（初期） 過換気症候群	2〜10mg 経口投与
ジアゼパム注	セルシン®注射液10mg ホリゾン®注射液10mg など	局所麻酔薬中毒（初期・全身痙攣） 過換気症候群	5〜10mg 筋注

・静脈注射による薬剤投与は，一般の歯科医院では困難であるため除外した．
・各薬剤の投与量は，各々の添付文書および文献17,18を参考とした．

[*1] 喘息の治療には，発作時に使用する吸入薬（Chapter 3　表8参照）を備えておくことが有用である．
[*2] ニトログリセリンは胸痛が持続している場合に3〜5分おきに計3回まで投与できる．ただし，収縮期血圧90mmHg以下，心拍数50回／分以下または100回／分以上の時は投与してはならない[17]．ニトログリセリン錠の代わりにミオコール®スプレー0.3mg（1回1噴霧舌下投与）などのスプレーの製剤を備えておいてもよい．
[*3] 最近の出血性疾患（胃潰瘍など）や手術の既往，アスピリンに対するアレルギーがないことを確認して投与すること[17]．
[*4] バファリンは種類によってアスピリン（アセチルサリチル酸）の含有量が異なる．医療用では，アスピリンを330mgまたは81mg含む製剤がある．一般に市販されている医薬品では，バファリンAは330mg，バファリンプラスSは250mg，バファリン顆粒は660mgのアスピリンを1錠（1包）中に含んでいる[19]．

治療には自ずと限界がある．しかし，表14に示すように，筋肉注射や経口による薬剤投与によって症状の軽減が期待できる全身的偶発症もある．

気管支喘息の既往がある患者は，吸入薬(サルタノール®インヘラー100μg，メプチンエアー®10μg吸入100回など)を所持していることも多いので，来院時には必ず持参してもらうべきである．むろん，これらの吸入薬を歯科医院内に備えておいてもよい．喘息発作が起こった際には，吸入薬をまず使用する．

神経性ショックでアトロピンが必要となることは少ないが，なかなか徐脈が改善されない場合には投与を考慮する．

ストレスや不安，恐怖などの精神的な要因によって発症することが多い過換気症候群では，ジアゼパムの投与が有効だが，呼吸抑制作用もあるためSpO_2の変化には注意しなければならない．局所麻酔薬中毒における全身痙攣の治療には，ジアゼパムが第一選択となる．

重篤な全身的偶発症が起こった場合，緊急通報することが先決である．しかし，救急隊員が駆けつけるまでの間に，症状が自然に改善することはほとんど期待できない．むしろ，悪化することの方が多いかもしれない．そのような場合には，患者の命をつなぎ止めるため，あるいは後遺症をできるだけ軽減させるために効果的な薬剤投与が必要となる．

近年の注射用薬剤

従来の注射用薬剤は，バイアルやアンプルに入ったもの(図29a)がほとんどであった．しかし，近年では，初めから薬剤がシリンジに入っているプレフィルドシリンジ(図29b, c)の製剤が増えてきている．パッケージか

図29　アンプルとプレフィルドタイプの製剤

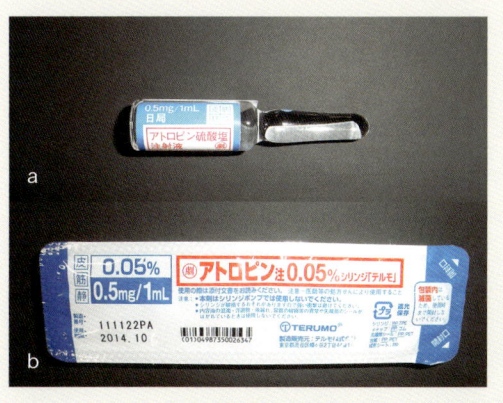

プレフィルドタイプの製剤は，緊急時のより迅速な投与が可能である．

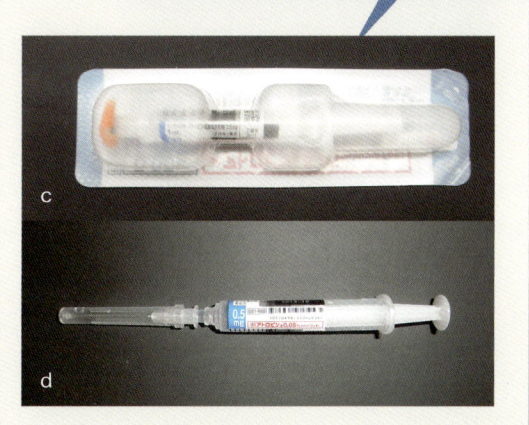

ら取り出して針をつけるだけで使用できる(図29d)ため，とくに緊急時に用いる薬剤のより迅速な投与が可能になる．

筋肉注射法

　肩の筋肉(三角筋)をつまんで肩峰の先端から三横指下(三角筋の中央)に注射する．針は皮膚に垂直に刺す．筋肉に十分達するように刺入するが，筋肉の量が少ない人は深くなりすぎないように注意する．また，上腕の中央よりも後方への刺入は，神経損傷の可能性が高くなるので避けるべきである．

　一般の歯科医療では，筋肉注射を実施する機会はほとんどない．だからこそ，緊急時に適切な筋肉注射が行えるように日ごろから訓練しておくことが望ましい．

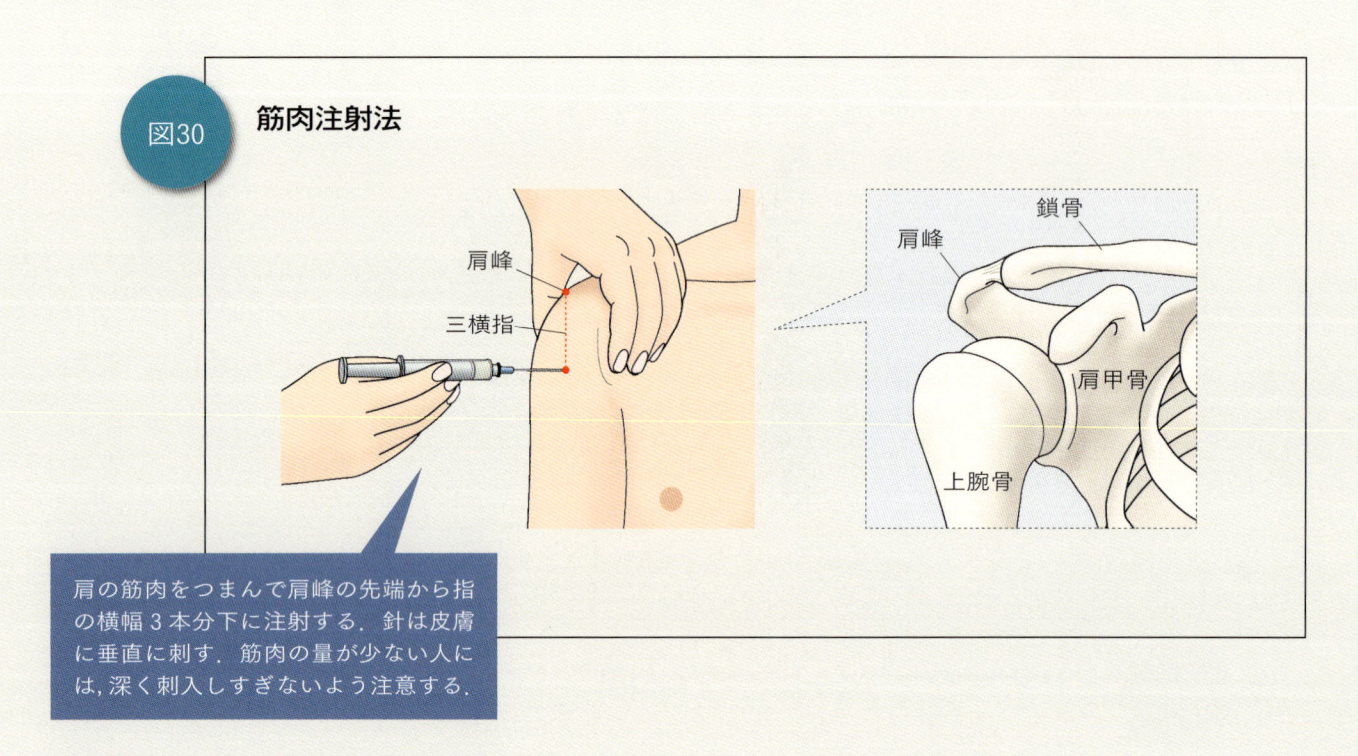

図30　筋肉注射法

肩の筋肉をつまんで肩峰の先端から指の横幅3本分下に注射する．針は皮膚に垂直に刺す．筋肉の量が少ない人には，深く刺入しすぎないよう注意する．

（図中ラベル：肩峰，三横指，鎖骨，肩峰，肩甲骨，上腕骨）

参考文献

1. The Criteria Committee of the New York Heart Association. Nomenclature and Criteria for Diagnosis of Diseases of the Heart and Great Vessels. 9th ed. Boston, Mass: Little, Brown & Co；1994：253-256.
2. 古屋英毅，金子譲，海野雅浩，池本清海，福島和昭，城茂治．歯科麻酔学(第6版)．東京：医歯薬出版，2009：399-401.
3. 片岡邦三．肥満の判定と肥満症の診断基準について．肥満研究 2003；9(1)：3-4.
4. 日本高血圧学会高血圧治療ガイドライン作成委員会．高血圧治療ガイドライン2009．日本高血圧学会，2009.
5. 岡田保紀．『心電図の心』最新心電図標準テキスト(改訂6版)．東京：メディカルシステム研修所，2011：104-149.
6. American Heart Association. ECC(救急心血管治療)ハンドブック 2008．東京：シナジー，2008：72.
7. American Heart Association. PALSプロバイダーマニュアル日本語版．東京：シナジー，2008：1-32.
8. 日本呼吸器学会肺生理専門委員会「呼吸機能検査ガイドラインⅡ」作成委員会．呼吸機能検査ガイドラインⅡ―血液ガス，パルスオキシメーター―．東京：メディカルレビュー，2009：2-41.
9. Neumar RW, Otto CW, Link MS, Kronick SL, Shuster M, Callaway CW, Kudenchuk PJ, Ornato JP, McNally B, Silvers SM, Passman RS, White RD, Hess EP, Tang W, Davis D, Sinz E, Morrison LJ. Part 8: Adult Advanced Cardiovascular Life Support 2010 American Heart Association Guidelines for Cardiopulmonary Resuscitation and Emergency Cardiovascular Care. Circulation 2010；122(18 Suppl 3)：S729-S767.
10. 日本蘇生協議会・日本救急医療財団．第2章成人の二次救命処置(ALS). In: JRC蘇生ガイドライン2010．東京：へるす出版，2011：70-78.

11. Gillette PC, Garson A Jr, Porter CJ, McNamara DG. Dysrhythmias. In: Adams FH, Emmanouilides GC, Riemenschneider TA(eds). Moss' Heart Disease in Infants, Children and Adolescents, Fourth Edition. Baltimore, Md: Williams & Wilkins, 1989；725-741.
12. Barker SJ, Tremper KK. Pulse oximetry: applications and limitations. Int Anesthesiol Clin 1987；25(3)：155-175.
13. Kellher JF, Ruff RH. The penumbra effect: Vasomotion-dependent pulse oximeter artifact due to probe malposition. Anesthesiology 1989；71(5)：787-791.
14. コニカミノルタセンシング．SpO$_2$を読む話．パルスオキシメータの基礎．(http://www.konicaminolta.jp/instruments/knowledge/pulse-oximeters/information/pdf/spo2.pdf　2013年10月25日アクセス)
15. 日本手術医学会手術医療の実践ガイドライン作成委員会．手術医療の実践ガイドライン　第4章：患者モニター．日本手術医学会, 2008.
16. 外須美夫．麻酔・集中治療のための呼吸・循環のダイナミズム．東京：真興交易医書出版部, 2011；226-230.
17. 日本救急医療財団心肺蘇生法委員会．救急蘇生法の指針2010(医療従事者用)．東京：へるす出版, 2012；32-165.
18. 讃岐美智義．麻酔科薬剤ノート．東京：羊土社, 2010；44-133.
19. ライオン株式会社．バファリンブランド製品一覧．http://www.lion.co.jp/ja/seihin/pharm/medical.htm(2013年10月25日アクセス)

Chapter 5

知っておきたい基礎知識

イザというとき慌てない！
必ず習得しておきたい歯科医院のための救命救急処置

はじめに

　歯科治療中に発生した全身的偶発症では，ショックの占める割合が高く，神経性ショックがもっとも多い[1,2]．局所麻酔薬などの薬物によるアレルギーは，重症になるとアナフィラキシーショックとよばれる生命を脅かす病態になることもある．また，重症不整脈や心筋梗塞などの心疾患が原因となって，ショックに至ることもある（図1）．歯科治療中に発生するショックに迅速かつ的確に対処するためには，ショックの病態を正しく理解しておかなければならない．そのためには，循環器・呼吸器の生理を把握しておくことが重要である．本章では，最初にショックの病態とそれを理解するための生理学的基礎知識について解説する．

　循環器のなかでも，心臓はもっとも重要な臓器である．歯科治療中の全身的合併症を防ぐためには，患者の心機能を正しく評価する必要がある．心疾患をもつ患者の場合，循環器専門医から不整脈などの情報を得ることもある．しかし，その情報が何を意味しているのか理解し，適切な対応ができなければ意味がない．心電図検査は心臓の電気生理学的活動を非侵襲で正確に知ることができる検査法である．本章では，心電図の原理と不整脈の成り立ちについても解説を加える．心電図と聞いただけで，難解なイメージをもつかもしれないが，平易な説明を心がけたので，挑戦していただきたい．

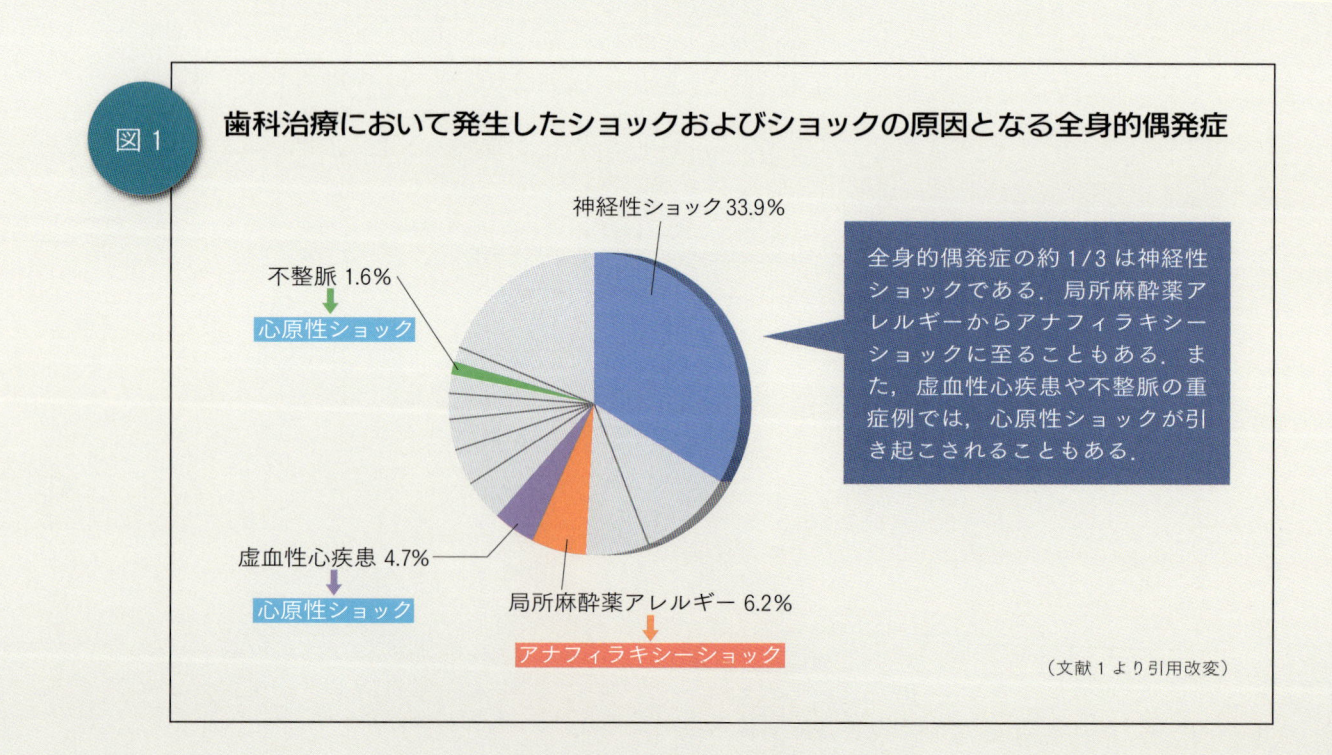

図1　**歯科治療において発生したショックおよびショックの原因となる全身的偶発症**

神経性ショック 33.9%
不整脈 1.6% 心原性ショック
虚血性心疾患 4.7% 心原性ショック
局所麻酔薬アレルギー 6.2% アナフィラキシーショック

全身的偶発症の約1/3は神経性ショックである．局所麻酔薬アレルギーからアナフィラキシーショックに至ることもある．また，虚血性心疾患や不整脈の重症例では，心原性ショックが引き起こされることもある．

（文献1より引用改変）

ショックという病態

ショックの定義

ショックとは，全身に十分な血液が供給されていない病態のことである．脳や心臓，肝臓，腎臓などの重要な臓器の血流が低下し，必要な酸素が不足する．そのため，身体の機能を正常に保つことができなくなる．悪心や嘔吐から，意識喪失，呼吸停止や心停止に至ることもある．このような状態は，循環不全あるいは循環障害ともよばれる（図2）．通常は，血圧（動脈圧）の低下をともなっている[3]．

ショックの原因と分類

重要臓器への血液・酸素の供給が足りなくなるのは，図2に示したような原因による．
①血液を動脈へ送り出す心臓のポンプ作用が低下している．
②全身を巡っている血液の絶対量が減少している．
③末梢血管が拡張して，そこへ多くの血液が流れ込んでしまい，重要臓器へ流れる血液量が減少する．
④呼吸器系が障害されて，血液中に十分な酸素が取り込まれていない．
これらの原因に基づいて，ショックは表1のように分類されている[4]．

図2　ショックの定義と原因

ショックとは
全身の急性循環障害であり，重要臓器の機能を維持するために必要な血液循環が得られないために，生体機能異常を呈する病態．

ショックの原因
- 心臓ポンプ作用の低下
- 循環血液量の減少
- 末梢血管の拡張
- 呼吸器系の障害

表1 ショックの分類と主要原因

分類			発症機序
1．血液分布異常性ショック	（1）感染性ショック （2）アナフィラキシーショック （3）神経（原）性ショック		末梢血管が拡張し，末梢に血液が貯留 ↓ 重要臓器への血流・酸素不足
2．循環血液量減少性ショック	（1）出血性ショック （2）体液喪失		循環血液量の急速な減少 ↓ 重要臓器への血流・酸素不足
3．心原性ショック	（1）心筋性	①心筋梗塞 ②拡張型心筋症	心臓ポンプ作用の低下 ↓ 重要臓器への血流・酸素不足
	（2）機械性	①僧帽弁閉鎖不全 ②心室瘤 ③心室中隔欠損症 ④大動脈弁狭窄症	
	（3）不整脈		
4．心外閉塞・拘束性ショック	（1）心タンポナーデ （2）収縮性心膜炎 （3）重症肺塞栓症 （4）緊張性気胸		心臓の収縮・拡張障害 呼吸器系の障害 ↓ 重要臓器への血流・酸素不足

（文献4より引用改変）

ショックの症状

　ショックの主要な症状は，英語で表記するとPで始まる単語になることから，ショックの5P'sと呼ばれる．つまり皮膚蒼白，冷汗，虚脱，脈拍触知不能，呼吸不全の5つである[5]（表2）．しかし，すべてのショックで，これらの症状が全部見られるわけではなく，正反対の症状を呈することもある．通常，ショックでは血圧が低下するため，代償性に脈は速くなるが，迷走神経の緊張が亢進している神経性ショックでは，脈は変わらないか遅くなることが多い．また，アナフィラキシーショックでは皮膚は紅潮する．

表2　ショックの症状

症状		症状の発現機序	例外的な症状
Pallor	皮膚蒼白	● 循環血液量の減少 ● 心拍出量の低下 　➡交感神経の緊張亢進 　➡末梢血管収縮	皮膚紅潮：アナフィラキシーショック
Perspiration	冷汗	● 循環血液量の減少 ● 心拍出量の低下 　➡交感神経の緊張亢進 　➡汗腺刺激	
Prostration	虚脱	● 脳血流量の減少	
Pulselessness	脈拍触知不能	● 循環血液量の減少 ● 心拍出量の低下 　➡血圧低下（微弱な脈） 　➡交感神経の緊張亢進 　➡頻脈	脈拍数減少：神経（原）性ショック 一部の重症不整脈
Pulmonary insufficiency	呼吸不全 呼吸促迫	● 呼吸器系の障害 ● 低酸素血症	

ショックの5P's（5徴）とよばれるが，すべてのショックで全部の症状がみられるというわけではない．ショックには種々の原因があるため，症状・病態もさまざまである．

ショックを理解するために必要な生理学

ショックの病態を理解するために，循環器と呼吸器についての基本的な知識を整理しておく（図3）．また，それぞれの器官が障害されることによって発生するショックについて解説する．

図3　ショックの病態を理解するために必要な生理学的基礎知識

- 肺におけるガス交換
- 心臓における血液の流れ
- 心機能に影響を与える因子
- 心筋細胞に血液を届ける冠動脈について
- 末梢血管の収縮と弛緩

循環器の生理とショック

1）血液の循環経路

全身の各組織で酸素を消費し，二酸化炭素を回収してきた静脈血は，上・下大静脈から心臓の右心房へと流れ込む．この静脈血は，三尖弁を通り右心室から肺へと送られる．そこで二酸化炭素を取り除かれ，酸素を受け取って左心房に戻ってくる．その血液は，僧帽弁を通って左心室に送られる．そして，動脈血として左心室から大動脈弁を経て大動脈へと拍出され，全身に送り出される（図4）．

> **図4** 心臓における血液の流れ

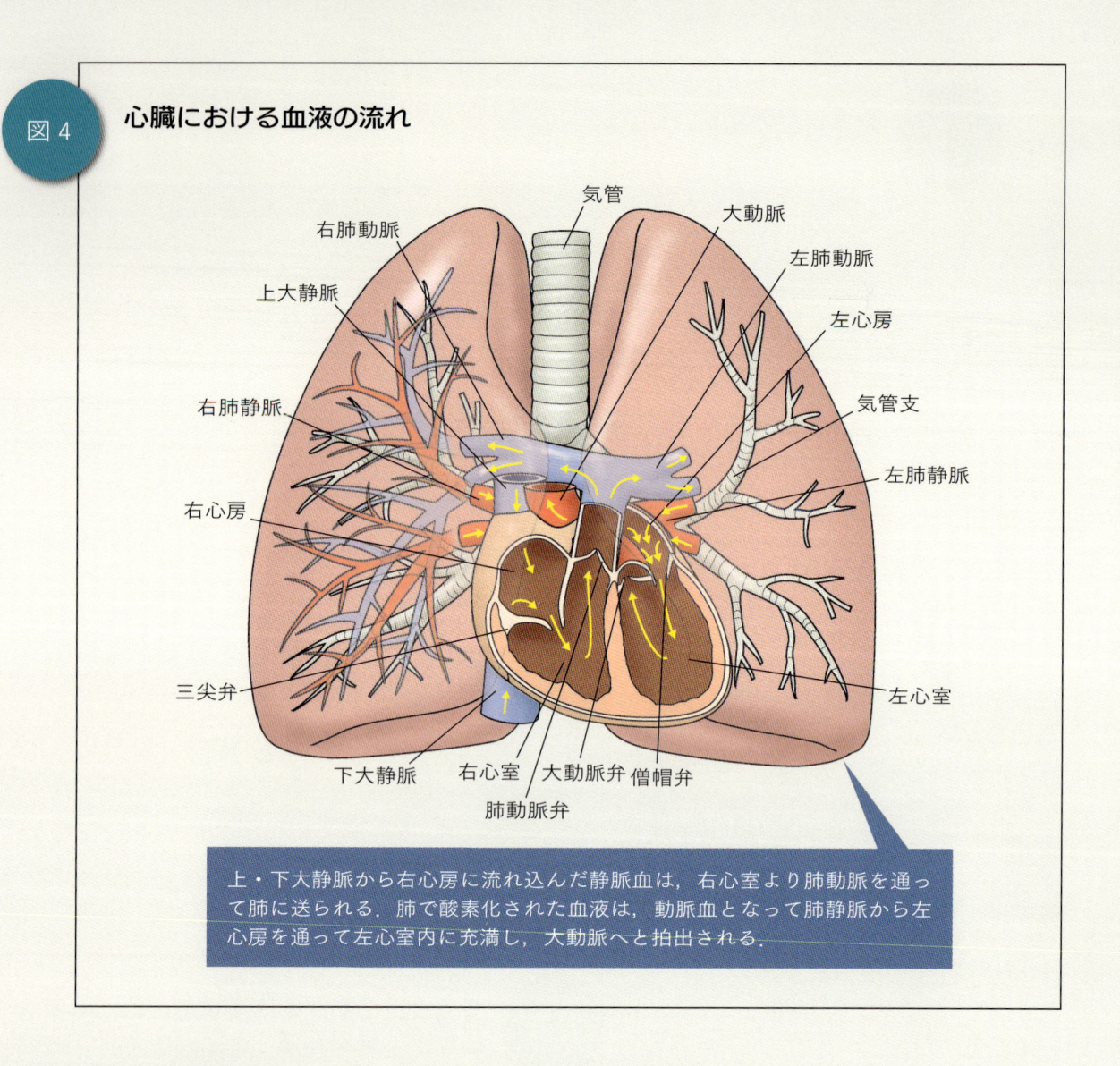

気管／大動脈／右肺動脈／左肺動脈／上大静脈／左心房／右肺静脈／気管支／右心房／左肺静脈／三尖弁／左心室／下大静脈／右心室／大動脈弁／僧帽弁／肺動脈弁

上・下大静脈から右心房に流れ込んだ静脈血は，右心室より肺動脈を通って肺に送られる．肺で酸素化された血液は，動脈血となって肺静脈から左心房を通って左心室内に充満し，大動脈へと拍出される．

2）心臓で血流が障害されるショック

心臓，とくに左心室の構造や機能に異常があると，物理的に血液の流れが妨げられて血液が送り出せなくなる．そのため，機械性の心原性ショックが引き起こされる（図5）．心臓を取り囲む心膜の異常は，心臓の拡張障害をきたし，心外閉塞・拘束性ショックに至る（図6）．

3）心臓ポンプ作用に影響を与える因子

心機能は，さまざまな因子により調節を受けている（表3）．とくにショックの病態を考えるときには，心拍出量（1分間に拍出される血液の量＝1回拍出量 × 心拍数）を減少させる因子が問題になる．

交感神経の緊張亢進は，心筋細胞のアドレナリン受容体（β_1受容体）を活性化し，心収縮力と心拍数を増加させる．よって，β受容体を活性化するアドレナリンは心臓のポンプ作用を促進し，β遮断薬はこれを抑制する．

図5　心臓における血液の流れが障害されるショック：心原性ショック

心原性ショック

僧帽弁閉鎖不全：僧帽弁が完全に閉じずに，左心室の収縮期に血液が左心室から左心房に逆流するため，大動脈に拍出される血液の量が減ってしまう．

心室瘤：心筋梗塞に合併するものがほとんどで，壊死した心筋が心室内圧によって押し広げられた状態となる．梗塞巣の瘢痕化にともなって収縮能は失われ，血栓形成，不整脈，心破裂の原因となる．

心室中隔欠損症：左右の心室を隔てる壁（心室中隔）に穴が開いているために**シャント**＊が生じている．

大動脈弁狭窄症：大動脈へ拍出される血液の流れが妨げられる．

＊シャント：血液が，本来流れるべきところではない別の血管などに流れていること．心室中隔欠損症において，左心室から右心室に流れる「左-右シャント」では，肺と心臓を通る血液が多くなるため，肺・心臓に負担がかかり，さらに，全身に送られる血液の量は減少する．

図6　心臓における血液の流れが障害されるショック：心外閉塞・拘束性ショック

心外閉塞・拘束性ショック

心タンポナーデ：心臓を取り囲んでいる心膜の間（心膜腔または心嚢腔）に，心嚢液や血液などが大量に貯留し，心臓が圧迫されている状態．心臓の拡張障害から心拍出量の低下をきたす．

収縮性心膜炎：心膜が炎症のために癒着，線維化，石灰化して硬くなり，心臓の拡張が障害されて心拍出量が減少する．

重症肺塞栓症：肺動脈の閉塞により**肺高血圧症**[*1]が引き起こされる．

緊張性気胸：胸腔内に空気が貯留することによる胸腔内圧の上昇と肺の圧迫は，**静脈還流**[*2]と**肺循環**[*3]を障害し，心拍出量の低下が起こる．

[*1]**肺高血圧症**：肺動脈の収縮や血栓などによって血液が流れにくくなり，右心室への負担が増加する．右心室からの拍出量が減少し，結果的に左心室から全身への心拍出量も減少する．

[*2]**静脈還流**：静脈から心臓（右心房）に血液が還ってくること．

[*3]**肺循環**：心臓（右心室）から肺動脈へと拍出された血液が，肺でガス交換が行われて，肺静脈を通って心臓（左心房）に戻るまでの循環．

一方，副交感神経である迷走神経は，アセチルコリン受容体のなかでもムスカリン受容体（M₂受容体）を活性化して心拍数を減少させる．また，硫酸アトロピンはムスカリン受容体を抑制するため，心拍数は増加する．しかし，心室にはほとんど迷走神経支配がないため，左心室の収縮力には影響を与えない．

出血などで循環血液量が減少した場合，交感神経の緊張が亢進して，心拍出量を保とうとする．しかし，急速な大量出血では，心収縮力と心拍数の増加だけで補うことができなくなり，心拍出量が低下する．

表3　心機能を調節する主な因子

影響する因子	心収縮力	心拍数	心拍出量（1回拍出量 × 心拍数）
交感神経の緊張	↑	↑	↑
副交感神経の緊張（迷走神経）	（心房のみ）↓	↓	↓
循環血液量の増加	↑	—	↑
循環血液量の減少	—	↑	（交感神経緊張亢進で）維持 （代償しきれない場合）↓
アドレナリン	↑	↑	↑
硫酸アトロピン	（心房のみ）↑	↑	↑
β遮断薬	↓	↓	↓
カルシウム拮抗薬（ベラパミル，ジルチアゼム）	↓	↓	↓

心臓のポンプ作用に影響を与える因子として自律神経，伝達物質，薬物など（心疾患を除く）を示した．

4）心筋細胞を養う冠動脈

心臓の中には，大量の血液が流れている．しかし，心筋細胞は，心臓の中を流れる血液から酸素などを受け取ることはできない．心筋細胞は，冠動脈とよばれる動脈から血液の供給を受けている．冠動脈を流れる血液の量に影響を及ぼす因子を図7に示す．

図7　冠動脈と冠血流量に影響を与える因子

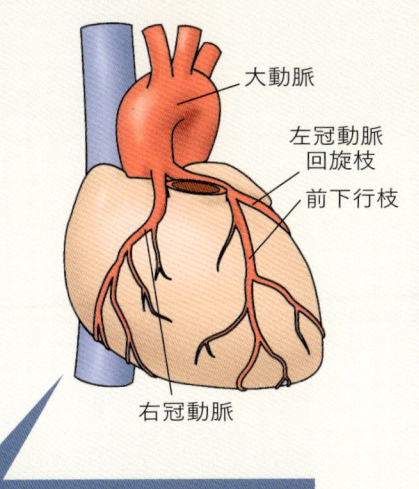

冠血流量の増加	
大動脈拡張期圧↑*1	心拍数↓（拡張時間の延長）
冠灌流圧↑*2	一酸化窒素（NO）
心筋酸素消費量↑	カルシウム拮抗薬

冠血流量の減少	
大動脈拡張期圧↓*1	動脈硬化による冠動脈狭窄
冠灌流圧↓*2	冠動脈攣縮による冠動脈狭窄
心拍数↑（拡張時間の短縮）	

心筋細胞は，3本の冠動脈からのみ血液と酸素の供給を受けている．

*1 心臓の収縮期には，心筋収縮によって冠動脈が圧迫されるので血流は減少し，拡張期には血管が元の形に戻って血液が流れる．とくに，心筋壁が厚い左冠動脈は，ほとんど拡張期にだけ血流が認められる．
*2 冠灌流圧が50-150mmHgの間は，冠血流量がほぼ一定に保たれるように自己調節能が働いている．

5）心臓ポンプ作用の低下によるショック

　心機能が低下し，心拍出量が減少することによって引き起こされるショックを図8に示す．種々の原因による心収縮力の低下や心拍数の減少が高度になると，ショックに至ることもある．

6）末梢血管の収縮と弛緩

　交感神経およびその作動薬は，血管平滑筋のアドレナリン受容体（$α_1$受容体）を活性化して血管を収縮させる．また，アンジオテンシンIIは，血管平滑筋のAT$_1$受容体に作用して，これを収縮させる．
　血管収縮の機序は，平滑筋細胞内のカルシウム濃度が上昇することによる．そのため，細胞内カルシウム濃度の上昇を抑えるカルシウム拮抗薬や，アンジオテンシンIIの作用を抑制する薬物は，血管を弛緩させる．

一酸化窒素(NO)は，サイクリック GMP(cGMP)を増加させて血管を弛緩させるが，その機序は不明な点も残されている．一部の血管では，副交感神経が血管拡張神経として働いている(図9)．

7) 末梢血管拡張によるショック

歯科治療中，もっとも高頻度に見られる神経性ショックは，心臓ポンプ作用を抑えるだけでなく，末梢血管が拡張することもショック症状を引き起こす要因となる(図10)．重篤な病態に陥りやすいアナフィラキシーショックでも，末梢血管の拡張が起こる．

図8　心臓ポンプ作用の低下によるショック

血液分布異常性ショック
神経性ショック：心臓の迷走神経緊張亢進により心拍数が減少する．
感染性ショック：初期には，末梢血管抵抗の減少を代償するために心拍出量が増大するが，末期では心拍出量は減少する．

心原性ショック
心筋梗塞：冠動脈の閉塞により心筋が壊死した状態で，収縮能の低下が生じ，不整脈や心室瘤，心破裂が引き起こされることもある．
拡張型心筋症：心室の心筋が延びて心内腔が拡張し，心収縮力が著しく低下する．
不整脈：高度な徐脈や頻脈などでは，心拍出量が減少する．

図9　末梢血管抵抗の調節因子

末梢血管抵抗の増加(血管収縮)と減少(血管拡張)に影響を与える自律神経，主な伝達物質や薬物を示した．

血管収縮因子	血管弛緩因子
交感神経 アドレナリン ノルアドレナリン アンジオテンシンⅡ バソプレシン フェリプレシン	副交感神経(迷走神経) 一酸化窒素(NO) ヒスタミン カルシウム拮抗薬 アンジオテンシン変換酵素阻害薬 (ACE 阻害薬) アンジオテンシンⅡ受容体拮抗薬 (ARB)

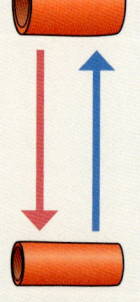

図10　末梢血管抵抗の減少によるショック

血液分布異常性ショック
感染性ショック：細菌感染によるエンドトキシンやサイトカインなどのメディエーターが末梢血管を拡張させる．
アナフィラキシーショック：アレルギー反応によりヒスタミンなどのメディエーターが放出されて末梢血管が拡張する．
神経性ショック：迷走神経緊張亢進により末梢血管が拡張する．

呼吸器の生理とショック

1）呼吸器の構造とガス交換

　鼻または口から取り込まれた空気は，喉頭を経て気管へと入る．気管は左右の気管支に分かれ，さらに細かく枝分かれしていく．ガス交換が行われる肺胞は，呼吸細気管支，肺胞管，肺胞嚢に存在する（図11）．
　心臓（右心室）から送り出された血液は，肺胞で二酸化炭素を放出し，酸素を受け取る．そして，肺静脈を通って心臓（左心房）へ戻り，動脈血として全身に送られる（図12，前述参照）．

2）肺で循環が障害されるショック

①重症肺塞栓症

　静脈や右心内で形成された血栓が，肺動脈を閉塞させる．この塞栓源の90％以上は下肢深部静脈あるいは骨盤内静脈由来の血栓である[6]．エコノミークラス症候群も急性肺動脈血栓塞栓症である．比較的長時間の手術でも発症しているので，長時間の処置では弾性ストッキングを装着するなどの予防策を講じることが必要である．

②緊張性気胸

　肺に開いた孔から空気が胸膜腔内へ入り続けるが，出ることができない状態．胸腔内圧が上昇し，肺は圧迫されて虚脱し，血液の還流も障害される（図13）．
　このように肺塞栓症や気胸は呼吸器系に及ぼす影響だけでなく，静脈還流や肺循環に障害をもたらす（図6）．

| 図11 | 呼吸器の構造 |

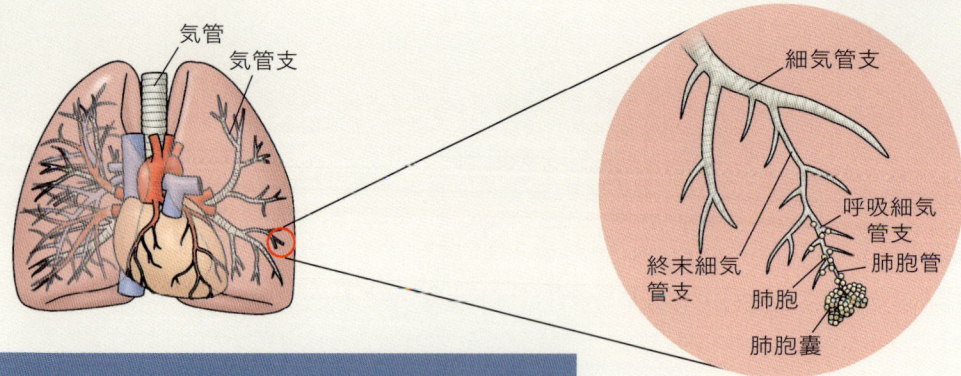

気管は左右に分かれて気管支となる．気管支はさらに枝分かれして，細気管支，終末細気管支，呼吸細気管支，肺胞管となり，その先に肺胞がブドウの房のようにつながっている．ガス交換の場である肺胞は，呼吸細気管支，肺胞管にも存在している．

| 図12 | 肺胞におけるガス交換 |

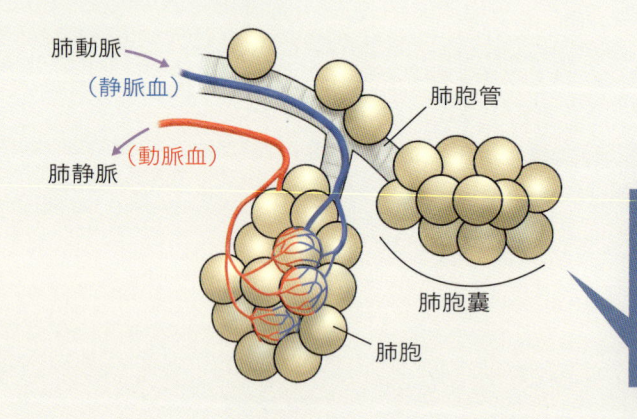

心臓（右心室）から肺動脈へ送り出された血液は，肺胞で二酸化炭素を放出し，酸素を受け取って肺静脈から心臓（左心房）に戻る．

| 図13 | 肺におけるガス交換が障害されるショック |

心外閉塞・拘束性ショック

重症肺塞栓症：静脈や心臓内で形成された血栓などが遊離して，肺動脈を急激に閉塞させることにより，低酸素血症を引き起こす．

緊張性気胸：肺が収まっている胸膜腔内に気体が溜まって，肺を圧迫している状態を気胸という．緊張性気胸では，胸壁開放創や肺の損傷部位が一方向弁となって，吸気時には胸腔内へ空気が流入するが，呼気時には弁が閉じるために空気が胸腔内に貯留する．その結果，肺の虚脱が起こる．

歯科医師のための心電図入門

心電図を理解しよう！

　心臓は，人の生命を司るもっとも重要な器官の1つであり，その停止は死に直結する．バイタルサインである血圧や心拍数は，心臓の活動の結果である．心電図検査は，循環動態の要である心臓の電気生理学的活動を正確に知ることができる優れた非侵襲的検査法である．「正常な心電図の波形はこのような形をしており，不整脈ではこのような波形になり……」という解説は巷にあふれている．しかし，「なぜそのような波形になるのか？」という原理はあまり説明されていない．しかも，「心電図の原理」と聞いただけで難しそうだし，少々腰が引けてしまう．その結果，心電図についての学習は，ただ波形を丸暗記するだけで面白みがないもの，となってしまいがちである．

　ここでは，心電図を理解するための第一歩として，その波形はそもそも何を表しており，なぜそのような形になるのかということを説明する．これは，不整脈で心臓に起こっていることを理解するために必要な準備でもある．

心電図波形が表しているもの

1）心電図波形の意味

①心電図とは何か？

　心筋の収縮と拡張は，心臓の細胞（心筋細胞）に発生する電気現象がもとになっている．正常な心臓では，右心房にある洞結節から電気的な興奮が起こる．この興奮は，心房全体に広がり，房室結節を通って心室に伝わる（図14）．この電気現象を捕捉するために身体の表面に電極を装着し，心臓に流れた電気，つまり電流の変化を時々刻々と測定したものが心電図である．

図14　**心臓の刺激伝導系と正常な心電図波形**

P波　：電気的興奮が左右の心房全体に広がっていく過程に対応する．
QRS波：電気的興奮が左右の心室全体に広がっていく過程に対応する．
T波　：心室が興奮した後，電気的に回復していく過程に対応する．

②それぞれの波形が表すもの

図14に正常な心電図波形と，それぞれの波形に対応する心臓の部位を示した．心臓が興奮を始める前，すなわちP波の前の部分を基線としている．心電図では，心臓各部位に流れた電流によって，基線に対して上や下に，いろいろな大きさと幅で波形が描かれる．

2）心筋細胞に起こる電気現象

①細胞の電位とは何か？

身体の中には，いろいろな電解質（イオン）が存在している．これらのイオンは，通常の状態では，細胞内に多いものもあれば，細胞外に多いものもある．このような細胞内外で各種イオンの数が違うこと（濃度差）が，電気現象が生じるポイントとなる．イオンは（＋）か（－）の電荷をもっているので，イオン濃度が違えば細胞内外に電位差が生じることになる．これを細胞の膜電位とよぶ．

細胞膜には，それぞれのイオンの通り道（イオンチャネル）が存在している．細胞内外でイオン濃度差があれば，このチャネルを通って濃度が高い方から低い方へとイオンが移動し，膜電位に変化が起きる．この膜電位変化が細胞を活動させる原動力のひとつになる．

②興奮していない心筋細胞

ナトリウムイオン（Na^+）とカルシウムイオン（Ca^{2+}）は細胞外に多いが，カリウムイオン（K^+）は細胞内に多い．それは，Na^+とK^+を交換するポンプが働いているからである．このNa^+／K^+交換ポンプによってNa^+3個が細胞外に出され，K^+2個が細胞内に入ってくる．細胞膜にあるK^+の通り道（K^+チャネル）は，いつも開いているため，細胞内に多いK^+だけは，細胞内外の濃度差（濃度勾配）にしたがって細胞内から細胞外へ出て行く．（＋）のイオンが外に出て行くため，細胞内は電位が下がっていく．細胞内の電位が下がると，（－）の電位に引っ張られてK^+が細胞外へ出にくくなり，平衡状態となる．この状態を「分極」という．通常，静止状態の心筋細胞は，約－90mVに分極しており，これを静止膜電位という（図15）．

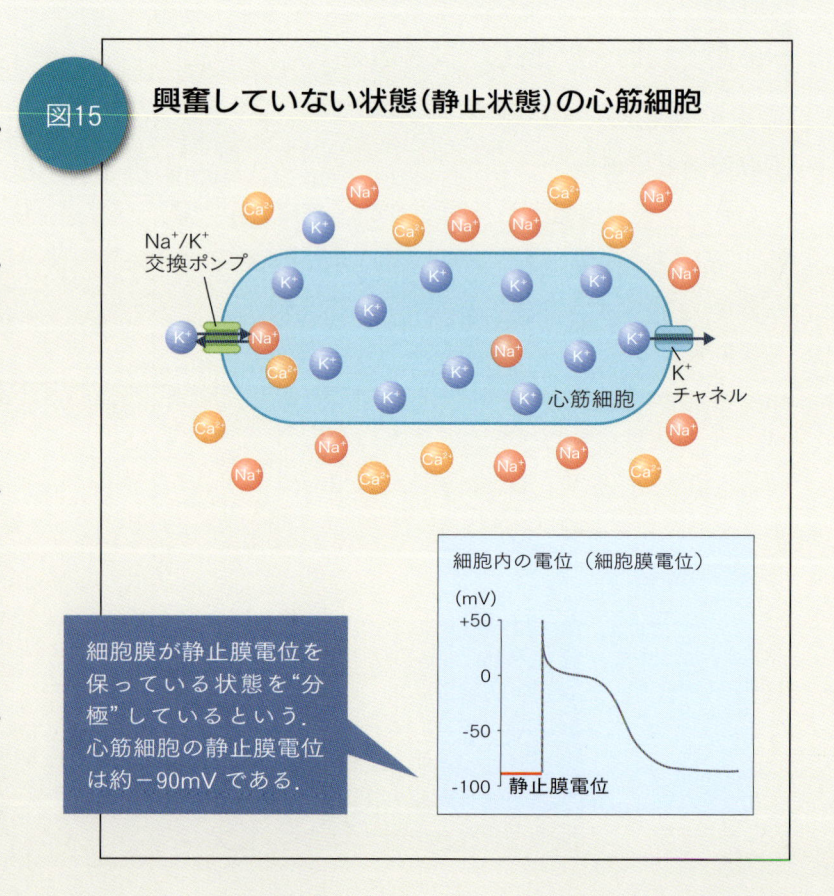

図15 **興奮していない状態（静止状態）の心筋細胞**

細胞膜が静止膜電位を保っている状態を"分極"しているという．心筋細胞の静止膜電位は約－90mVである．

細胞内の電位（細胞膜電位）
静止膜電位

③心筋細胞の興奮

　心筋細胞が刺激を受けることによってNa$^+$の通り道(Na$^+$チャネル)が開き，細胞外に大量に存在するNa$^+$が細胞内に流れ込んでくる(図16)．また，分極状態では細胞内の電位は(－)であるため，Na$^+$は(－)の電位に引っ張られることになる．よって，Na$^+$の細胞内への流入はかなり急速になる．その結果，細胞内の電位(膜電位)は急激に上昇する(脱分極という)．

　脱分極するとNa$^+$チャネルはすぐに閉じてしまうため，Na$^+$の流入もすぐに止まってしまう．一方，電位の上昇によってCa^{2+}チャネル(電位依存性Ca^{2+}チャネル)が開き，細胞外にたくさん存在するCa^{2+}が細胞内に入ってくる．このときの細胞内は(＋)の電位であり，(＋)のイオンであるCa^{2+}は電気的に反発するため，その流入はゆるやかである．また，細胞外へ出て行くK$^+$の影響もあって，心筋細胞の電位はあまり変化がなく，すなわち脱分極が持続した状態になる(図17)．

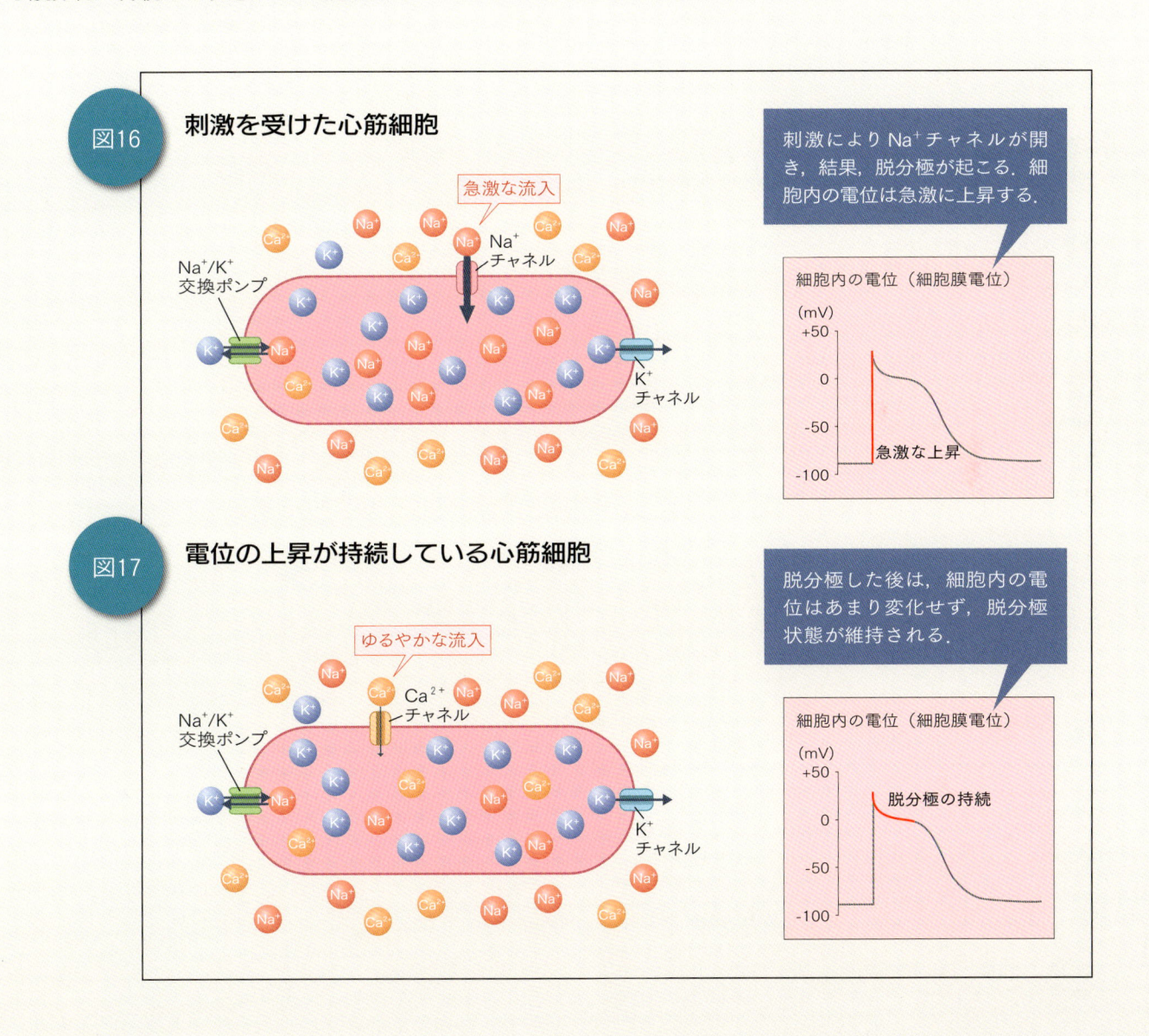

図16　**刺激を受けた心筋細胞**

刺激によりNa$^+$チャネルが開き，結果，脱分極が起こる．細胞内の電位は急激に上昇する．

図17　**電位の上昇が持続している心筋細胞**

脱分極した後は，細胞内の電位はあまり変化せず，脱分極状態が維持される．

④興奮していない状態に戻る心筋細胞

脱分極が持続した後,膜電位が少しずつ下がっていくと,いつも開いているK$^+$チャネルとは別の種類のK$^+$チャネルが開き,急速にK$^+$が細胞外に流出する.そのため,心筋細胞の膜電位が下がり,興奮前の状態に戻っていく.これを再分極という.また,電位依存性Ca^{2+}チャネルが徐々に閉じ,Ca^{2+}の流入がだんだんと止まっていく.細胞内に流入したCa^{2+}は,Na$^+$／Ca^{2+}交換ポンプとCa^{2+}ポンプによって細胞外に出される(図18).

図18 再び分極する心筋細胞

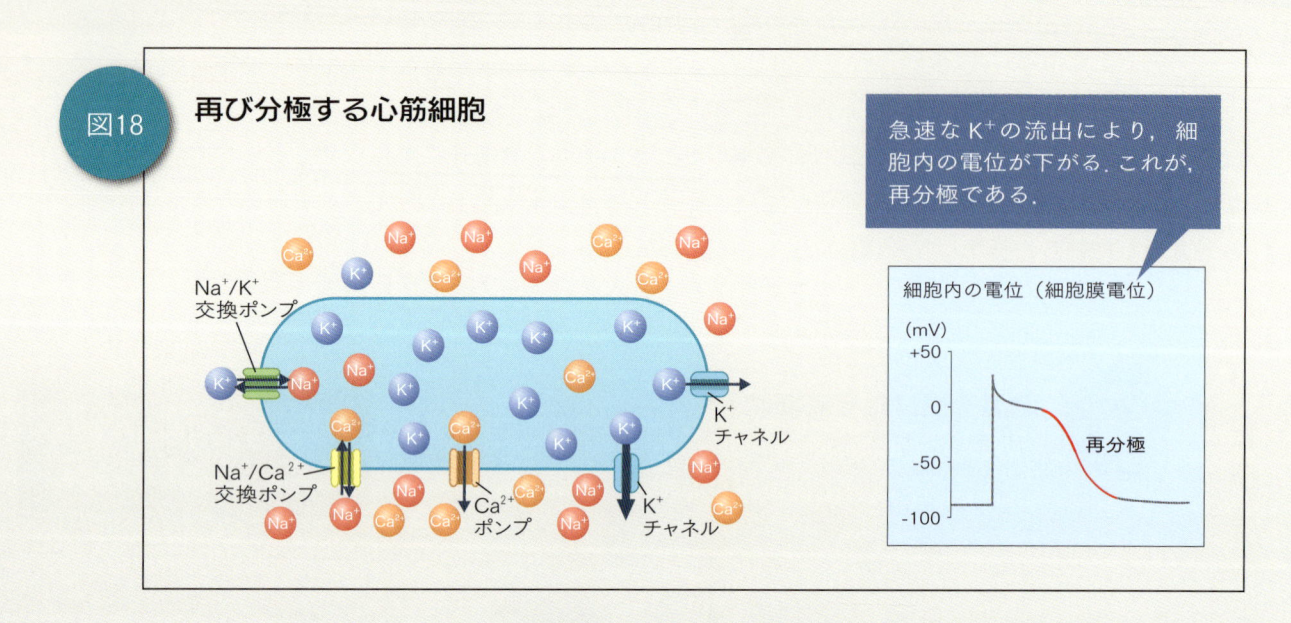

急速なK$^+$の流出により,細胞内の電位が下がる.これが,再分極である.

3)電流の発生と心電図波形

①脱分極の伝わり方

ある心筋細胞(あるいは心筋細胞の集団)で脱分極が起こると,脱分極している(+)の部分と脱分極していない(-)の部分に電位差が生じ,(+)→(-)方向に電流が発生する.その電流が引き金となって,脱分極が次々に隣の部分へと伝わっていく(図19).

②心電図の波形の向き

図20のように,電極を置いたと仮定する.心電図は,(+)の電極に入ってくる電流によって波形が上向きに振れるように作られている.したがって,(+)の電極に向かって電流が流れると心電図の波形は上向きに振れ(図20a),反対に(-)

図19 脱分極の伝わり方

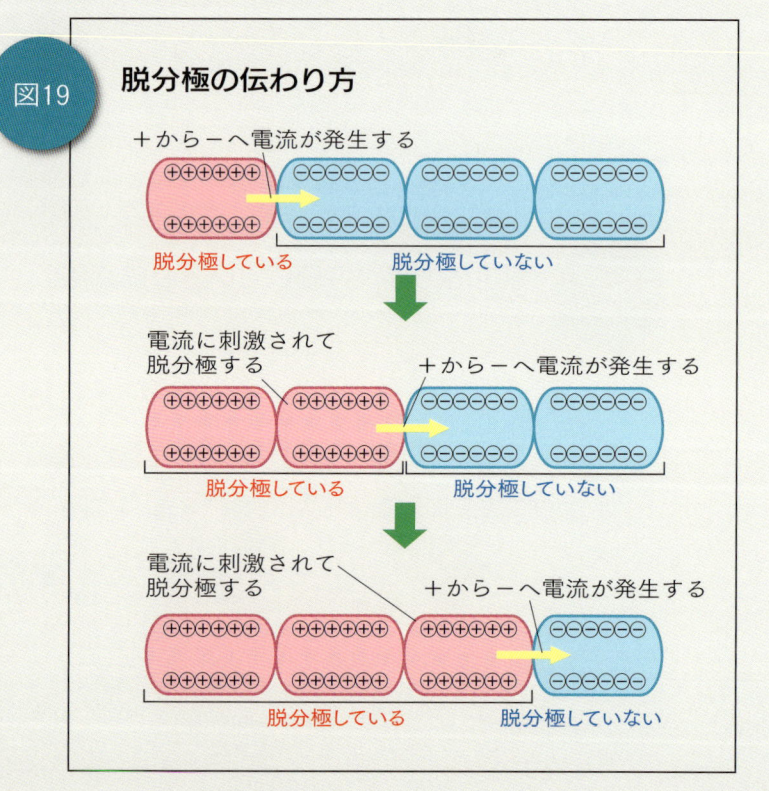

の電極に向かって電流が流れると下向きに振れる(図20b)．電流が，(＋)と(－)の電極を結ぶ線と垂直方向に流れる場合には，上向きにも下向きにも波形は振れない(図20c)．

③脱分極・再分極が進む方向と心電計波形

(＋)の電極に向かって脱分極が進むときは，電流も(＋)の電極に向かって流れるので，心電計の波形は上向きに振れる(図21a)．心筋全体が脱分極している状態では，電位差が生じていないので電流は流れない．したがって，波形は上向きにも下向きにも振れない(図21b)．(－)の電極に向かっ

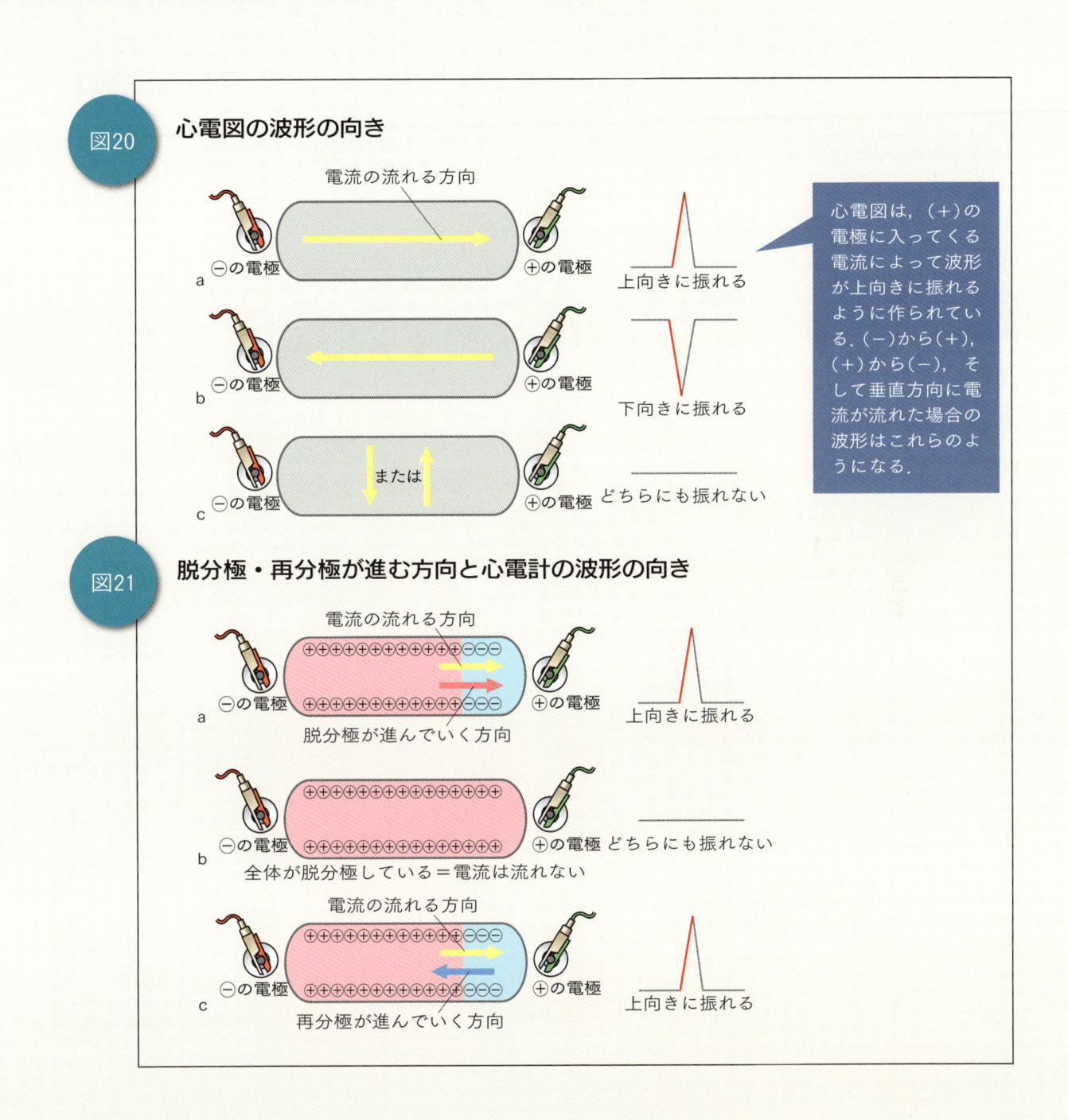

図20　心電図の波形の向き

a　(－)の電極　電流の流れる方向　(＋)の電極　上向きに振れる
b　(－)の電極　　　　　　　　　(＋)の電極　下向きに振れる
c　(－)の電極　または　(＋)の電極　どちらにも振れない

心電図は，(＋)の電極に入ってくる電流によって波形が上向きに振れるように作られている．(－)から(＋)，(＋)から(－)，そして垂直方向に電流が流れた場合の波形はこれらのようになる．

図21　脱分極・再分極が進む方向と心電計の波形の向き

a　(－)の電極　電流の流れる方向／脱分極が進んでいく方向　(＋)の電極　上向きに振れる
b　(－)の電極　全体が脱分極している＝電流は流れない　(＋)の電極　どちらにも振れない
c　(－)の電極　電流の流れる方向／再分極が進んでいく方向　(＋)の電極　上向きに振れる

て再分極が進むときは，電流は心筋の(+)側から(-)側に流れるので，電流は(+)の電極に向かうことになる．すなわち，再分極が進む方向とは反対の方向に電流が流れることになり，波形は上向きに振れる(図21c)．

4) 心臓に発生する電流と心電図波形

①心室筋における脱分極と再分極

洞結節で起こった刺激は，房室結節を通って心室に伝えられる．このときに左脚・右脚とよばれる刺激伝導系を通るが，脚は心室筋の内側にあるため，心室筋の脱分極は心室の内側から起こって外側へと伝わっていく(図22a)．心筋の外側の細胞は，脱分極の持続時間が若干短く，早く再分極を始める．したがって，再分極は心室筋の外側から内側へ向かって進む(図22b)．

②心室の脱分極・再分極と心電図波形

心室筋の内側から脱分極が起こるので，図23aのように電極を置くと(+)の電極に向かって電流が流れる．よって，心電図の波形は上向きに振れる．波形の大きさは，流れる電流の大きさによって変化する．心室で脱分極が持続しているときは，電位差が生じないため電流は流れず，波形の変化はみられない(図23b)．心室における再分極は心室筋の外側から起こり，電流は(+)の電極に向かって流れるため波形は上向きに振れる(図23c)．

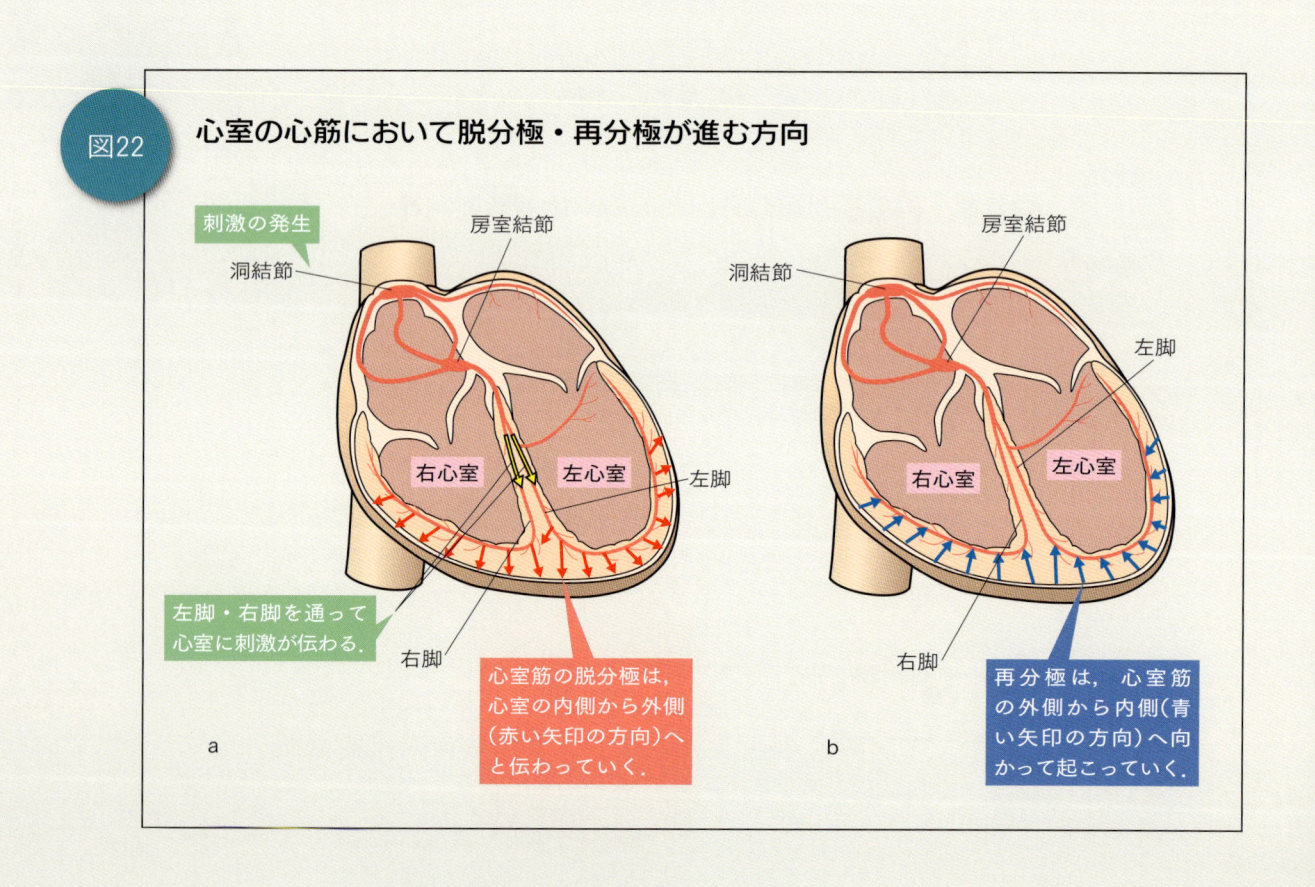

図22 **心室の心筋において脱分極・再分極が進む方向**

a: 左脚・右脚を通って心室に刺激が伝わる．心室筋の脱分極は，心室の内側から外側（赤い矢印の方向）へと伝わっていく．

b: 再分極は，心室筋の外側から内側（青い矢印の方向）へ向かって起こっていく．

Chapter 5
知っておきたい基礎知識

図23 心室の脱分極・再分極と心電図波形

心室が脱分極していくときの心電図波形

a

- ⊖の電極
- 脱分極している部分
- まだ脱分極していない部分
- 電流が流れる方向
- ⊕の電極
- 脱分極が進んでいく方向

脱分極によって発生した電流が、だんだんと大きくなり、だんだんと小さくなった

脱分極は急速に伝わる→電流が流れる時間が短い→波形の幅が狭い

心室で脱分極が持続しているときの心電図波形

b

- ⊖の電極
- 脱分極している部分
- ⊕の電極

心室筋の内側から外側まですべてが脱分極している→電流が流れない→波形は上にも下にも振れない

心室が再分極していくときの心電図波形

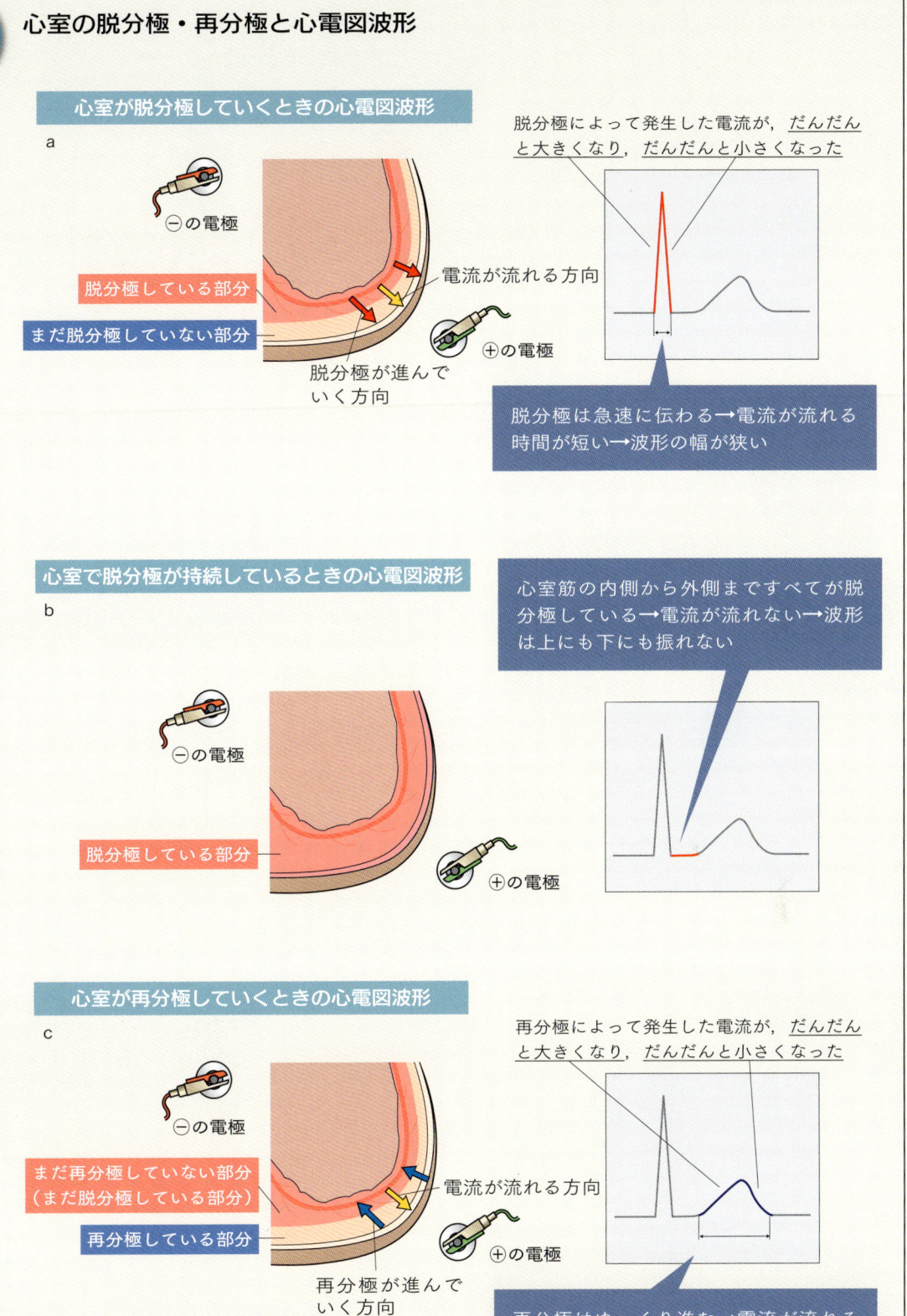

c

- ⊖の電極
- まだ再分極していない部分（まだ脱分極している部分）
- 再分極している部分
- 電流が流れる方向
- ⊕の電極
- 再分極が進んでいく方向

再分極によって発生した電流が、だんだんと大きくなり、だんだんと小さくなった

再分極はゆっくり進む→電流が流れる時間が長い→波形の幅が広い

③脱分極でなぜ下向きの波形（Q波，S波）がみられるのか

　心室における興奮の伝わり方は，左脚の方が右脚よりも少し早い．そして，脚の下方以降に分布しているプルキンエ線維から心室筋に興奮が伝わる．そのため，図24に示すように，心室における最初の脱分極は，通常は心室中隔下部の左室側から始まる．このとき，（＋）電極から遠ざかっていく方向への電流が大きければ，心室の脱分極を表す波形の最初の部分は下向きに振れることになる（Q波）．通常，この電流はあまり大きくないため，Q波の振れはとても小さいか，ほとんど観察されないこともある．

　図25のように，心室における脱分極の最後の部分は，（＋）電極から遠ざかっていく方向になるため，波形は下向きに振れる（S波）．

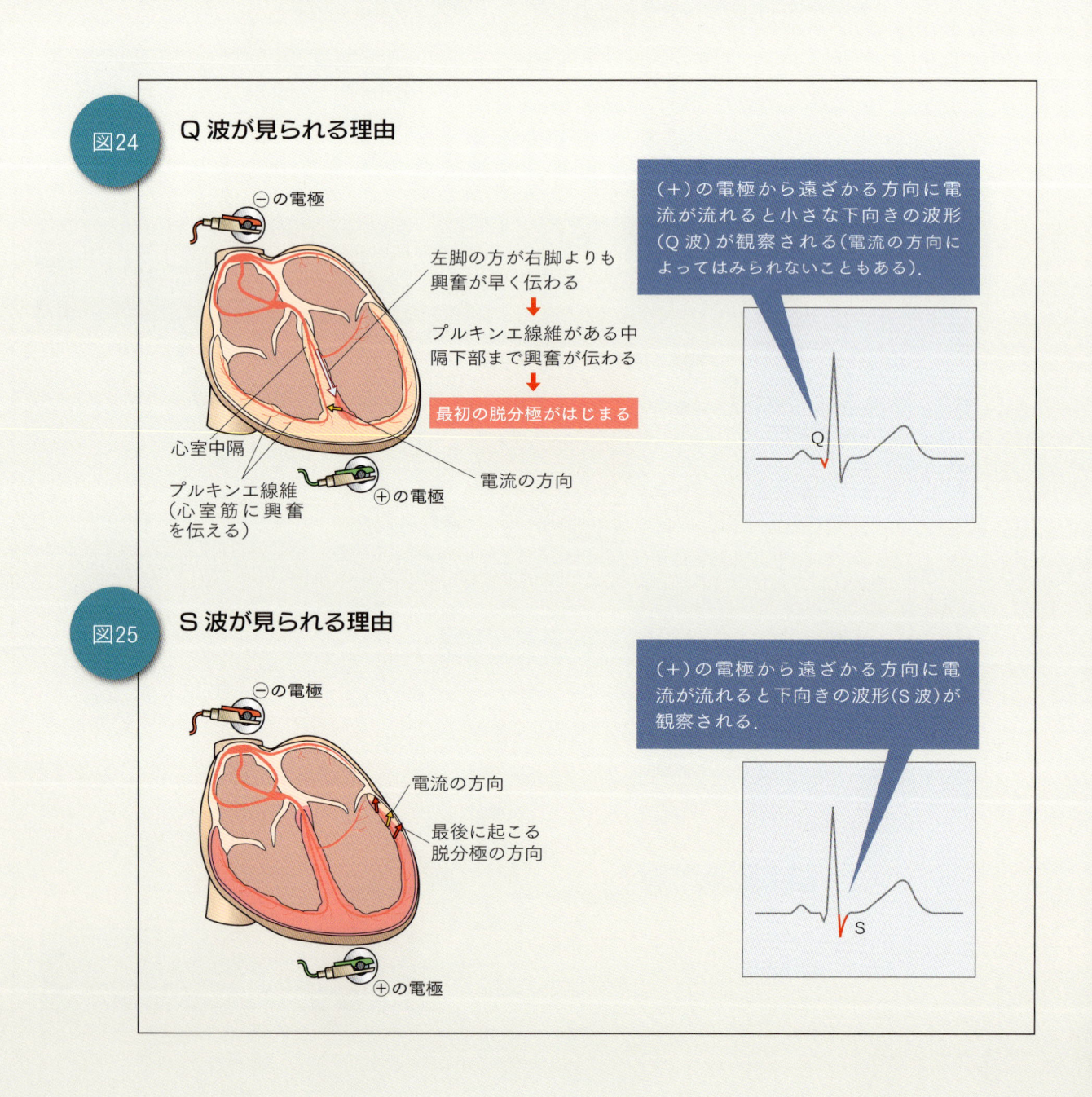

図24　Q波が見られる理由

- －の電極
- 左脚の方が右脚よりも興奮が早く伝わる
- プルキンエ線維がある中隔下部まで興奮が伝わる
- 最初の脱分極がはじまる
- 心室中隔
- プルキンエ線維（心室筋に興奮を伝える）
- ＋の電極
- 電流の方向

（＋）の電極から遠ざかる方向に電流が流れると小さな下向きの波形（Q波）が観察される（電流の方向によってはみられないこともある）．

図25　S波が見られる理由

- －の電極
- 電流の方向
- 最後に起こる脱分極の方向
- ＋の電極

（＋）の電極から遠ざかる方向に電流が流れると下向きの波形（S波）が観察される．

④心房の脱分極・再分極と心電図波形

　心房の心筋はとても薄い（左心室の心筋の1/10程度しかない）ので，心筋の厚さ方向への脱分極は瞬時にして伝わってしまい，心電図波形上は観察されない．心房の脱分極を表す心電図波形は，洞結節から下方（あるいは左方）に向かって心房全体に脱分極が伝わっていくときの電流によって描かれる．図26のように電極を置くと，心房が脱分極していくときの電流は（＋）電極側に向かうので，心電図の波形は上向きに振れる．心房で起こる電流の大きさは心室で発生する電流よりもかなり小さいので，波形の振れ幅は小さくなる．

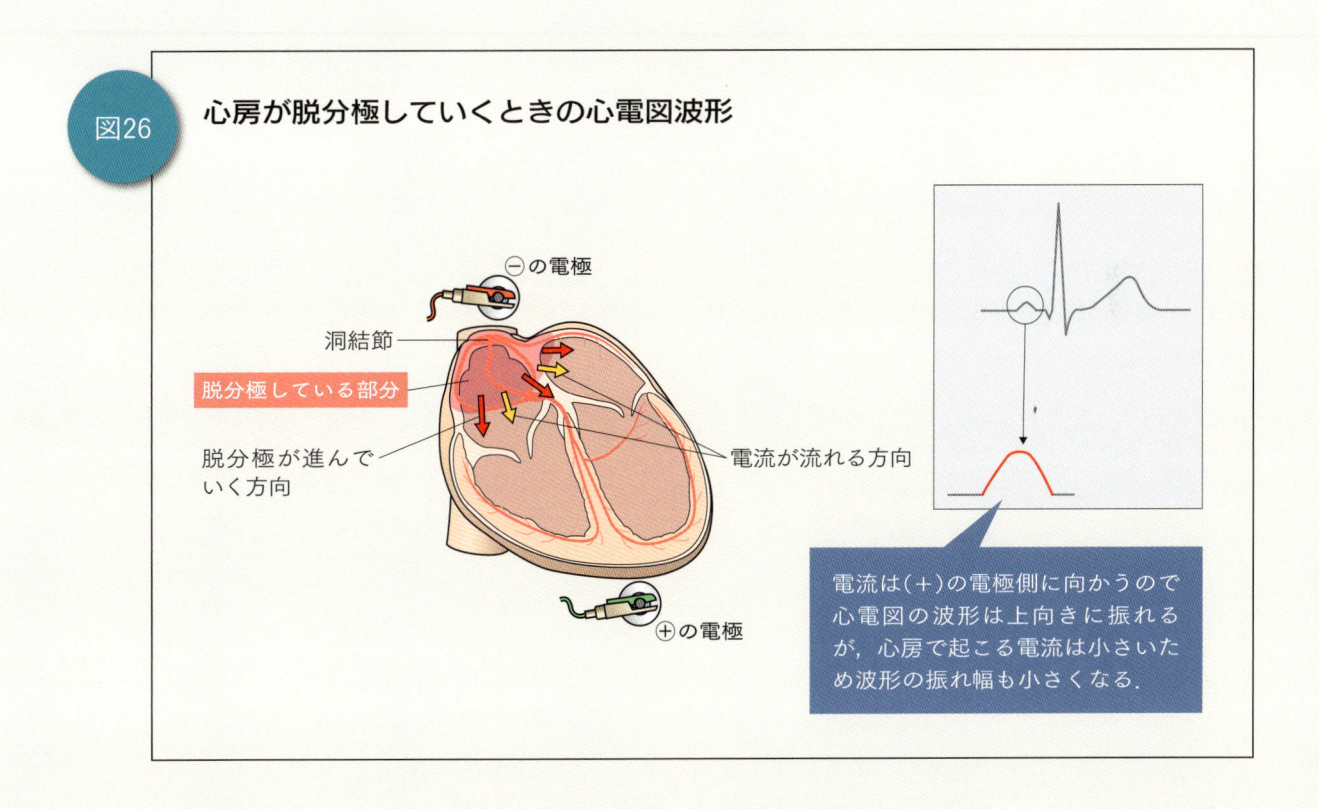

図26　**心房が脱分極していくときの心電図波形**

－の電極
洞結節
脱分極している部分
脱分極が進んでいく方向
電流が流れる方向
＋の電極

電流は（＋）の電極側に向かうので心電図の波形は上向きに振れるが，心房で起こる電流は小さいため波形の振れ幅も小さくなる．

　心房全体に再分極が進む方向も，脱分極と同様の向きとなる（図27）．電流は（＋）から（－）に流れるので，心房が再分極していくときの電流は（＋）の電極から遠ざかる方向となり，心電図の波形は下向きに振れる．心房の再分極で発生する電流も小さく，波形の振れ幅は小さくなる．また，通常は心室の大きな脱分極による波形（QRS波）に隠れてしまうため，心房の再分極による波形は観察できない．

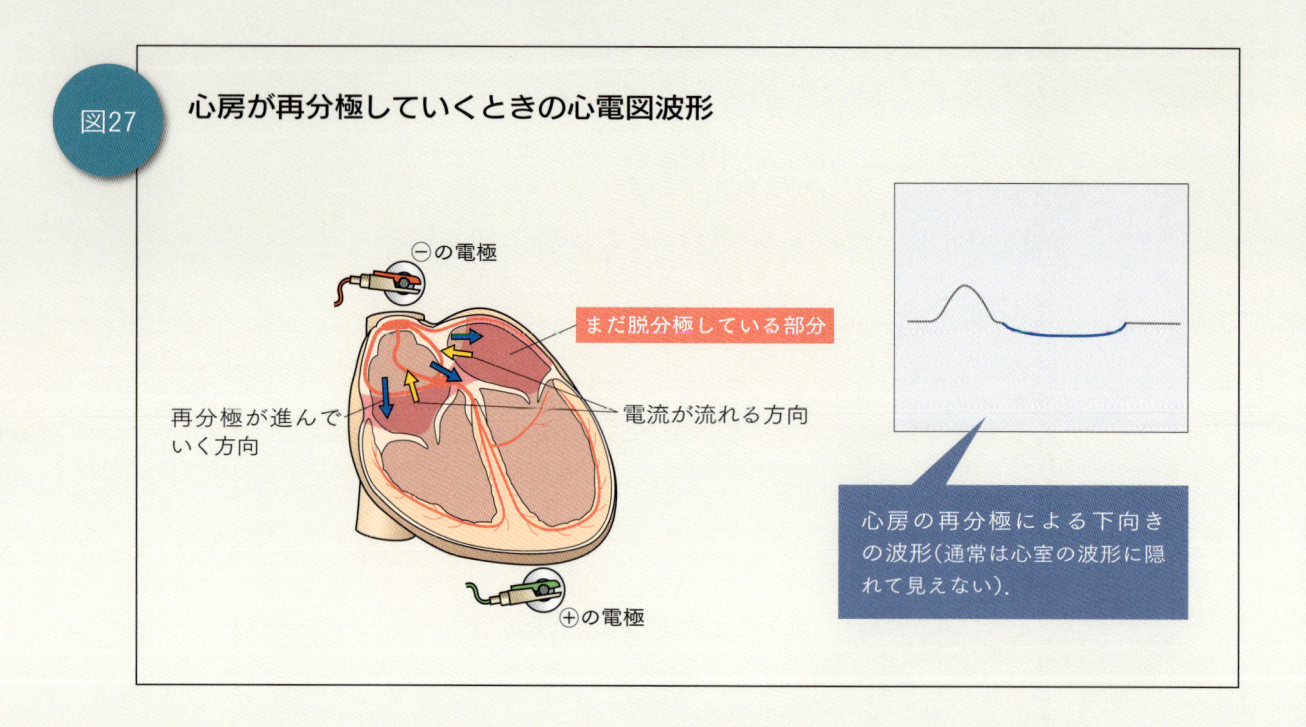

図27　心房が再分極していくときの心電図波形

─の電極
まだ脱分極している部分
再分極が進んでいく方向
電流が流れる方向
＋の電極

心房の再分極による下向きの波形（通常は心室の波形に隠れて見えない）．

5）心電図電極の位置と誘導
①誘導とは
　心電図は，身体に（＋）と（－）の電極を装着して，心筋で発生した電流を記録したものである．心臓で発生した電流を身体の表面に貼った電極まで導き出して記録することを誘導法とよんでいる[7]．（－）の電極側から（＋）の電極側に向かって電流が流れるとき，心電図波形は上向きに振れるように作られている．したがって，身体のどこに２つの電極を設定するかによって，心電図波形は大きさや向きが異なってくる．

②心電図モニターの電極の位置
　基本的な心電図検査では，肢誘導電極と胸部誘導電極を装着して12通りの方向から心臓の電気生理学的活動を観察する．しかし，これは歯科治療中のモニタリングには適当ではない．歯科医院でも使用しやすく不整脈を観察するのに適しているのは，もっとも簡便な３つの電極を用いた心電図モニタリングである．この場合，赤（右手：R），黄（左手：L），緑（左足：F）の３つの電極を使用する（図28）．

　赤（黄）の電極は，右（左）手から右（左）肩付近のどこに貼っても，心臓から流れてくる電流の向きに大きな違いはないので，心電図波形もほぼ同じ形になる．緑の電極位置も同様に，左胸部の下から左足までのどこに貼っても同じ波形になる．ただし，身体を流れる電流は，心臓から離れるほど減衰していくので，波形の大きさは変わってくる（手足の先の方に貼るほど小さい波形になる）．

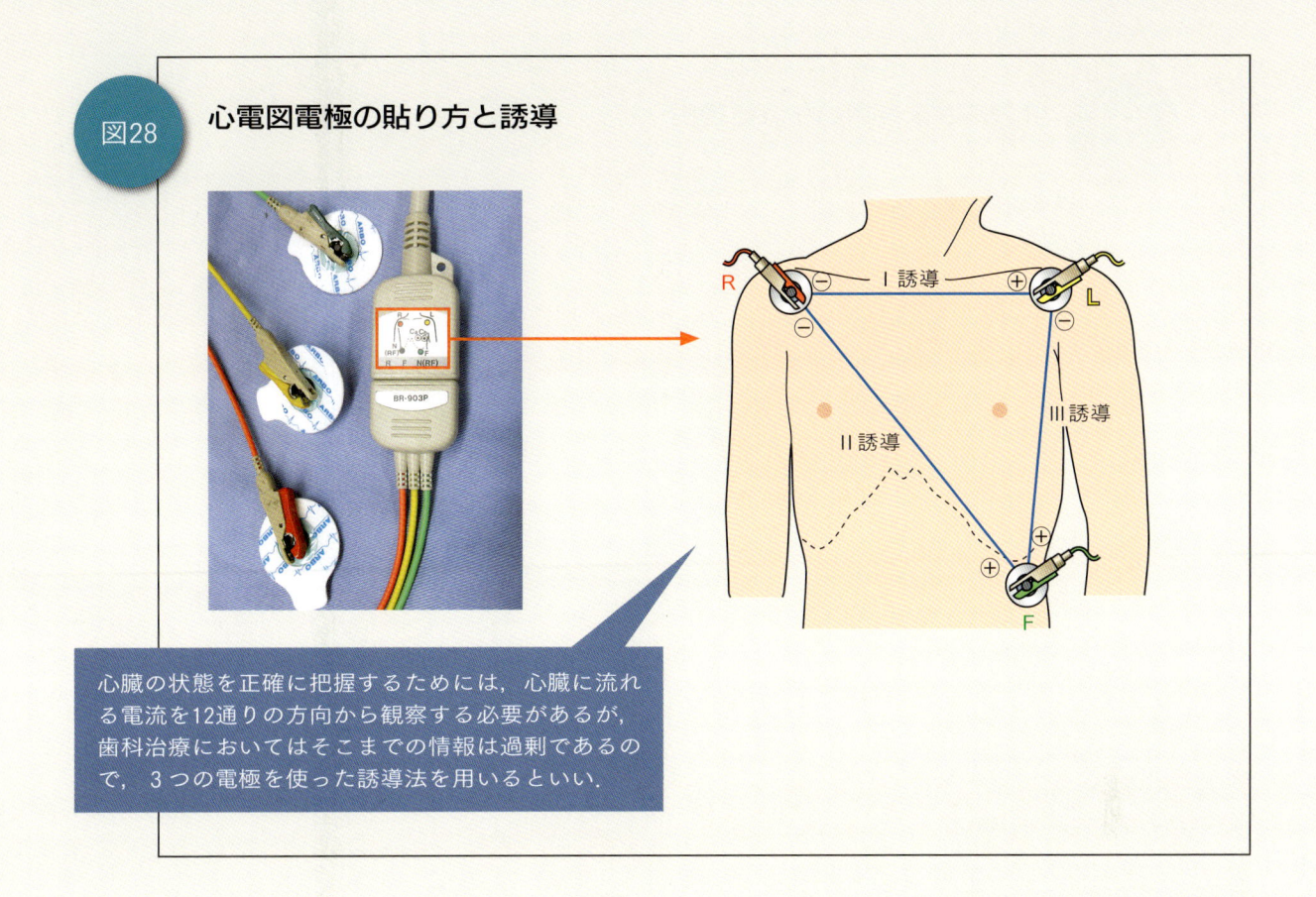

図28　心電図電極の貼り方と誘導

心臓の状態を正確に把握するためには，心臓に流れる電流を12通りの方向から観察する必要があるが，歯科治療においてはそこまでの情報は過剰であるので，3つの電極を使った誘導法を用いるといい．

③Ⅱ誘導による心電図モニタリング

　身体の正面から見ると，心臓の上端(心基部)と下端(心尖部)を結ぶ線(長軸)は，水平面に対して50～60°傾いている．緑の電極を(＋)，赤の電極を(－)とするⅡ誘導では，2つの電極を結んだ線が心臓の長軸の傾きに近くなる(図29a)．

　洞結節から起こった刺激は，心房→房室結節→心室へと伝わる．その刺激によって心筋細胞は脱分極し電流が発生する．Ⅱ誘導は，心房や心室において発生する電流の向きにもっとも一致しており，P波とQRS波がもっとも大きく記録できる(図29b)．P波やQRS波の確認が，心拍数や不整脈の判定に重要であるため，心電図をモニターする際にはⅡ誘導がよく用いられる．

不整脈の成り立ち

1) 不整脈の種類

　不整脈は多種多様であり(表4)，一度にすべての不整脈を理解することは難しい．そこで，突然出現して全身状態を急に悪化させることもある頻拍性不整脈について，その成り立ちと心電図波形の特徴を解説する．

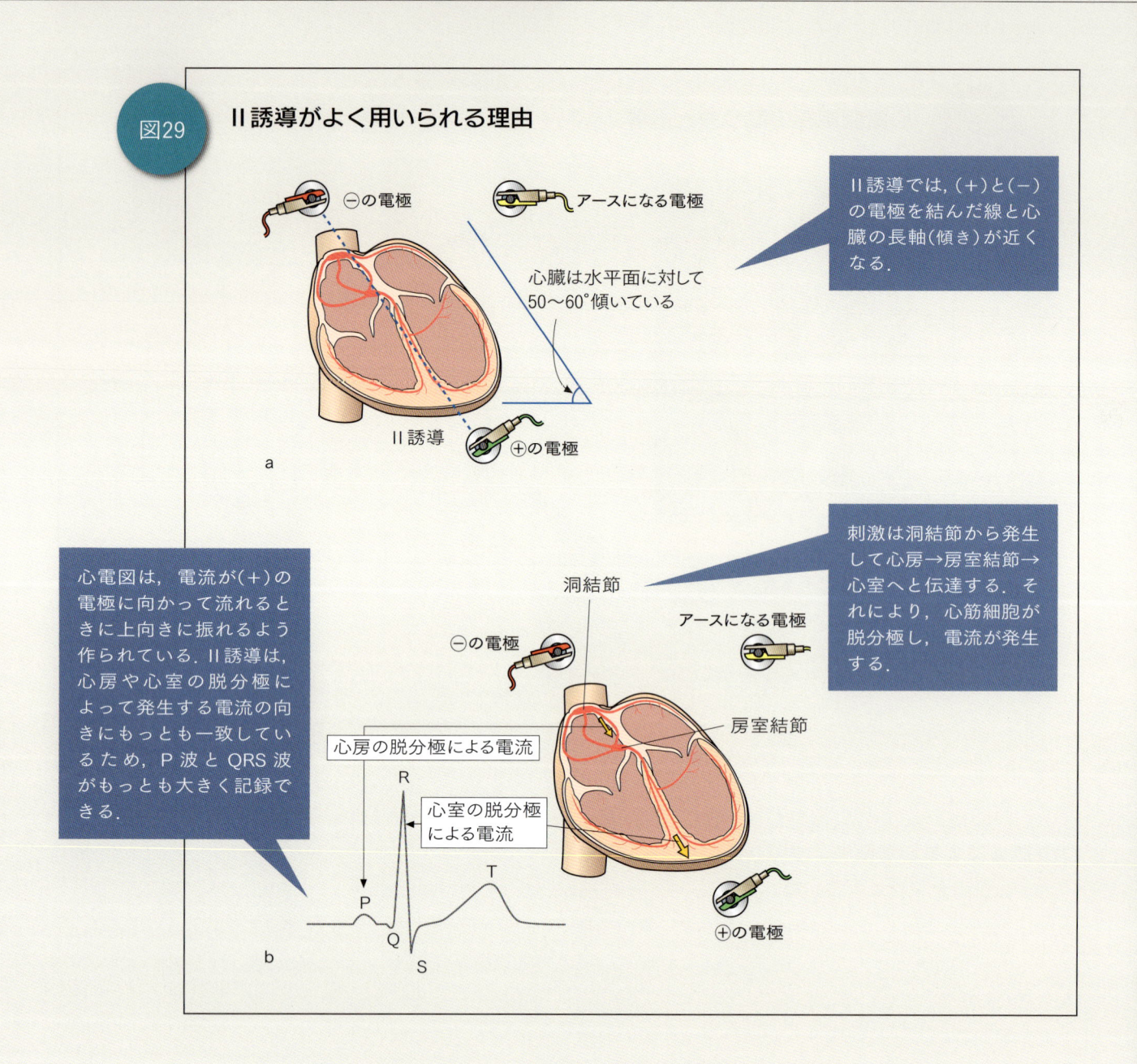

> 図29 **Ⅱ誘導がよく用いられる理由**
>
> ―の電極　アースになる電極
>
> Ⅱ誘導では，（＋）と（－）の電極を結んだ線と心臓の長軸（傾き）が近くなる．
>
> 心臓は水平面に対して50～60°傾いている
>
> Ⅱ誘導　＋の電極
>
> a
>
> 心電図は，電流が（＋）の電極に向かって流れるときに上向きに振れるよう作られている．Ⅱ誘導は，心房や心室の脱分極によって発生する電流の向きにもっとも一致しているため，P波とQRS波がもっとも大きく記録できる．
>
> 洞結節　―の電極　アースになる電極
>
> 刺激は洞結節から発生して心房→房室結節→心室へと伝達する．それにより，心筋細胞が脱分極し，電流が発生する．
>
> 心房の脱分極による電流
> 心室の脱分極による電流
> 房室結節
> ＋の電極
>
> R
> P　T
> Q
> b　S

2）上室性期外収縮

　上室性期外収縮は，もっともよく見られる不整脈の1つである．重篤な合併症となる危険性は低いが，期外収縮のメカニズムを知るために，その発生機序を説明する．

　正常な周期（正常洞調律）よりも早いタイミングで，心室よりも上位の場所から発生した刺激による収縮を上室性期外収縮という（図30）．具体的な発生部位は，心房内や心房と心室の間（房室接合部）である．正常な刺激の発生場所（洞結節）から起こった刺激が心房全体に伝わっていくときは，発生した電流が（＋）の電極側に向かうので，心電図上P波の波形は上向きに

Chapter 5 知っておきたい基礎知識

表4 主な不整脈

分類	種類	
期外収縮	上室性期外収縮	
	心室性期外収縮	
脚ブロック	右脚ブロック	
	左脚ブロック	左脚前枝ブロック
		左脚後枝ブロック
房室ブロック	第1度房室ブロック	
	第2度房室ブロック	ウェンケバッハ型
		モービッツⅡ型
	第3度房室ブロック	
心房細動・粗動	心房細動	
	心房粗動	
心停止	心室細動	
	無脈性心室頻拍	
	心静止	
	無脈性電気活動	
その他	洞性不整脈	
	洞頻脈	
	洞不全症候群(洞徐脈を含む)	
	発作性上室性頻拍	
	WPW症候群	
	トルサード・ド・ポアンツ	

不整脈は多種多様である．心拍が速くなったり遅くなったりするものもあれば，変わらないものもある．全身の血液循環にまったく影響を及ぼさない不整脈もあるが，生命の危機に直結する不整脈もある．極端な心拍数の増加や減少は循環に著しい影響を及ぼすが，とくに，突然発症して急激に全身状態が悪化する頻拍性不整脈は要注意である．

振れる(図31a)．上室性期外収縮では，刺激が発生する場所によって刺激が伝わっていく方向が正常時とは異なる．したがって，発生する電流の向きも異なるため，P波の形が変化する．しかし，心室への刺激は，いずれも房室結節を通って伝わるため，QRS波やT波の形は変化しない(図31b)．

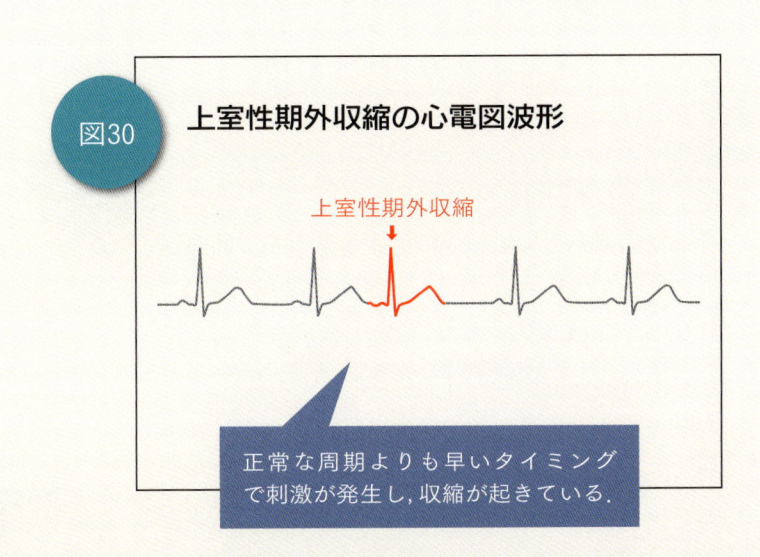

図30 上室性期外収縮の心電図波形

正常な周期よりも早いタイミングで刺激が発生し，収縮が起きている．

171

イザというとき慌てない！
必ず習得しておきたい歯科医院のための救命救急処置

図31　上室性期外収縮：心電図波形の成り立ち

正常な心電図波形

- 刺激が発生する場所＝洞結節
- ⊖の電極
- 刺激が伝わっていく方向（心房が脱分極していく方向）
- 電流が流れる方向
- ⊕の電極

a

刺激の発生場所が正常（洞結節）だった場合，発生した電流は（＋）の電極側に向かうので，P波の波形は上向きに振れる．

上室性期外収縮の心電図波形

- ⊖の電極
- 電流が流れる方向
- 刺激が伝わっていく方向（心房が脱分極していく方向）
- 洞結節
- 洞結節以外の場所で刺激が発生
- 房室結節
- ⊕の電極

b

上室性期外収縮では刺激が伝わっていく方向が正常時とは異なるため，発生する電流の向きも異なり，P波の形が変化する．

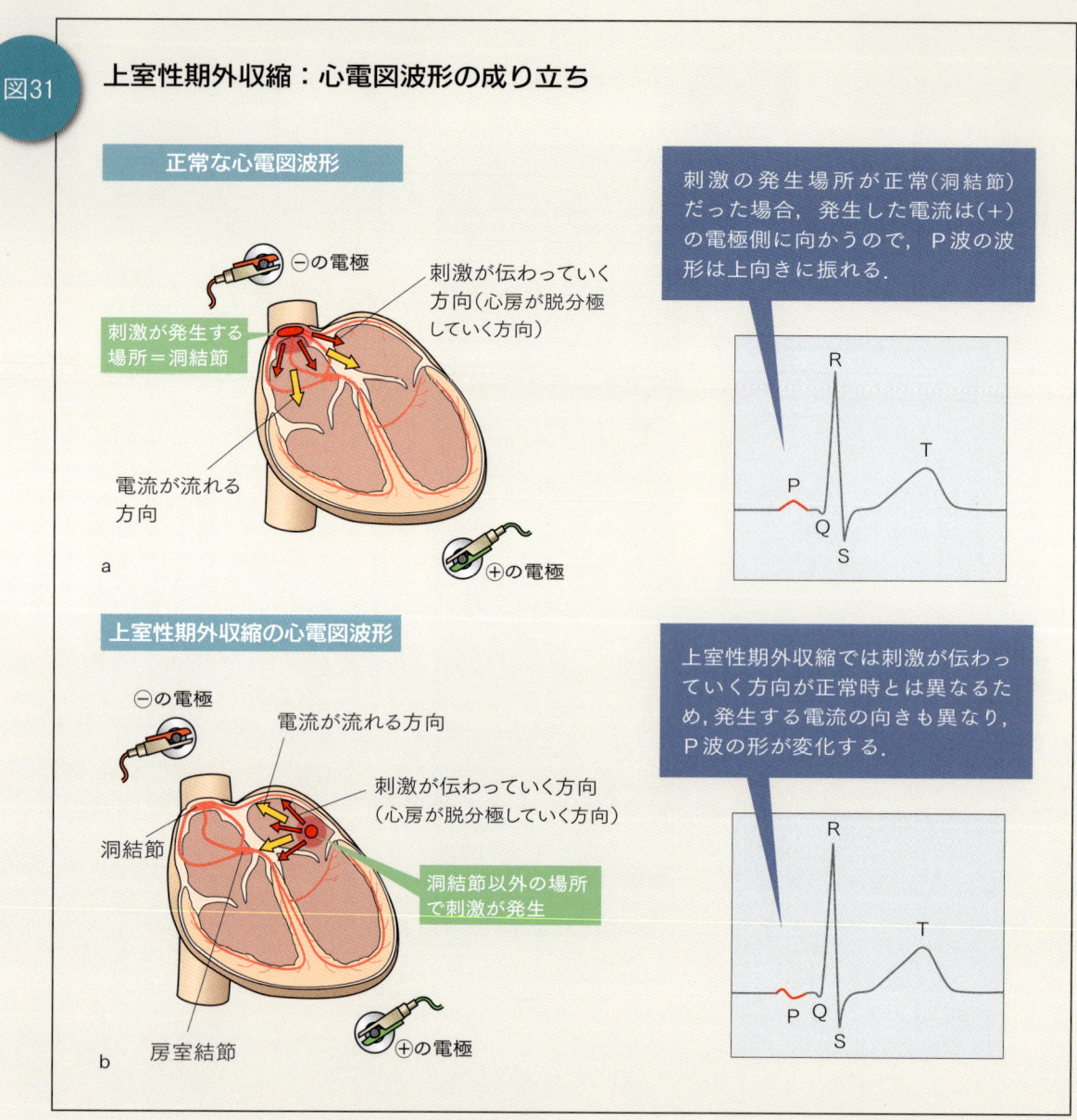

3）心室性期外収縮

心室内で発生した刺激による収縮を心室性期外収縮という．幅の広いQRS波とQRS波とは逆向きのT波が特徴である（図32）．

正常な心電図波形では，房室結節から右脚と左脚へ伝わってきた刺激によって心室筋が脱分極する．心室筋の内側にある脚から心室筋の外側へと脱分極が短時間で伝わるため，QRS波の幅は狭い（図33a）．再分極は心室壁の外側か

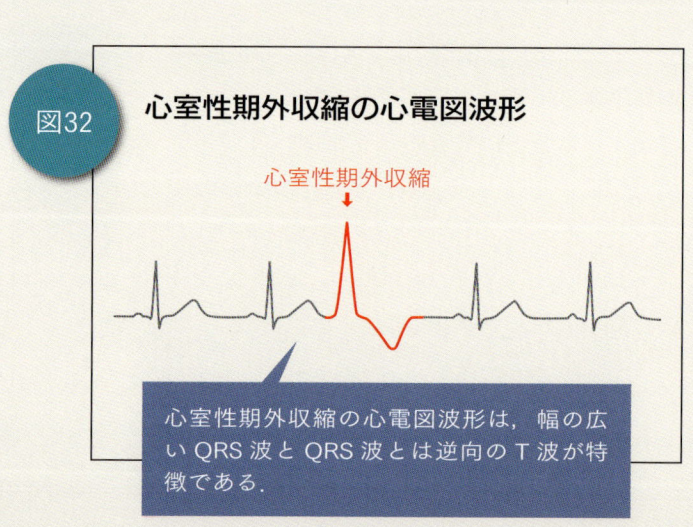

図32　心室性期外収縮の心電図波形

心室性期外収縮

心室性期外収縮の心電図波形は，幅の広いQRS波とQRS波とは逆向きのT波が特徴である．

ら内側に向かって進む．脱分極しているところ（＋の電位）から再分極したところ（－の電位）へと電流が流れるため，上向き（QRS波と同じ向き）のT波が観察される（図34a）．

心室性期外収縮では，心室内で発生した刺激によって心室筋の脱分極が起こるため，P波はない．心室の壁に沿って脱分極が伝わるため長い時間がかかり，QRS波の幅が広くなる．また，発生した電流がすべて心室壁に沿って同じ方向に流れるので，QRS波（の振幅）が大きくなる（図33b）．再分極は，脱分極を追いかけるようにして，脱分極と同じ方向に進んでいく．このときに発生する電流は，脱分極のときとは逆向になるので，T波の向きがQRS波とは反対になる（図34b）．

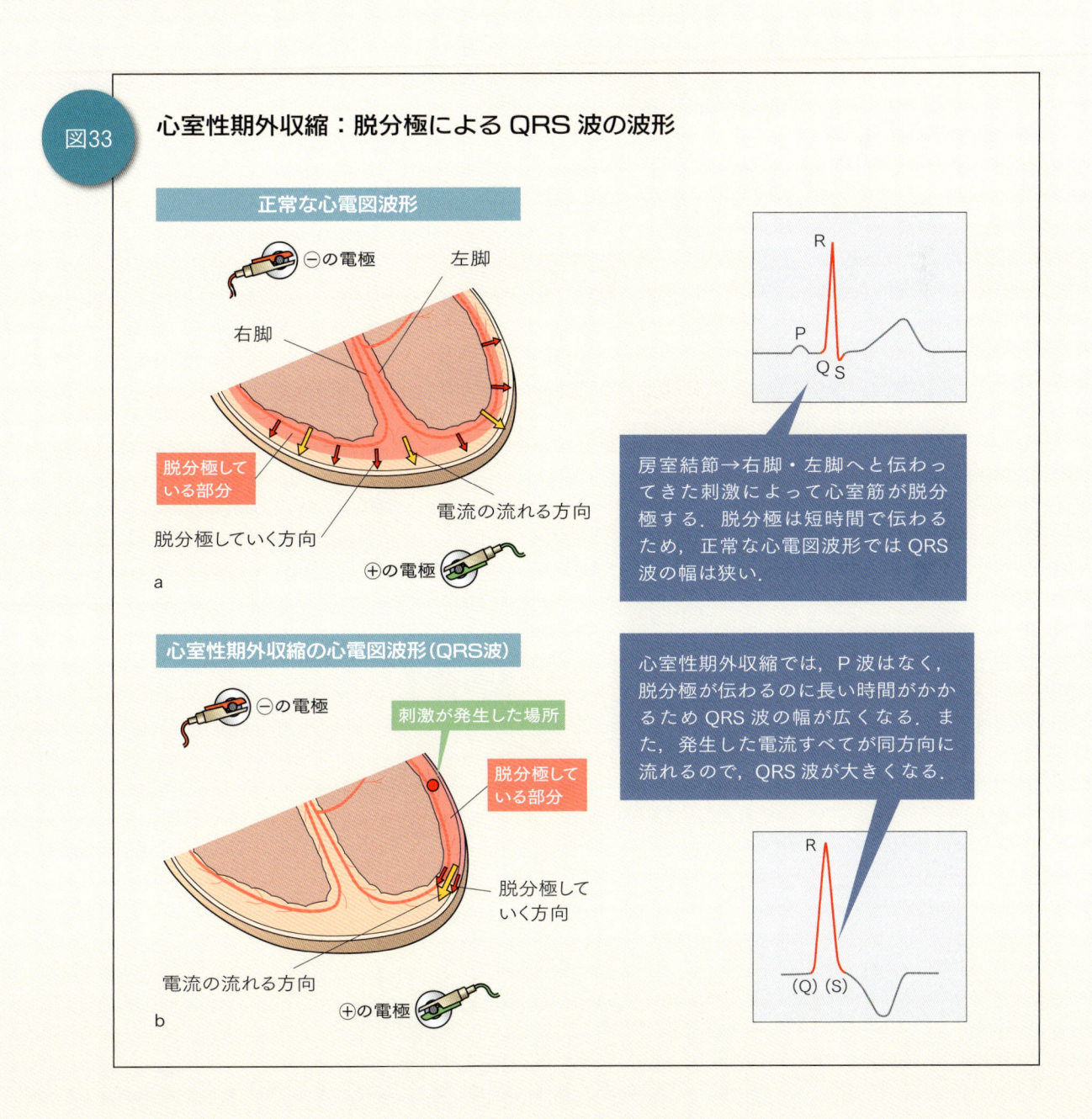

図33　心室性期外収縮：脱分極によるQRS波の波形

正常な心電図波形

房室結節→右脚・左脚へと伝わってきた刺激によって心室筋が脱分極する．脱分極は短時間で伝わるため，正常な心電図波形ではQRS波の幅は狭い．

心室性期外収縮の心電図波形（QRS波）

心室性期外収縮では，P波はなく，脱分極が伝わるのに長い時間がかかるためQRS波の幅が広くなる．また，発生した電流すべてが同方向に流れるので，QRS波が大きくなる．

図34 心室性期外収縮：再分極によるT波の波形

正常な心電図波形

脱分極している部分から再分極している部分へ（＋の電極の方向へ）と電流が流れるため，正常な心電図波形では上向きのT波が観察される．

心室性期外収縮の心電図波形（T波）

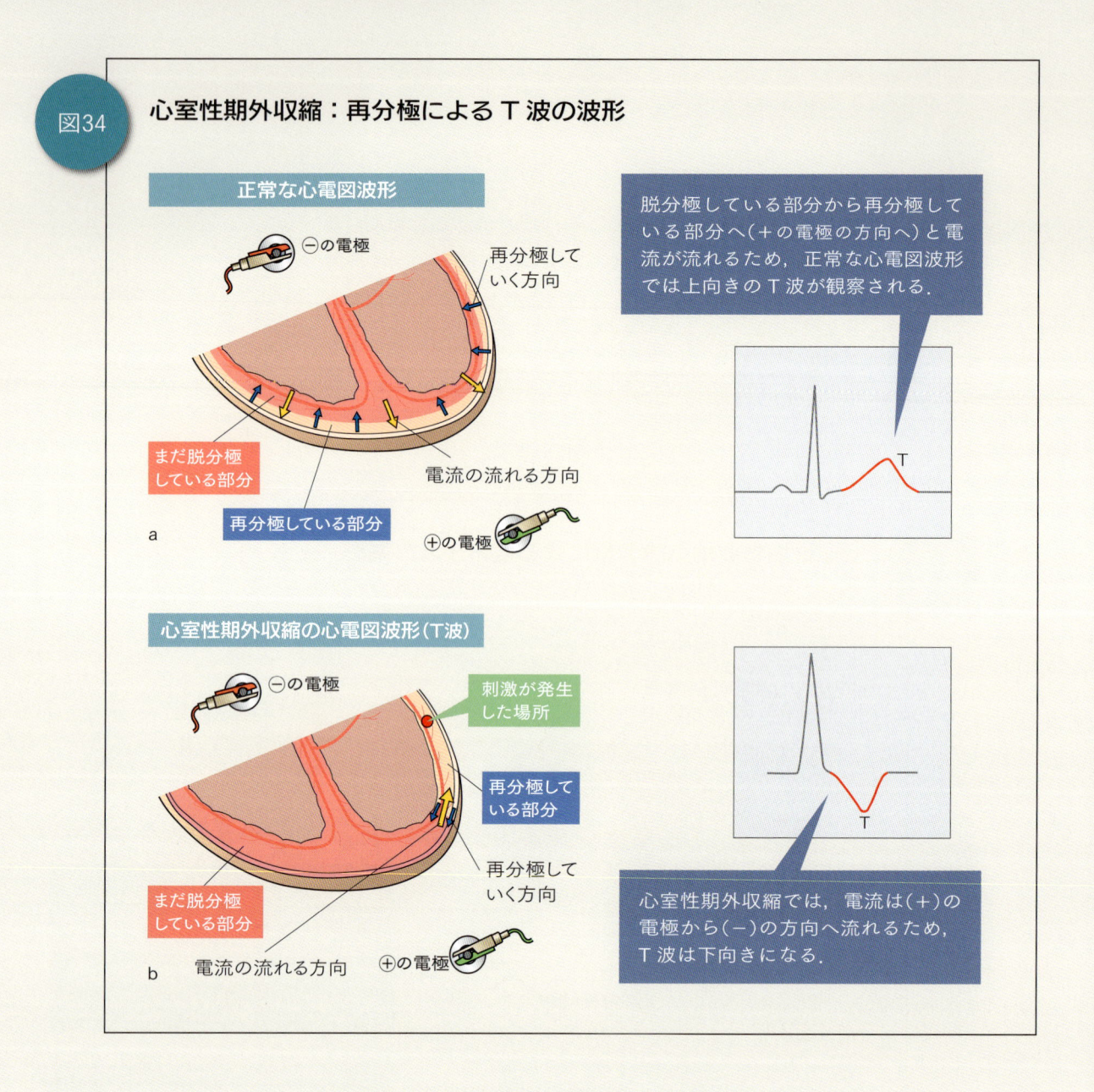

心室性期外収縮では，電流は（＋）の電極から（－）の方向へ流れるため，T波は下向きになる．

心尖部付近で刺激が発生すると，図35のように下向きのQRS波と上向きのT波が観察される．

4）異常興奮の発生機序

洞結節以外の場所で異常な刺激が発生する原因を表5に示す．期外収縮や頻拍性不整脈の原因としてもっとも多いと考えられているのが，リエントリー回路の発生である．

図36にリエントリー回路が発生するしくみを示す．電気刺激の伝導路が2つある場合，通常は伝導が速い方の刺激のみが下に伝わる．これは，速い伝導路の刺激が伝わった後，一定時間は興奮が起きない不応期が生じるためである（図36a）．何らかの原因によって，速い伝導路における下への

Chapter 5
知っておきたい基礎知識

図35 **心室性期外収縮：心尖部付近で刺激が発生した場合**

心尖部付近で刺激が発生すると下向きのQRS波と上向きのT波が観察される．

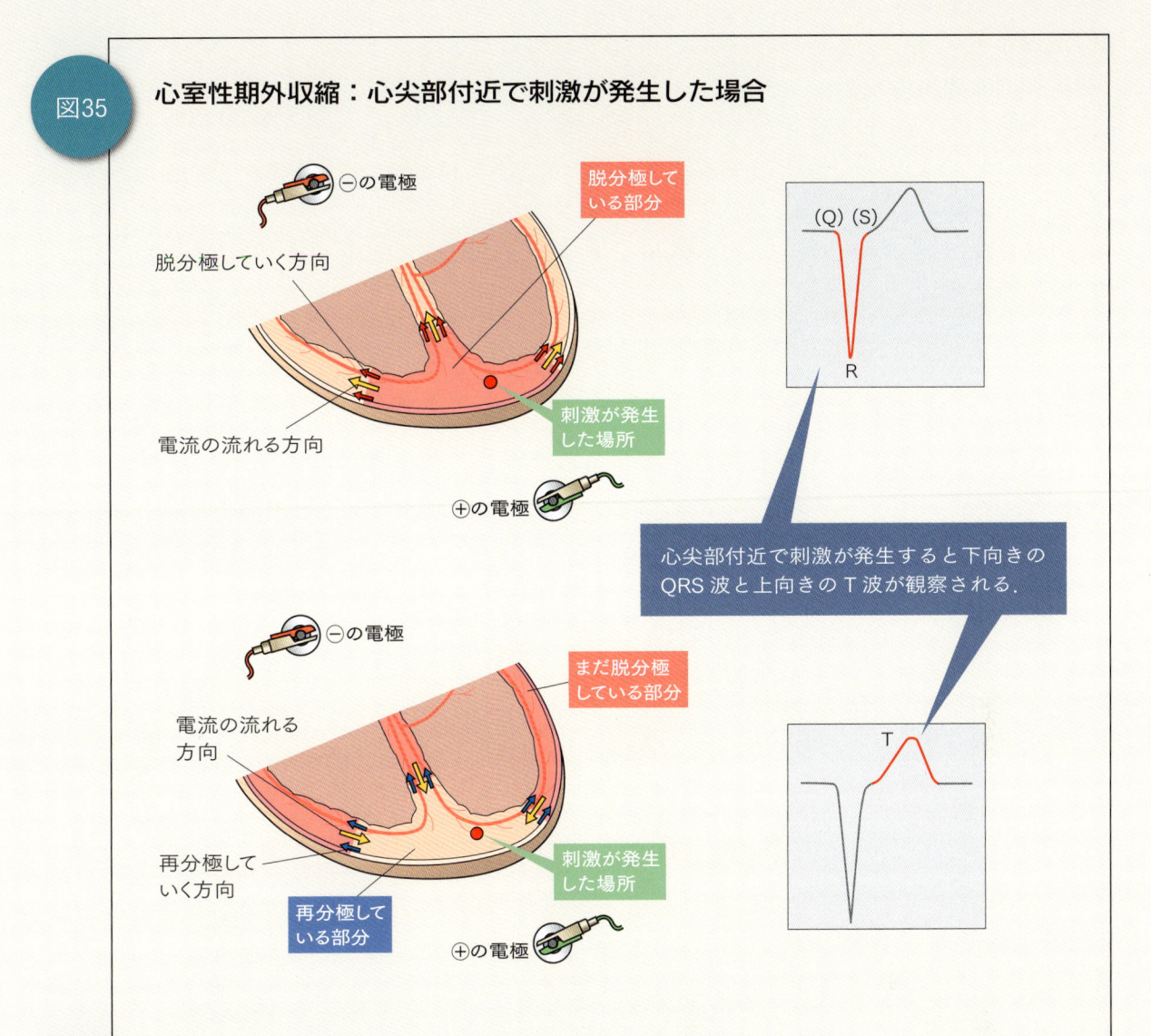

表5 **洞結節以外の場所で異常な刺激が発生する原因**

発生原因（異所性刺激生成）	解説
リエントリー	電気信号の伝導路が2つある場合，それぞれの伝導路を往路・復路として，刺激が行き来する（旋回する）ことで発生する（図36参照）．期外収縮や頻拍性不整脈の原因としてもっとも多い．
トリガード・アクティビティ	心室筋の収縮は脱分極によって発生し，再分極すると元の拡張した状態に戻る．心室筋が再分極する途中や再分極終了直後に再び脱分極が起きてしまうことで異常な興奮が起こる．興奮が1度だけ起これば期外収縮となり，複数回続けば頻拍性不整脈の原因となる．
異所性（洞結節以外の）自動能亢進	洞結節からの刺激が伝わっていく経路（刺激伝導系）には，自分で電気信号を発生させる能力（自動能）が備わっている．この自動能が亢進して，洞結節の電気信号よりも先に刺激を生成してしまうことにより期外収縮が発生する．本来，自動能を有しない心房筋や心室筋でも起こることがある．

175

刺激伝導がブロックされてしまう（一方向にだけブロックが生じる）と，遅い伝導路の刺激が下へと伝わることになる．さらに，その刺激は，速い伝導路を逆行して再び遅い伝導路を通って伝えられる（図36b）．

このようなリエントリーが1度だけ起こると，単発の期外収縮となる．また，2つの伝導路をぐるぐると旋回するように刺激が繰り返し伝えられると，短時間で次々に興奮が起こるため頻拍性不整脈や心房細動，心室細動などが発生する．

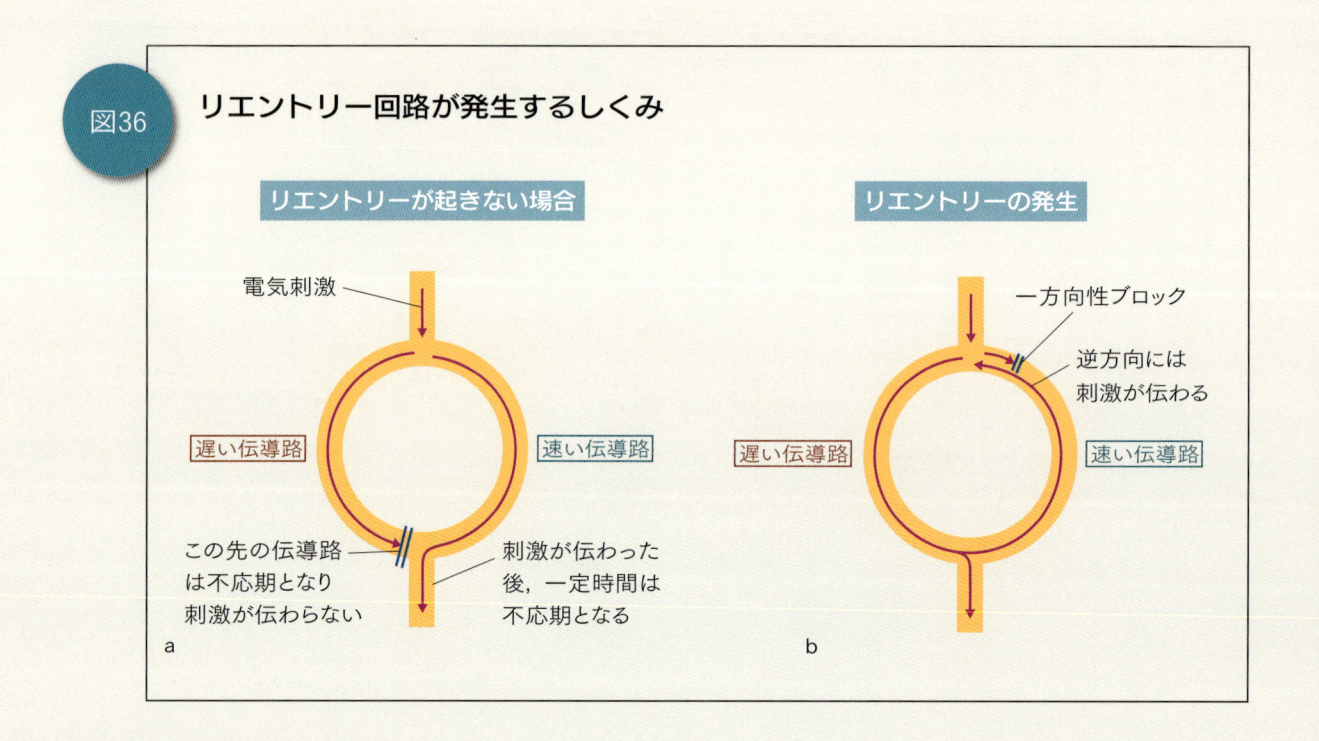

図36　リエントリー回路が発生するしくみ

リエントリーが起きない場合
- 電気刺激
- 遅い伝導路
- 速い伝導路
- この先の伝導路は不応期となり刺激が伝わらない
- 刺激が伝わった後，一定時間は不応期となる

a

リエントリーの発生
- 一方向性ブロック
- 逆方向には刺激が伝わる
- 遅い伝導路
- 速い伝導路

b

5）心房細動

心房内に生じた多数のリエントリーによって心房筋がばらばらに収縮している状態である．房室結節を通して心室に伝わる刺激も不規則なため，R波とR波の間隔（RR間隔）は一定にならず，心拍のリズムも不規則になる（図37）．

6）発作性上室性頻拍

心室よりも上位で突然発生した刺激による頻拍発作である．房室結節で起こったリエントリーによるものが多い．リエントリーによる刺激は心房と心室に同時に伝わるので，P波はQRS波に重なって判別できない．房室結節からの刺激が心室に伝わるので，QRS波は正常な心電図と同様に幅が狭い．心拍数は150回／分以上にもなり，QRS波がT波の後の部分と

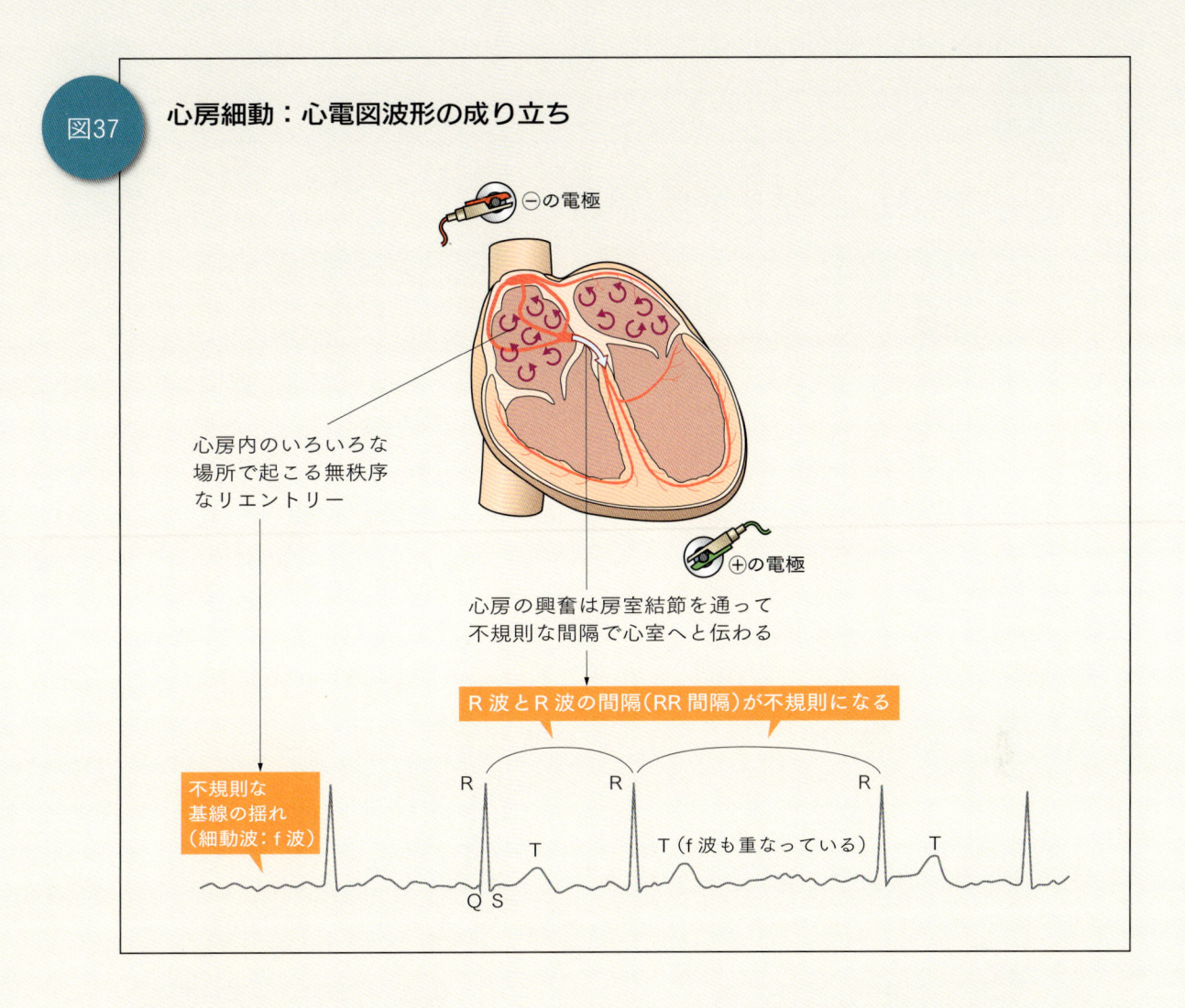

図37　心房細動：心電図波形の成り立ち

⊖の電極

心房内のいろいろな場所で起こる無秩序なリエントリー

⊕の電極

心房の興奮は房室結節を通って不規則な間隔で心室へと伝わる

R波とR波の間隔（RR間隔）が不規則になる

不規則な基線の揺れ（細動波：f波）

R　R　R
T　T（f波も重なっている）　T
Q S

重なることもある（図38a）．

　心房と心室の間に別の刺激伝導路（副伝導路）があると，心室に伝えられた刺激が副伝導路を逆行して心房に伝えられリエントリー回路を生じることがある（房室回帰性リエントリーという）．心室が興奮した後，副伝導路から心房内を上向きに刺激が伝わるので，P波はQRS波の後ろに出現し逆向（下向き）になる（図38b）．

7）心室頻拍

　心室性期外収縮が連続して出現したものが心室頻拍である．したがって，1つひとつの心電図波形は心室性期外収縮と同様である（図39）．心室頻拍の原因としては，リエントリーがもっとも多いが，トリガード・アクティビティや異所性自動能亢進によることもある．

　心室筋の複数の場所から刺激が発生していると，複数の違った波形が見られる（多形性心室頻拍）．多形性心室頻拍や，単形性でも心拍数が150回／

図38

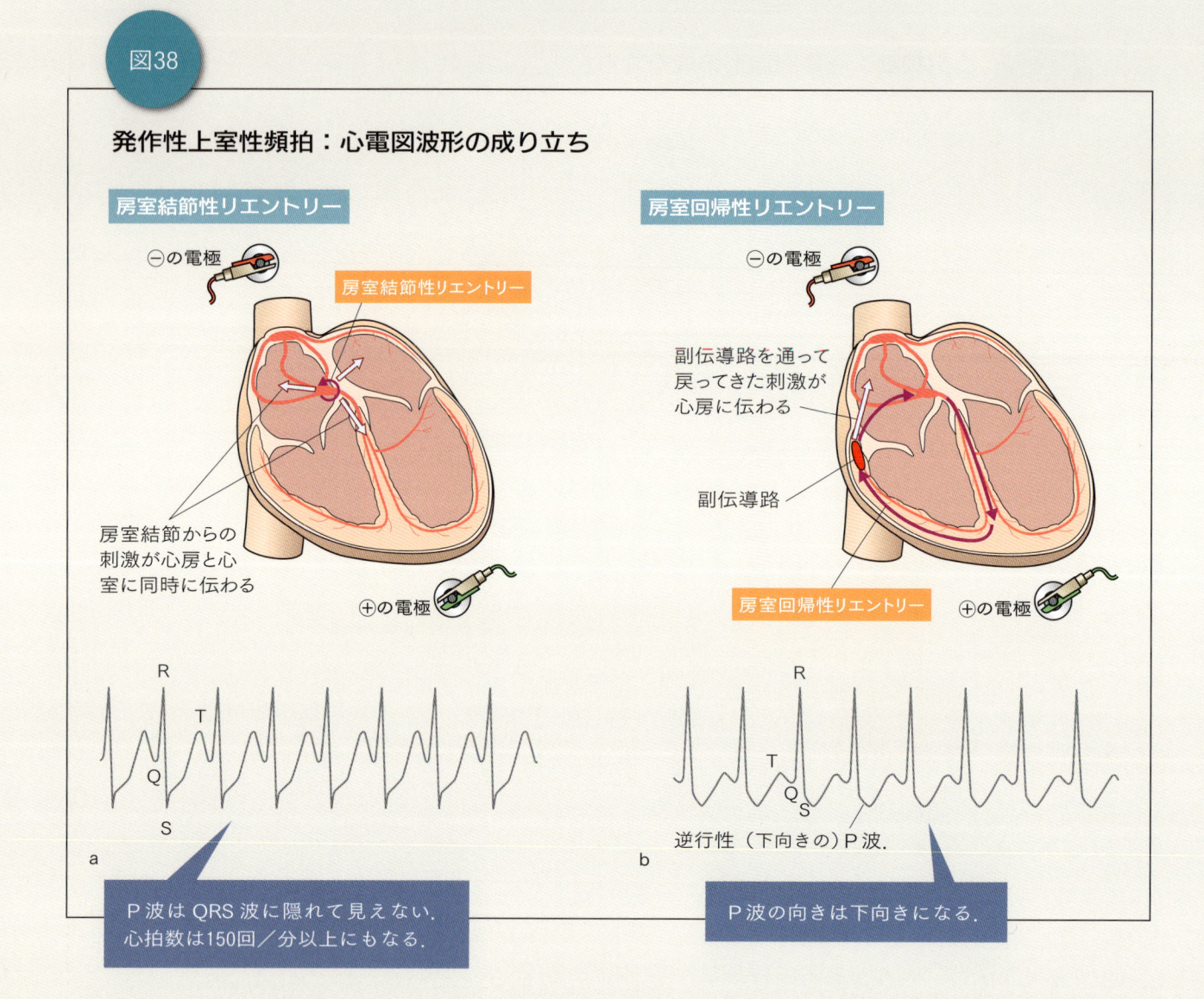

発作性上室性頻拍：心電図波形の成り立ち

房室結節性リエントリー

－の電極
房室結節性リエントリー
房室結節からの刺激が心房と心室に同時に伝わる
＋の電極

a
P波はQRS波に隠れて見えない．心拍数は150回／分以上にもなる．

房室回帰性リエントリー

－の電極
副伝導路を通って戻ってきた刺激が心房に伝わる
副伝導路
房室回帰性リエントリー
＋の電極

b
逆行性（下向きの）P波．
P波の向きは下向きになる．

分以上のものは危険度が高い[7,8]．また，心室頻拍が30秒以上持続する場合も早急な治療が必要となる[7]．

8）心室細動：代表的な心停止

　心停止とは，心臓のポンプ機能が失われて十分な血液が拍出されていないために脈拍が触知できない状態である．心臓は止まっている場合もあるが，非常に速く収縮していることもある（P.21；Chapter 1「心停止の分類」参照）[8,9]．突然，心停止になった場合，ほとんどの初期の心電図リズムは心室細動になっている[10]．心室細動では，心室内で多数のリエントリーが生じ，心室筋細胞が無秩序に収縮しているため血液が拍出されない（図40）．

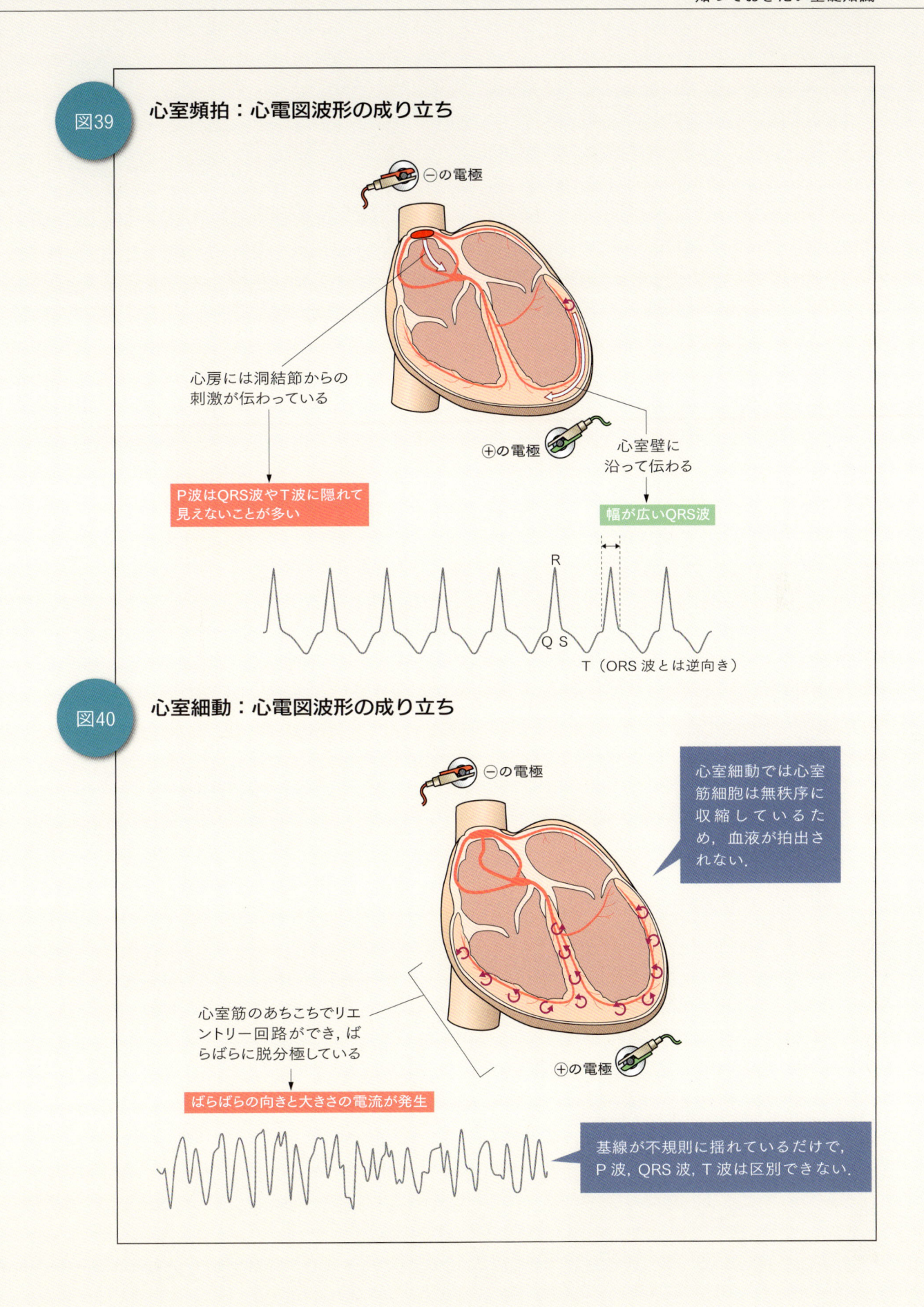

Chapter 5
知っておきたい基礎知識

図39　心室頻拍：心電図波形の成り立ち

⊖の電極

心房には洞結節からの刺激が伝わっている

⊕の電極

心室壁に沿って伝わる

P波はQRS波やT波に隠れて見えないことが多い

幅が広いQRS波

R
Q S
T（QRS 波とは逆向き）

図40　心室細動：心電図波形の成り立ち

⊖の電極

心室細動では心室筋細胞は無秩序に収縮しているため，血液が拍出されない．

⊕の電極

心室筋のあちこちでリエントリー回路ができ，ばらばらに脱分極している

ばらばらの向きと大きさの電流が発生

基線が不規則に揺れているだけで，P波，QRS波，T波は区別できない．

参考文献

1. 谷口省吾，渋谷鉱，嶋田昌彦．歯科治療に関連した全身的偶発症について．郡市区歯科医師会に対する偶発症アンケート調査報告．日本歯科医師会雑誌 2011；63(12)：1297-1301．
2. 金子譲．歯科医療の安全確保のために．日本歯科医師会雑誌 2005；57(10)：1069-1083．
3. Lillehei RC, Longerbeam JK, Bloch JH, Manax WG. The nature of irreversible shock: experimental and clinical observations. Ann Surg 1964；160：682-708.
4. 日本救急医学会監修．標準救急医学(第3版)．東京：医学書院，2001：185．
5. 古屋英毅，金子譲，海野雅浩，池本清海，福島和昭，城茂治・編，歯科麻酔学(第6版)．東京：医歯薬出版，2009：562．
6. 山田典一．肺血栓塞栓症の診断と治療．日本血栓止血学会誌 2008；19(1)：29-34．
7. 岡田保紀．最新心電図標準テキスト．東京：メディカルシステム研修所，2011：18-153．
8. Neumar RW, Otto CW, Link MS, Kronick SL, Shuster M, Callaway CW, Kudenchuk PJ, Ornato JP, McNally B, Silvers SM, Passman RS, White RD, Hess EP, Tang W, Davis D, Sinz E, Morrison LJ. Part 8: Adult advanced cardiovascular life support: 2010 American Heart Association Guidelines for Cardiopulmonary Resuscitation and Emergency Cardiovascular Care. Circulation 2010；122(18 Suppl3)：S729-767.
9. 日本救急医療財団心肺蘇生法委員会．救急蘇生法の指針医療従事者用2010改訂4版．東京：へるす出版，2012：39-42．
10. Link MS, Atkins DL, Passman RS, Halperin HR, Samson RA, White RD, Cudnik MT, Berg MD, Kudenchuk PJ, Kerber RE. Part6: electrical therapies: automated external defibrillators, defibrillation, cardioversion, and pacing: 2010 American Heart Association Guidelines for Cardiopulmonary Resuscitation and Emergency Cardiovascular Care. Circulation 2010；122(18 Suppl 3)：S706-719.

エピローグ

　医療行為には，何らかの偶発症が起こる危険性がつねに潜んでいる．歯科治療中に起こった全身的偶発症は，ときとして患者とその家族，そして歯科医療従事者にとって悲劇的な結末を招くことがある．始めは，たいしたことはないと思えたようなことが，想像もできないほど大きな不幸につながってしまうことがある．私も，身近でそのような出来事が起きたのを何度か見聞きしたことがある．

　歯科治療中の全身的偶発症や緊急事態をできるだけ減らし，万一の場合に適切な行動が取れるように，という思いを込めて本書を執筆した．しかし，読者の方々にどれだけ有用な情報を伝えることができたか，不安でいっぱいなのが正直な気持ちである．

　それから，申し訳ないと思うのだが，どうしても紙面では伝えることができなかったことがある．それは，実際に身体を動かして行う実技である．行うべき手技のノウハウについてはできるだけ記載したつもりだが，それが実際にできなければ意味をなさない．幸い，日本では，救命救急処置の実技を学ぶさまざまな講習会が数多く開催されている．私も，歯科医師を含めた医療に携わるさまざまな職種の方々に，緊急時に行うべき手技の指導をさせていただいている．頭の中では理解していても，緊急の場面では身体が思ったように動かない，ということは往々にしてあるものだ．ぜひ，実際に起こりうる緊急事態を想定した実技訓練を定期的に実施していただきたいと思う．

　本書は，2012年1月から2013年3月まで，ザ・クインテッセンス誌に連載した内容に新たな項目を加えて再編成したものである．同誌への長期連載の機会を与えていただいたクインテッセンス出版株式会社の北峯康充氏と，幾度にもわたる校閲にご尽力いただいた齋藤明香氏に厚く御礼を申し上げる．最後に，監修してくださった横山武志先生にこの場をかりて心から感謝したい．そして，本書をご愛読いただいた皆様に深く感謝するとともに，少しでも安全安心な歯科医療のお役に立てていただければ幸いである．

Index

あ
- アスピリン　89, 98
- アスピリン喘息　67, 69, 98
- アセチルコリン受容体　72, 154
- 圧脈波　127
- アテローム動脈硬化　87
- アドレナリン　69, 95, 152
  - ──筋肉注射　68, 70
  - ──受容体（β₁受容体）　152, 155
- アトロピン　143
- アナフィラキシー　63
  - ──の原因物質　64
  - ──の症状　66
  - ──の対処法　68
  - ──の発生機序　63
- アナフィラキシーショック
  　63, 66, 67, 68, 69, 148, 150, 156
- アレルギー　63, 64
- アンジオテンシンⅡ　155

い
- 異所性自動能亢進　177
- 一次救命処置（BLS）　13, 16
- 一次救命処置ガイドライン　13
- 一酸化窒素（NO）　156
- 異物落下　56, 57

う
- 右脚　164, 166, 172

お
- オシロメトリック法　128

か
- 過換気症候群　48, 74, 143
  - ──の原因　74
  - ──の症状　74
  - ──の対処法　75
- 拡張期血圧　85, 124
- 感染性心内膜炎の予防　95
- 冠動脈　86, 87, 154

き
- 気管支喘息　67, 69, 143
- 気道確保　24, 29
- 気道閉塞（窒息）　58, 59, 62
- 救急安心センター　43
- 救急車　20, 23, 40, 41, 43, 44
- 救急相談センター　43
- 救急通報　23
- 救急搬送　20, 41, 98
- 救命の連鎖　20
- 胸骨圧迫　16, 27, 62
  - ──の圧迫部位　25
  - ──の方法　25
- 狭心症　86, 89
- 胸部突き上げ法　60
- 救命救急処置の手順　23
- 局所麻酔薬　95
- 局所麻酔薬中毒　78, 143
  - ──の原因と予防　79
  - ──の最大使用量　80
  - ──の症状　78
  - ──の対処法　81
- 虚血性心疾患　86
  - ──の原因　87
  - ──の症状　87
  - ──の対処法　89
- 緊張性気胸　157
- 筋肉注射（法）　143, 144

け
- 経皮的酸素飽和度（SpO₂）
  　58, 68, 76, 77, 124, 132, 136, 139
- 血圧　124, 126
- 血圧計　128
- 血圧測定　127, 128, 129, 130
- 血管収縮薬　95
- 血管迷走神経反射　48, 72
- 血栓塞栓症　90

こ
- 誤飲・誤嚥　53, 54, 56
  - ──の予防法　54
- 交感神経　152, 154, 155
- 抗凝固薬　90, 91, 92
- 高血圧　116
- 高血圧症　85, 95
- 抗血小板薬　89, 90, 91
- 抗血栓療法　90, 91
- 甲状腺機能亢進症　108
- 甲状腺機能低下症　108
- 抗ヒスタミン薬　68
- 呼吸　119
- 呼吸器　149, 157
- 呼吸器疾患　97, 118
- 呼吸数　119
- 呼吸性アルカローシス　74
- 呼吸の確認　24
- コロトコフ音　127

さ
- 再分極　162, 163, 164, 167, 172
- 左脚　164, 166, 172
- 左心室　151, 152
- 三尖弁　92, 151
- 酸素投与　68, 69, 73, 136
- 酸素濃度　138, 140
- 酸素ボンベ　141
- 酸素マスク　136, 138, 139
- 酸素流量　138

し
- ジアゼパム　76, 143
- 脂質異常症　108, 116
- 死戦期呼吸　18, 24
- 自動体外式除細動器（AED）
  　17, 23, 32, 33, 81
  - ──小児用機能　36
- 死亡事故　51
- 脂肪乳剤　81
- 収縮期血圧　85, 124, 127
- 重症肺塞栓症　157
- 循環器　84, 151
- 循環器疾患　84, 90, 93
- 上室性期外収縮　170
- 小児の心停止　30
- 静脈注射　142
- 除細動　17, 30, 32, 36
  - ──の適応となる心停止　30
- 助産師の手　74
- ショック　148, 152, 155, 156
  - ──の原因と分類　149
  - ──の症状　150
  - ──の定義　149
- ショック体位　72, 136
- ショック適応外の心停止　36, 31-表3
- 心外閉塞・拘束性ショック　152
- 心機能　152, 155
- 心筋梗塞　87, 89
- 心筋細胞　86, 154, 159, 160, 161, 162
- 神経（原）性ショック
  　22, 48, 72, 136, 143, 148, 150, 156
  - ──の原因　72

Index

――症状 ……… 72
――対処法 ……… 72
心原性ショック ……… 152
心原性心停止 ……… 44
人工呼吸 ……… 29, 62
心室細動 ……… 30, 178
心室性期外収縮 ……… 172, 177
心室頻拍 ……… 177
心静止 ……… 36, 31-表3
心臓弁膜症 ……… 92
心停止 ……… 20, 21, 24, 25, 30, 32, 81, 178
――の分類 ……… 21
心停止アルゴリズム ……… 12
心電計波形 ……… 163
心電図 ……… 36, 159, 162, 168, 169, 170
心電図電極 ……… 168
心電図波形
……… 159, 160, 164, 167, 168, 172
心肺蘇生法（CPR）
……… 13, 16, 21, 23, 30, 32, 36, 81
心肺停止 ……… 21, 22, 23, 44
心拍出量 ……… 152, 154, 155
心拍数 ……… 119, 154, 155
心不全 ……… 22
心房細動 ……… 90, 176
蕁麻疹 ……… 66, 67

す
スタビライザー ……… 27, 60
ステント ……… 89

せ
静止膜電位 ……… 160
全身痙攣 ……… 81, 143
全身的合併症 ……… 136
全身的偶発症 ……… 20, 21, 23, 41, 48, 49, 50, 72, 112, 124, 136, 142, 143, 148
喘息 ……… 97
――の治療薬 ……… 98
――患者の歯科治療 ……… 98

そ
僧帽弁 ……… 92, 151
蘇生法ガイドライン ……… 12, 13

た
体温 ……… 122
大動脈弁 ……… 92, 151
脱分極
……… 161, 162, 163, 164, 166, 167, 172

ち
窒息時のCPR ……… 62
中毒 ……… 78
聴診法 ……… 128

て
テタニー ……… 74
電極パッド ……… 34
電子血圧計 ……… 128, 129

と
洞結節 ……… 159, 164, 167, 169, 170, 174
糖尿病 ……… 104, 105, 116
――患者の歯科治療 ……… 106
頭部後屈あご先挙上法 ……… 24, 29
動脈血酸素飽和度（SaO$_2$） ……… 132
トリガード・アクティビティ ……… 177

な
内分泌代謝疾患 ……… 103

に
日本版ガイドライン ……… 14, 19

の
脳梗塞 ……… 90
脳血管障害 ……… 22

は
バイタルサイン ……… 76, 118, 124
肺動脈弁 ……… 92
ハイムリック法 ……… 59, 60
バッグバルブマスク（BVM） ……… 29, 140
鼻カニューレ ……… 137, 139
パルスオキシメータ
……… 58, 76, 77, 124, 132, 136
――の誤差要因 ……… 135
反応の確認 ……… 23

ひ
非ステロイド性抗炎症薬（NSAIDs）
……… 67, 98
肥満 ……… 116
119番通報 ……… 23, 40, 41, 43, 59, 81

ふ
腹式呼吸 ……… 76
腹部突き上げ法 ……… 59
不整脈 ……… 169
――の種類 ……… 169
プルキンエ線維 ……… 166
プレフィルドシリンジ ……… 143

へ
ペーパーバッグ法 ……… 76
ベンゾジアゼピン系薬剤 ……… 81

ほ
房室結節
……… 159, 164, 169, 171, 172, 176
発作性上室性頻拍 ……… 176

ま
膜電位 ……… 160, 161, 162
末梢血管 ……… 149, 155
末梢血管拡張 ……… 156
慢性閉塞性肺疾患（COPD） ……… 101
――患者の歯科治療 ……… 101

み
脈拍数 ……… 119

む
ムスカリン受容体 ……… 72, 73, 154
無脈性心室頻拍 ……… 30
無脈性電気活動 ……… 36, 31-表3

め
迷走神経 ……… 48, 72, 150, 154

も
問診 ……… 116
問診表 ……… 112, 116, 118

ら
ラテックスアレルギー ……… 64, 129

り
リエントリー ……… 176, 177, 178
リエントリー回路 ……… 174, 177
硫酸アトロピン ……… 73, 154

欧文
AED（Automated External Defibrillator）
……… 17, 23, 32, 33, 81
――小児用機能 ……… 36
BLS（Basic Life Support） ……… 13, 16
BVM（Bag Valve Mask） ……… 140
COPD（Chronic Obstructive Pulmonary Disease） ……… 101
――患者の歯科治療 ……… 101
CPR（Cardiopulmonary Resuscitation）
……… 13, 16, 21, 23, 30, 32, 36, 81
HbA1c ……… 104
Hugh-Jones 呼吸不全の分類 ……… 101, 118
NSAIDs（Non-Steroidal Anti-Inflammatory Drugs） ……… 67, 98
NYHAの心機能分類 ……… 116
SpO$_2$
……… 58, 68, 76, 77, 124, 132, 136, 139

監著者略歴

[監修]

横山　武志(よこやま　たけし)

1986年　東京大学医学部(保健学科)卒
1990年　大阪大学歯学部卒
1994年　東京大学大学院医学系研究科修了(医学博士)
2004年　高知大学医学部麻酔科学講座助教授
2008年　高知大学医学部附属病院麻酔科科長代行
2009年　九州大学大学院歯学研究院歯科麻酔学分野教授

[著者]

怡土　信一(いと　しんいち)

1989年　九州大学歯学部卒
1993年　九州大学大学院歯学臨床系修了(歯学博士)
1999年　九州大学歯学部歯科麻酔学講座助手
2007年　九州大学大学院歯学研究院歯科麻酔学分野助教
2010年　九州大学病院歯科麻酔科診療講師

イザというとき慌てない！　必ず習得しておきたい
歯科医院のための救命救急処置

2013年12月10日　第1版第1刷発行

監　　修　　横山武志
著　　者　　怡土信一
発 行 人　　佐々木　一高
発 行 所　　クインテッセンス出版株式会社
　　　　　　東京都文京区本郷3丁目2番6号　〒113-0033
　　　　　　クイントハウスビル　電話 (03)5842-2270(代表)
　　　　　　　　　　　　　　　　　　 (03)5842-2272(営業部)
　　　　　　　　　　　　　　　　　　 (03)5842-2275(the Quintessence編集部)
　　　　　　web page address　http://www.quint-j.co.jp/

印刷・製本　サン美術印刷株式会社

©2013　クインテッセンス出版株式会社　　　　禁無断転載・複写
Printed in Japan　　　　　　　　　　　落丁本・乱丁本はお取り替えします
　　　　　　　　　　　　　　　　　　　ISBN978-4-7812-0349-2　C3047
定価は表紙に表示してあります

クインテッセンス出版の書籍・雑誌は，歯学書専用通販サイト『歯学書.COM』にてご購入いただけます．

PCからのアクセスは…
歯学書　[検索]

携帯電話からのアクセスは…
QRコードからモバイルサイトへ